河南中医药大学传承特色教材

仲景方药学

（供中医学、针灸推拿学、中西医临床医学、中药学等专业用）

主编　龙旭阳　王　辉

中国中医药出版社
·北 京·

图书在版编目（CIP）数据

仲景方药学 / 龙旭阳，王辉主编 . —北京：中国
中医药出版社，2020.9（2021.7重印）
河南中医药大学传承特色教材
ISBN 978-7-5132-6351-1

Ⅰ . ①仲…　Ⅱ . ①龙…　②王…　Ⅲ . ①方剂学—中医
药院校—教材　Ⅳ . ① R289

中国版本图书馆 CIP 数据核字（2020）第 150785 号

中国中医药出版社出版

北京经济技术开发区科创十三街 31 号院二区 8 号楼
邮政编码　100176
传真　010-64405721
保定市中画美凯印刷有限公司印刷
各地新华书店经销

开本 787×1092　1/16　印张 15　字数 330 千字
2020 年 9 月第 1 版　2021 年 7 月第 2 次印刷
书号　ISBN 978-7-5132-6351-1

定价　56.00 元
网址　www.cptcm.com

社 长 热 线　010-64405720
购 书 热 线　010-89535836
维 权 打 假　010-64405753

微信服务号　zgzyycbs
微商城网址　https://kdt.im/LJdUGr
官 方 微 博　http://e.weibo.com/cptcm
天猫旗舰店网址　https://zgzyycbs.tmall.com

如有印装质量问题请与本社出版部联系（010-64405510）

河南中医药大学传承特色教材

编审委员会

河南中医药大学传承特色教材

《仲景方药学》编委会

主　编　龙旭阳　王　辉

副主编　胡久略　张　业　赵雪莹

　　　　于　海　朱志军

编　委（以姓氏笔画为序）

　　　　方丽君　李亚敏　李玲玲　张延武

　　　　郑　攀　夏寒星　程传浩　薛淑娟

前 言

　　教育部和国家中医药管理局《关于医教协同深化中医药教育改革与发展的指导意见》(教高〔2017〕5号)中指出:"改革中医药课程体系:推进中医药课程内容整合与优化,构建以中医药传统文化与经典课程为根基,以提升中医药健康服务能力为导向的课程体系。"2019年10月发布的《中共中央国务院关于促进中医药传承创新发展的意见》中指出,要改革中医药人才培养模式,强化中医思维培养,改革中医药院校教育。在此背景下,河南中医药大学总结近十年来仲景学术传承班和中药传承班的办学经验,进一步优化培养方案和课程体系,同时进行相关学术传承特色教材建设,组织编写传承特色系列创新教材。本套教材共计16种,分别为《中医训诂学》《中医文化学》《国学经典导读》《仲景方药学》《仲景辨治学》《仲景经方案例导读》《仲景学术历代医家研究与传承》《本草名著选读》《中药理论专论》《经典中成药》《中药药剂学》《中药炮制学》《中药资源与栽培》《中药鉴定学》《中医方药学》《中医理论基础》。该系列教材主要配套仲景学术传承班和中药学术传承班教学使用,同时适合中医、中药类相关专业研究生及医学爱好者学习,也可作为中医药教学、医疗研究人员的参考用书。在编写过程中,我们参考了其他高等中医药院校相关教材及资料。限于编者的能力与水平,本套教材难免有不足之处,还要在教学实践中不断总结与改进。敬请同行专家提出宝贵意见,以便再版时修订提高。

河南中医药大学传承特色教材编审委员会
2020年4月

编写说明

本教材为河南中医药大学传承特色教材之一，全书分为上、下两篇。

上篇为中药部分，重点选取仲景方剂中常用中药114味，按药物主要功效分为16章。每一味药物的介绍分为三个部分：第一部分说明药物的来源、采集及炮制方法；第二部分是药物药性与功效。引用《神农本草经》及历代本草对药物认识相关原文，并简单介绍现代对药物的相关认识；第三部分是药物配伍运用，重点阐述药物不同配伍的作用及临床运用。

下篇为方剂部分，按治法（功用）分为解表剂、泻下剂、和解剂、清热剂、温里剂、表里双解剂、补益剂、安神剂、理气剂、理血剂、治风剂、祛湿剂、祛痰剂、治疡剂及其他方剂共15章。每章首冠概述，简述本章方剂的概念、适应证及分类、注意事项等。章下每节冠以简单概述，包括证名、常见症状、常用药物及/或配伍和代表方剂。每首正方列出方名、方源、组成、用法、功用、主治、方解（证治机制、配伍分析）、运用、附方。其中，每种药物的炮制、用量照录原著，并在其后括号内写出现代运用参考剂量。方剂组成中的中药名称与原著保留一致，方解及鉴别项中的中药名称按临床常用名称规范表述。照录原著的用法。

书末附药名拼音索引和方名拼音索引。

本教材的编写分工如下：第一章、第二章由王辉编写；第三章至第六章由李亚敏编写；第七章至第九章由朱志军编写；第十章至第十二章由李玲玲编写；第十三章由薛淑娟编写；第十四章至第十六章由方丽君编写；第十七章、第十八章由龙旭阳编写；第十九章、第二十章由胡久略编写；第二十一章、第二十二章由赵雪莹编写；第二十三章、第二十四章由张业编写；第二十五章由程传浩编写；第二十六章由郑攀编写；第二十七章、第二十八章由张延武编写；第二十九章、第三十章由于海编写；第三十一章由夏寒星编写。

　　本教材编写过程中，河南中医药大学予以鼎力支持，谨此致予衷心的感谢！

　　由于对中医经典理解所限，若存在疏漏、错误，恳请广大读者在使用过程中提出宝贵意见，以便再版时修订提高。

《仲景方药学》编委会

2020 年 5 月

目 录

上篇 中 药

第一章 解表药

以发散表邪，解除表证为主要功效，用于治疗外感表证的药物，称解表药，又名发表药。

本类药物多味辛质轻，主入肺、膀胱经，偏行肌表，能促进肌体发汗，使表邪由汗出而解。其主要功效是发散解表，主要用于治疗感受外邪所致的恶寒、发热、头痛、身痛、无汗或有汗、脉浮等外感表证。张仲景《伤寒杂病论》方剂中涉及解表药主要有麻黄、防风、细辛、葱白等。

麻黄《神农本草经》

【来源】本品为麻黄科植物草麻黄 *Ephedra sinica* Stapf、中麻黄 *Ephedra intermedia* Schrenk et C. A. Mey. 或木贼麻黄 *Ephedra equisetina* Bge. 的草质茎。秋季采割绿色的草质茎，晒干，除去木质茎、残根及杂质，切段。生用、蜜炙或捣绒。发汗解表宜生用，止咳平喘多炙用。

【药性与功效】《神农本草经》："主中风，伤寒头痛，温疟。发表出汗，去邪热气，止咳逆上气，除寒热，破癥坚积聚。"《本草纲目》："散目赤肿痛，水肿，风肿。""麻黄乃肺经专药，故治肺病多用之。张仲景治伤寒，"无汗用麻黄，有汗用桂枝"。现代多认为麻黄味辛、微苦，温。归肺、膀胱经。具有发汗解表、宣肺平喘、利水消肿等作用。

【配伍应用】

1. 麻黄配伍桂枝 麻黄味苦辛温，善开腠理，具有较强的发汗解表作用；桂枝辛甘性温，解肌发表，透达营卫，助麻黄散风寒之力。二者配伍，一去卫气之郁遏，一解营阴之郁滞，发汗之力较强，使风寒去而营卫和。方如麻黄汤（《伤寒论》）。

2. 麻黄配伍杏仁 麻黄性温，入肺经，能够宣肺平喘，麻黄蜜炙，其平喘作用较为突出；苦杏仁味苦，能够降泄。二者配伍，一宣一降，宣降协调，共奏平喘止咳之功。方如麻黄汤（《伤寒论》）。

3. **麻黄配伍白术** 麻黄味苦辛温，入肺经，能够发汗解表，发泄肌表之水，并能通调水道；白术味甘，能够补气健脾利水。二者配伍，利水消肿作用增强，常用于风水水肿。方如麻黄加术汤（《金匮要略》）。

4. **麻黄配伍石膏** 麻黄辛能发散，温可去寒，主入肺经；石膏辛甘大寒，不仅可以清泄肺热，又能辛散解肌以透邪。二者配伍，既散表寒又清内热，常用于寒邪郁闭在表而不解，又有邪气入里化热者。方如大青龙汤、麻黄杏仁甘草石膏汤（《伤寒论》）。

5. **麻黄配伍干姜** 麻黄具有发散风寒、宣肺平喘之功；干姜温肺散寒。二者配伍，其温肺散寒、化饮止咳平喘的疗效增强，常用于寒饮伏肺之喘咳，咳痰清稀等。方如小青龙汤（《伤寒论》）。

6. **麻黄配伍附子** 麻黄主入太阳经，功在驱邪；附子主入少阴经，功在扶正。二药配伍，祛邪又扶正，治疗诸外感病证。方如麻黄细辛附子汤（《伤寒论》）。

防风《神农本草经》

【来源】本品为伞形科植物防风 *Saposhnikovia divaricata*（Turcz.）Schischk. 的根。春、秋二季采挖未抽花茎植株的根，除去须根及泥沙，晒干，切片。生用或炒炭用。

【药性与功效】《神农本草经》："主大风，头眩痛，恶风，风邪，目盲无所见，风行周身，骨节疼痹，烦满。"《本草纲目》释名曰："防者，御也。其功疗风最要，故名……疗头风胀痛如神。"现代多认为防风味辛、甘，微温。归膀胱、肝、脾经。具有祛风解表、胜湿止痛、止痉等作用。

【配伍应用】

1. **防风配伍桂枝** 防风味辛、甘，微温，辛温发散，气味俱升，以辛散祛风解表为主；桂枝辛甘性温，解肌发表，透达营卫。二者配伍，相辅相成，可行于周身内外，祛风散邪。方如桂枝芍药知母汤（《金匮要略》）。

2. **防风配伍秦艽** 防风辛温，性温不燥，功能祛风散寒，胜湿止痛；秦艽辛能散风，苦能燥湿，其性平偏凉兼能清热，大凡风湿痹痛，不论寒热新久，均可配伍使用。二者配伍能祛风除湿、活络止痛而无疏散辛燥之偏，适用于热痹及风寒湿痹体弱血虚者。方如大秦艽汤（《素问病机气宜保命集》）。

3. **防风配伍黄芪、白术** 防风为"风药中润剂"，其药性平和，微温不燥，甘缓不峻；黄芪味甘，微温，长于补益肺脾，固护肌表；白术味甘、苦，温，为脾脏补气第一要药。对卫气不足，肌表不固，而感受风邪者，防风与黄芪、白术等益卫固表药同用，相反相成，祛邪而不伤正，固表而不留邪，共奏扶正祛邪之效。方如玉屏风散（《医方集解》）。

4. **防风配伍天南星** 防风辛温，既能辛散外风，又能息内风以止痉；天南星味苦、辛，温，善走经络，为开涤风痰之专药。二者配伍，能祛风湿、除痰通络，常用于外邪引起的风痰壅滞经络之头痛、身痛、麻木等。方如玉真散（《外科正宗》）。

5. **防风配伍荆芥** 防风药性平和，微温不燥，甘缓不峻，升浮走表散风寒，以祛风见长，兼可胜湿止痛，止痉；荆芥辛温，功善祛风解表止痉。二药合用，其祛风解表之力增强。二者性均平和，故可用于风寒、风热、风湿为患的外感，可祛风、散寒、胜湿。二者合用，可止血、止泻。荆芥偏入血分，防风偏入气分，气血同治，相须为用，加强祛风疗效，故亦可用于风寒湿痹证。方如荆防败毒散（《摄生众妙方》）。

细辛《神农本草经》

【来源】本品为马兜铃科植物北细辛 *Asarum heterotropoides* Fr. Schmidt var. *mandshuricum*（Maxim.）Kitag.、汉城细辛 *Asarum sieboldii* Miq. var. *seoulense* Nakai 或华细辛 *Asarum sieboldii* Miq. 的干燥根和根茎。前二种习称"辽细辛"。夏季果熟期或初秋采挖，除净地上部分和泥沙，阴干。切段，生用。

【药性与功效】《神农本草经》："主咳逆，头痛脑动，百节拘挛，风湿痹痛，死肌。久服明目，利九窍。"《本草纲目》："细辛，辛温能散，故诸风寒风湿头痛、痰饮、胸中滞气、惊痫者，宜用之。口疮、喉痹、齿诸病用之者，取其能散浮热，亦火郁则发之之义也。辛能泄肺，故风寒咳嗽上气者宜用之。辛能补肝，故胆气不足，惊痫、眼目诸病宜用之。辛能润燥，故通少阴及耳窍，便涩者宜用之。"现代多认为细辛味辛，温。归心、肺、肾经。具有解表散寒、祛风止痛、通窍、温肺化饮等作用。

【配伍应用】

1. 细辛配伍麻黄、附子　麻黄味苦辛温，入肺与膀胱经，善开腠理，发汗散寒力强，主治风寒表实证；附子温里以振奋阳气，鼓邪达外；细辛归肺、肾二经，性善走窜，通彻表里，既能助麻黄祛风散寒以解表，又能助附子温里以鼓邪外出。三药并用，表里同治，内外兼顾，使外感风寒之邪得以表散，在里之阳气得以维护，则阳虚外感可愈。方如麻黄细辛附子汤（《伤寒论》）。

2. 细辛配伍羌活、防风　羌活辛苦性温，气味雄烈，长于散表寒、祛风湿，治风寒湿痹之要药；防风辛甘微温，因其以祛风见长，且微温不燥，素有"风药中润剂"之称；细辛辛温，辛能祛风，温能散寒，以止痛见长。三药配伍，祛风散寒，胜湿止痛力增，适用于风寒感冒夹湿，恶寒发热，头身酸重疼痛者。方如九味羌活汤（张元素方，录自《此事难知》）。

3. 细辛配伍干姜、五味子　细辛辛散温通，外能发散风寒，内能温肺化饮，主要用于风寒咳喘证，或寒饮咳喘证；干姜辛热，主入肺经，善能温肺散寒化饮，用于寒饮咳喘；五味子味酸收敛，甘温而润，能上敛肺气、下滋肾阴，为治疗久咳虚喘之要药。干姜、细辛相须为用，外散风寒，内化痰饮；五味子酸温收敛，止咳平喘，可防干姜、细辛耗散肺气。三药配伍，散中有收，开中有合，使风寒解、水饮去、宣降复，则喘咳自平。方如小青龙汤（《伤寒论》）。

4. 细辛配伍当归、桂枝　桂枝辛甘温煦，入营血，达四肢，能温经通脉；细辛"善祛阴分之寒邪"而温通经脉。细辛得桂枝温通之力增强；当归甘温质润，长于补血，为补血之圣药，又辛行温通，为活血行气之要药，既能补血中之虚，又能行血中之滞。三药配伍，温阳与散寒并用，养血与通脉兼施，温经散寒，养血通脉，使营血充、寒凝散、经脉通，则血虚寒凝经脉诸症得解。方如当归四逆汤（《伤寒论》）。

葱白《神农本草经》

【来源】本品为百合科植物葱 *Allium fistulosum* L. 近根部的鳞茎。我国各地均有种植，随时可采。采挖后，切去须根及叶，剥去外膜，鲜用。

【药性与功效】《神农本草经》："主伤寒寒热，出汗，中风面目肿。"《本草纲目》："除风湿，身痛麻痹，虫积心痛，止大人阳脱，阴毒腹痛，小儿盘肠内钓，妇人妊娠溺血，通奶汁，散乳痈。"现代多认为葱白味辛，温。归肺、胃经。具有发汗解表、散寒通阳等作用。

【配伍应用】

1. **葱白配伍淡豆豉** 葱白辛温，通阳而能解表祛寒；淡豆豉辛甘，宣郁而解表除烦。二药相须合用，轻清之剂，具有通阳宣郁、解表发汗的作用，适用于初感风寒，卫阳郁遏，肌腠密闭，肺气郁滞，清窍不利之无汗恶寒、头痛鼻塞、声重而嚏者。阳遏宜通，葱白发汗通阳；气闭宜宣散，豆豉宜郁散邪。二药合用，气和性平，辛温而不燥，发汗而不烈，且不过汗伤津，故阳遏气闭者，唯此二药合用最宜。方如葱白七味饮（《外台秘要》）。

2. **葱白配伍附子、干姜** 葱白辛散温通，能宣通阳气，温散寒凝，可使阳气上下顺接、内外通畅；附子、干姜为辛、热之品，均能助阳散寒。三药同用，能通达所补之阳气，并使之合于阴，能使被格拒于上的阳气入于阴中。方如白通汤（《伤寒论》）。

菊花《神农本草经》

【来源】本品为菊科植物菊 *Chrysanthemum morifolium* Ramat. 的干燥头状花。9～11月花盛开时分批采收，阴干或焙干，或熏、蒸后晒干。药材按产地和加工方法不同，分为"亳菊""滁菊""贡菊""杭菊""怀菊"，以亳菊和滁菊品质最优。由于花的颜色不同，又有黄菊花和白菊花之分。本品气清香，味甘、微苦。以花朵完整、色鲜艳、香气浓郁者为佳。生用。

【药性与功效】《神农本草经》："味苦，平。主诸风头眩，肿痛，目欲脱，泪出，皮肤死肌，恶风湿痹。久服利血气，轻身，耐老延年。"《本草纲目》："苦、辛，平，无毒。昔人谓其能除风热，益肝补阴，盖不知其得金水之精英尤多，能益金水二脏也。补水所以制火，益金所以平木，木平则风息，火降则热除，用治诸风头目，其旨深微。黄者，入金水阴分；白者，入金水阳分；红者，行妇人血分。皆可入药，神而明之，存乎其人。"现代多认为菊花辛、甘、苦，微寒。归肺、肝经。具有疏散风热、平抑肝阳、清肝明目、清热解毒的功效。

【配伍应用】

1. **菊花配桑叶** 功用疏风清热，平肝明目。菊花质轻气凉，善疏风清热，平肝息风，偏于入肝经而清利头目；桑叶偏于入肺经，轻清发散，宣肺疏风。相须为用，疏风清热之功增强，可用于温病卫分证、风热表证、肝阳上亢之头晕目眩、肝火上炎之目赤肿痛及肝风内动之抽搐痉挛等。

2. **菊花配金银花** 功用清热解毒。菊花甘寒不伤阴，苦寒能清热，有益阴清热解毒之效；金银花清热解毒力强，为治一切内痈、外痈之要药。两药配伍，清热解毒之效增强，常用于各种疔疮肿毒的治疗。

3. **菊花配川芎** 功用清热祛风止痛。菊花入肝经气分，苦寒降泄，可疏风泄热；川芎入肝经血分，辛香走窜，能活血祛风止痛。相使为用，可用于外感风热或肝阳上亢之头痛。

柴胡《神农本草经》

【来源】本品为伞形科植物柴胡 *Bupleurum chinense* DC. 或狭叶柴胡 *Bupleurum scorzonerifolium* Willd. 的干燥根。按性状不同，分别习称"北柴胡"及"南柴胡"。春、秋二季采挖，除去茎叶及泥沙，干燥。切段，生用或醋炙用。解表退热宜生用，疏肝解郁宜醋炙，升阳可生用或酒炙。

【药性与功效】《神农本草经》："主心腹，去肠胃中结气，饮食积聚，寒热邪气，推陈致新。"《本草纲目》："治阳气下陷，平肝、胆、三焦、包络相火，及头痛眩运，目昏赤痛障翳，耳聋鸣，诸疟，及肥气寒热，妇人热入血室，经水不调，小儿痘疹余热，五疳羸热。"仲景治伤寒寒热往来，口苦耳聋，胸胁痛而无汗，设小柴胡汤同参、半、芩、草。现代多认为柴胡味辛、苦，微寒。归肝、胆、肺经。具有疏散退热、疏肝解郁、升举阳气等作用。

【配伍应用】

1. **柴胡配伍黄芩** 柴胡辛凉升散，泄半表半里之外邪，又可解郁；黄芩苦寒降泄，清半表半里之里邪，又可燥湿。柴胡升清阳，黄芩清热趋下。两药相配，能和解退热，适用于外感病邪半表半里、寒热往来之症，以及湿热内蕴之口苦咽干、胸胁胀满痞痛等。方如小柴胡汤（《伤寒论》）。

2. **柴胡配伍白芍** 柴胡味辛升散，长于疏肝解郁。白芍味酸，偏于养肝敛阴。两药配伍，有疏肝和血止痛的功效，常用于肝郁头晕目眩、胸胁疼痛、月经不调等。方如四逆散（《伤寒论》）。

3. **柴胡配伍前胡** 柴胡性寒味辛，清轻疏散，偏入肝经，功善疏肝解郁而升清；前胡辛散苦降，偏入肺经，功长宣散风热，降气祛痰。两药合用，一升一降，解热散风，调气止咳效果显著。方如败毒散（《太平惠民和剂局方》）。

葛根《神农本草经》

【来源】本品为豆科植物野葛 *Pueraria lobata*（Willd.）Ohwi 的干燥根。习称野葛。秋、冬二季采挖，趁鲜切成厚片或小块；干燥。生用，或煨用。解肌退热、透疹、生津宜生用，升阳止泻宜煨用。

【药性与功效】《神农本草经》："主消渴，身大热，呕吐，诸痹，起阴气，解诸毒。"《名医别录》："疗伤寒中风头痛，解肌发表，出汗，开腠理，疗金疮，止痛，胁风痛。""生根汁，疗消渴，伤寒壮热。"现代多认为葛根味甘、辛，凉。归脾、胃、肺经。

具有解肌退热、透疹、生津止渴、升阳止泻、通经活络、解酒毒等作用。

【配伍应用】

1.**葛根配伍柴胡** 葛根甘辛而平，因解肌退热而善治外感发热；柴胡升散，能退热，为治少阳证寒热往来的要药。两药配伍，发散风热，解肌之力增强，常用于治疗外感发热、项背疼痛、肢体肌肉痉挛。方如柴葛解肌汤（《伤寒六书》）。

2.**葛根配伍桂枝** 葛根辛凉，能升能散，功善解肌退热，尤宜于项背强痛；桂枝辛散温通，长于发汗解肌，善治风寒感冒，表虚有汗者。两药配伍，既能疏散风寒，又可解肌退热。可用于治疗风寒感冒所引起的恶寒汗出、项背拘急疼痛、恶风等症。方如桂枝加葛根汤（《伤寒论》）。

3.**葛根配伍天花粉** 葛根性味甘凉而生津，能升能散，可鼓舞脾胃之清阳之气；天花粉甘寒生津，能清肺胃之火，为治津伤口渴的常用药。两药配伍，共奏清热生津之功，常用于热病表证之口渴，消渴。方如玉液汤（《医学衷中参西录》）。

4.**葛根配伍黄芩、黄连** 葛根解表清热，升脾胃之阳而生津、止泻；黄连、黄芩清热燥湿。三者配用，共奏清热解表、燥湿止泻之功效，用于治疗湿热泻痢。方如葛根黄芩黄连汤（《伤寒论》）。

第二章　清热药

以清解里热为主要作用,用治里热证的药物,称为清热药。

清热药性皆寒凉,寒能清热,沉降入里,使里热得以清解,主要用治温热病高热烦渴、湿热泻痢、温毒发斑、痈肿疮毒及阴虚发热等里热证。张仲景《伤寒杂病论》方剂中涉及清热药主要有石膏、凝水石、知母、栝楼根等。

石膏《神农本草经》

【来源】本品为硫酸盐类矿物硬石膏族石膏,主含含水硫酸钙($CaSO_4 \cdot 2H_2O$)。全年可采。采挖后,除去泥沙及杂石,研细生用或煅用。清热泻火,除烦止渴宜生用;敛疮生肌,收湿,止血宜煅用。

【药性与功效】《神农本草经》:"主中风寒热,心下逆气,惊喘,口干,舌焦,不能息,腹中坚痛,除邪鬼,产乳,金创。"《名医别录》:"除时气头痛身热,三焦大热,皮肤热,肠胃中膈热,解肌发汗;止消渴烦逆,腹胀暴气喘息,咽热。"现代多认为石膏味甘、辛,大寒。归肺、胃经。具有清热泻火、除烦止渴、敛疮生肌、收湿、止血等作用。

【配伍应用】

1. 石膏配伍知母　两者都有清泄肺胃实热之效。但石膏大寒,偏于清泻胃火,解肌热,除肺火;知母苦寒质润,长于清胃肃肺以除烦热,并可滋胃燥,泻相火。两药合用,清解肺胃实热之力增强,且能滋阴养胃润燥,而不伤脾胃,常用于热病气分热盛之烦躁、口渴、高热,以及消渴病等。方如白虎汤(《伤寒论》)。

2. 石膏配伍竹叶　石膏善泻肺胃实火,清气分实热;竹叶甘淡性寒,轻清浮扬,上可清解心肺火热,下可疏导小肠膀胱湿热。两药合用,辛凉甘寒,可清解阳明实火,除烦止渴,适用于热病后期,余热未尽所见的热势不甚、心烦不眠、舌干少苔等症。方如竹叶石膏汤(《伤寒论》)。

3. 石膏配伍麻黄　石膏大寒,能制麻黄辛温之燥热之性,且能引麻黄入里,共奏清肺热而平喘之效。两药配伍,宣肺平喘,清热利水,常用于风寒束表,表邪化热克肺之咳喘气逆,风水水肿。方如麻黄杏仁甘草石膏汤(《伤寒论》)。

4. 石膏配伍半夏　石膏辛寒,入肺胃二经,既清阳明之邪火,又泄太阴之痰热;半夏辛温,本脾胃经药,功专燥湿化痰,降逆和胃。二药相使配对,清胃降逆,清肺化痰,有肺、胃兼治之妙。可治胃热湿阻,气逆不降所致的呕恶反胃、脘腹痞闷,或肺热痰壅所致的咳痰喘息、胸闷不适等症。方如竹叶石膏汤(《伤寒论》)。

5. **石膏配伍犀角** 石膏偏于清气分壮热；犀角长于清血分热毒，解毒消斑。两药相配，既能透发外热，又可降泄内热火毒，有清气凉血、泻火解毒消斑的功效，对气血两燔之实热证疗效显著。常用于湿热疫毒、壮热神昏、吐衄、斑疹等症。方如化斑汤（《温病条辨》）。

凝水石《神农本草经》

【来源】本品为碳酸盐类矿物方解石族方解石，主含碳酸钙（$CaCO_3$），或硫酸盐类矿物硬石膏族红石膏，主含含水硫酸钙（$CaSO_4 \cdot 2H_2O$）。前者称南寒水石，后者称北寒水石。南寒水石主产于河南、安徽、江苏，北寒水石主产于辽宁、吉林、内蒙古。全年可采，采挖后，去净泥沙、杂石，研碎生用，或煅用。

【药性与功效】《神农本草经》："味辛，寒。主身热，腹中积聚、邪气，皮中如火烧，烦满。"《本经逢原》："寒水石，治心肾积热之上药。"

【配伍应用】

寒水石配滑石 寒水石苦寒泄热，滑石甘寒清热利水。两药相使，增强清热之功。用于清热、止淋、祛暑热。

知母《神农本草经》

【来源】本品为百合科植物知母 *Anemarrhena asphodeloides* Bge. 的干燥根茎。春、秋二季采挖，除去须根及泥沙，晒干，习称"毛知母"；或除去外皮，晒干。生用，或盐水炙用。

【药性与功效】《神农本草经》："主消渴，热中，除邪气，肢体浮肿，下水，补不足，益气。"《本草纲目》："知母之辛苦寒凉，下则润肾燥而滋阴，上则清肺金而泻火，乃二经气分药也。"现代多认为知母味苦、甘，寒。归肺、胃、肾经。具有清热泻火、滋阴润燥等作用。

1. **知母配伍石膏** 两者都有清泄肺胃实热之效。生石膏辛甘大寒，质重浊，其性走而不守，善清胃家实热，偏于清泻胃火，解肌热，除肺火，为邪热进入阳明气分之要药，偏于清；知母苦寒质润多液，长于清胃肃肺以除烦热，并可滋胃燥，泻相火，偏于滋。二者合用，一清一滋，有清热保津之效，清解肺胃实热之力增强，且能滋阴养胃润燥，而不伤脾胃，常用于热病气分热盛之烦躁、口渴、高热，以及消渴病等。方如白虎汤（《伤寒论》）。

2. **知母配伍百合** 百合宁心安神，润肺止咳；知母清热泻火，滋阴润燥。二药配伍，一润一清，宁心安神，清热润肺。方如百合知母汤（《金匮要略》）。

3. **知母配伍黄柏** 知母多用盐水炒以下行入肾，滋阴降火，偏用于肾经虚热、骨蒸、消渴；黄柏入肾清热，偏用于肾经湿热、淋浊、膝软。黄柏清下焦有形湿热，知母泻下焦无根之火。二药合用，可增强其清泄相火、退热除蒸之效。方如知柏地黄丸（《医方考》）。

4. **知母配贝母** 知母苦寒，质软性润，上清肺经，下泻肾火，兼清胃热；贝母苦寒，清热润肺，止咳化痰。二者俗称"二母"，配伍应用，可育阴润肺，止咳化痰，对水亏火旺之干咳无痰或少痰用之为宜。方如二母散（《急救仙方》）。

栝楼根《神农本草经》

【来源】本品又名天花粉，为葫芦科植物栝楼 *Trichosanthes kirilowii* Maxim. 或双边栝楼 *Trichosanthes rosthornii* Harms 的干燥根。秋、冬二季采挖，洗净，除去外皮，切段或纵剖成瓣，干燥。鲜用或干燥用。

【药性与功效】《神农本草经》："味苦，寒。主消渴，身热，烦满，大热，补虚安中，续绝伤。"《本草汇言》："天花粉，退五脏郁热，如心火盛而舌干口燥，肺火盛而咽肿喉痹，脾火盛而口舌齿肿，痰火盛而咳嗽不宁。若肝火之胁胀走注，肾火之骨蒸烦热，或痈疽已溃未溃，而热毒不散，或五疸身目俱黄，而小水若淋若涩，是皆火热郁结所致。惟此剂能开郁结，降痰火，并能治之。又其性甘寒，善能治渴，从补药而治虚渴，从凉药而治火渴，从气药而治郁渴，从血药而治烦渴，乃治渴之要药也。"现代多认为天花粉味甘、微苦，微寒。归肺、胃经。具有清热泻火、生津止渴、消肿排脓的作用。

【配伍应用】

1. **天花粉配伍芦根** 天花粉善清肺胃之热，养阴生津；芦根养胃生津，清热利尿。两药配伍，清热生津作用增强。适用于热病伤津之心烦口渴及消渴证。方如天花散。

2. **天花粉配伍葛根** 天花粉甘寒生津，能清肺胃之火，为治津伤口渴的常用药；葛根性味甘凉而生津，能升能散，可鼓舞脾胃之清阳之气。两药配伍，共奏清热生津之功。常用于热病表证之口渴，消渴。方如玉泉丸。

3. **天花粉配伍山药** 天花粉甘寒微苦，有清热泻火、生津止渴之功，多用于热病伤津、口燥烦渴、阴虚内热、消渴多饮等；山药甘平，功长补气养阴，为气阴双补之药。两药配伍，常用于热病伤津及消渴证，且疗效显著。方如玉液汤（《医学衷中参西录》）。

淡竹叶《神农本草经》

【来源】本品为禾本科植物淡竹叶 *Lophatherum gracile* Brongn. 的干燥茎叶。夏季未抽花穗前采割，晒干切段，生用。

【药性与功效】《神农本草经》："主咳逆上气溢筋急，恶疡，杀小虫。根，作汤，益气止渴，补虚下气。汁，主风痓。实，通神明，轻身益气。"《本草纲目》："去烦热，利小便，清心。"现代多认为竹叶味甘、淡，寒。归心、胃、小肠经。具有清热泻火、除烦止渴、利尿通淋等作用。

【配伍应用】

1. **竹叶配伍生石膏** 竹叶甘淡性寒，轻浮上达，能解散上焦风热，清心肺之火热，导小肠膀胱湿热下行，清上导下，可升可降；生石膏清泻肺胃火热，除烦止渴。二药合用，辛凉甘寒，清解阳明，清肺胃热，主治肺热咳嗽、气逆不得平卧，以及口舌生疮、口干口渴等。方如竹叶石膏汤（《伤寒论》）。

2. **竹叶配伍木通** 竹叶上能直清心火而除烦，下能利小便而渗湿；木通上能通心清肺降心火，下能泄小肠湿热，通利二便。心与小肠相表里，泻小肠即泻心火。二药合用，清心利水，寓有治腑以治脏之意，可治心移热于小肠之热盛心烦、口疮舌红、尿赤涩痛、赤白带下等。方如导赤散（《小儿药证直诀》）。

3. **竹叶配伍荷梗** 竹叶体轻气薄，味甘而淡，气寒而凉，轻能走上，辛能散郁，甘能缓脾，凉能清心，寒能清热，以清利为主，导热下行，令其从小便而解；荷梗中空体轻，味苦气平，以升清为要，能祛暑清热，理气宽胸，消胀除满，醒脾开胃。二药配伍，一升一降，相互为用，清心火，利小便，祛暑湿，宽胸膈，消胀除满，开胃增食之力增强。方如清暑益气汤（《温热经纬》）。

栀子《神农本草经》

【来源】本品为茜草科植物栀子 *Gardenia jasminoides* Ellis 的干燥成熟果实。9～11月果实成熟显红黄色时采收，除去果梗和杂质，蒸至上气或置沸水中略烫，取出，干燥。生用、炒焦或炒炭用。泻火除烦、清热利湿、凉血解毒宜生用；凉血止血宜炒焦或炒炭用。

【药性与功效】《神农本草经》："主五内邪气，胃中热气面赤，酒疱，皶鼻，白癞，赤癞，疮疡。"《本草撮要》："功专除烦泻火。"《本草集要》："善去心中客热，虚烦不得眠，反复颠倒，心中懊恼。"《本草经疏》："泻一切有余之火。"现代多认为栀子味苦，寒。归心、肺、三焦经。具有泻火除烦、清热利湿、凉血解毒、凉血止血等作用。

【配伍应用】

1. **栀子配伍黄芩** 栀子入三焦经，故可清三焦火热，祛湿解毒；黄芩入肺胃、肝胆经，善清上中二焦之火热，燥湿解毒。两药配伍，能清三焦肺热，除湿解毒，常用于血热妄行之吐血、衄血、便血、尿血，肺热咳嗽痰稠，以及湿热黄疸、热毒下痢、疮疡等。方如清瘟败毒饮（《疫疹一得》）、龙胆泻肝汤（《医方集解》）。

2. **栀子配伍连翘** 栀子有泻心火除烦躁，清热解毒消肿之功；连翘善清心肺热邪，散结消肿。两药合用，既能消肿散结，又能清热解毒，适用于温热陷入心包之高热烦躁、神昏、尿赤淋涩、口舌溃烂等，外用还可以治疗疮疡肿毒。方如清瘟败毒饮（《疫疹一得》）。

3. **栀子配伍淡豆豉** 栀子苦寒，清热除烦，尤清肺胃之热；淡豆豉借其升散之性，可宣解胸中郁热。两药配伍，共奏清热除烦、宣表解里之功，常用于外感风热，邪热留扰胸中之虚烦懊恼、躁扰不宁、心烦不眠、舌红苔黄等症。方如栀子豉汤（《伤寒论》）。

4. **栀子配伍大黄** 大黄苦大寒，泻火除寒，推陈致新，通大便，使火邪、湿热之邪从后阴大便而去；栀子清肺通水道，使热从前阴小便而出。二药合用，火邪、湿热皆能除，多用于阳明热盛之大便秘结，或积滞泻痢、火热亢盛迫血上溢所致出血证，以及邪热瘀血所致黄疸证。方如茵陈蒿汤（《伤寒论》）、大黄栀子汤（《伤寒总病论》）。

黄芩《神农本草经》

【来源】本品为唇形科植物黄芩 *Scutellaria baicalensis* Georgi 的干燥根。春、秋二季采挖，除去须根和泥沙，晒后撞去粗皮，晒干。生用、酒炙或炒炭用。清热多生用，安胎多炒用，清上焦热可酒炙用，止血可炒炭用。

【药性与功效】《神农本草经》："主诸热黄疸，肠澼，泄利，逐水，下血闭，恶创疽蚀，火疡。"《本草正》："枯者清上焦之火，消痰利气，定喘咳，止失血，退往来寒热，风热湿热，头痛，解瘟疫，清咽，疗肺痿、乳痈发背，尤祛肌表之热，故治斑疹、鼠瘘、疮疡、赤眼；实者凉下焦之热，能除赤痢，热蓄膀胱，五淋涩痛，大肠闭结，便血，漏血。"《本草求真》："清上中二焦火热与湿。"现代多认为黄芩味苦，寒。归肺、胆、脾、胃、大肠、小肠经。具有清热燥湿、泻火解毒、止血、安胎等作用。

【配伍应用】

1.**黄芩配伍黄连** 黄芩长于泻上、中二焦火热，尤其是肺火和大肠湿热；黄连偏于泻心胃之火，并能燥湿止泻。两药配伍，清热解毒之力显著增强，可用于热病之烦躁、高热头痛、目赤肿痛、口舌生疮、齿龈肿痛及湿热痢疾等。方如普济消毒饮（《东垣试效方》）、黄连解毒汤（方出《肘后备急方》，名见《外台秘要》引崔氏方）、泻心汤（《金匮要略》）。

2.**黄芩配伍白芍** 黄芩清热燥湿之功可除大肠湿热；白芍收涩敛阴，缓急止痛。两药配伍，有清热止痢、敛阴止痛之效，可用于湿热泄泻、痢疾腹痛等症。方如黄芩汤（《伤寒论》）。

3.**黄芩配伍桑白皮** 黄芩味苦性寒，偏走上焦，苦可燥湿，寒可泄热，故可泻肝火，清痰热；桑白皮味甘性寒降泄，寒可泄热，甘寒生津，故可泄肺热，降肺气，润肺体，消痰喘。二药合用，泄热力甚，可泄肺热而不伤阴，用于肺热喘嗽甚效。方如定喘汤（《摄生众妙方》）。

4.**黄芩配伍砂仁** 黄芩能清宫热而安胎，砂仁可理气安胎。两药配伍，可清热顺气而安胎。适用于气机不畅，胎热之躁动不安。方如泰山磐石散（《古今医统大全》）。

5.**黄芩配伍葛根** 黄芩清里热厚肠胃而治利；葛根生津舒经，发汗解表。两药配伍，既外解表邪又内清里热，具有表里双解之妙。适用于表邪未解又有里热壅盛的"协热利"。方如葛根黄芩黄连汤（《伤寒论》）。

6.**黄芩配伍柴胡** 柴胡疏木，使半表之邪得以外宣；黄芩清火，使半里之邪得从内彻。二药合用，通调表里，和解少阳，清泄少阳之热邪。方如小柴胡汤（《伤寒论》）。

黄连《神农本草经》

【来源】本品为毛茛科植物黄连 *Coptis chinensis* Franch.、三角叶黄 *Coptis deltoidea* C. Y. Cheng et Hsiao 或云连 *Coptis teeta* Wall. 的干燥根茎。以上三种分别习称"味连""雅连""云连"。秋季采挖，除去须根和泥沙，干燥，撞去残留须根。生用或清炒、姜汁炙、酒炙、吴茱萸水炙用。

【药性与功效】《神农本草经》："主热气目痛，眦伤泣出，明目，肠澼，腹痛，下利，妇人阴中肿痛。"《本草正义》："黄连大苦大寒，苦燥湿，寒胜热，能泻降一切有余之湿火，而心、脾、肝、肾之热，胆、胃、大小肠之火，无不治之。上以清风火之目病，中以平肝胃之呕吐，下以通腹痛之滞下，皆燥湿清热之效也。又苦先入心，清涤血热，故血家诸病，如吐衄溲血，便血淋浊，痔漏崩带等证，及痈疡斑疹丹毒，并皆仰给于此。"现代多认为黄连味苦，寒。归心、脾、胃、肝、胆、大肠经。具有清热燥湿、泻火解毒等作用。

【配伍应用】

1. **黄连配伍黄芩**　黄连偏于泻心胃之火，并能燥湿止泻；黄芩长于泻上、中二焦火热，尤其是肺火和大肠湿热。两药配伍，清热解毒之力显著增强，可用于热病之烦躁、高烧头痛、目赤肿痛、口舌生疮、齿龈肿痛及湿热痢疾等。方如普济消毒饮（《东垣试效方》）、黄连解毒汤（方出《肘后备急方》，名见《外台秘要》引崔氏方）、泻心汤（《金匮要略》）。

2. **黄连配伍吴茱萸**　黄连苦寒泻火，善清泄胃热而燥湿；吴茱萸辛温开散，和胃暖肝，降逆止呕。两药配伍，辛开苦降，清温相济，泻肝和胃，常用于治疗肝胃不和之呕吐吞酸、嘈杂及肝热胁痛等。方如左金丸（《丹溪心法》）。

3. **黄连配伍半夏**　黄连苦寒以泄热，燥湿，开痞；半夏辛开，散结除痞，燥湿健脾又可祛痰降逆。两药配伍，寒热平调，辛开苦降，常用于湿阻中焦，气机失畅之心下痞，但满而不痛，胸腹胀满，呕逆欲吐，以及痰热湿互结之咳嗽痰多黏稠、胸腹满闷、肠鸣泄泻等。方如半夏泻心汤、黄连汤（《伤寒论》）。

4. **黄连配伍黄柏**　两药都有清热燥湿、泻火解毒之功，相须为用，清热燥湿解毒之功显著增强，能治湿热诸证。临床上常用于湿热炽盛之火毒痢疾，以及湿热下注之腿脚肿痛。方如黄连解毒汤（方出《肘后备急方》，名见《外台秘要》引崔氏方）、白头翁汤（《伤寒论》）。

5. **黄连配伍阿胶**　黄连降泻心火而除烦热，且可燥湿解毒；阿胶滋阴养血。两药配伍，刚柔相济，补泻兼施，可达泻火清热、养阴、宁心安神之功。常用于心肾不交，营阴大伤，虚火旺盛之虚烦不寐、心神不宁、骨蒸潮热、便下脓血等。方如黄连阿胶汤（《伤寒论》）。

秦皮　《神农本草经》

【来源】本品为木犀科植物苦枥白蜡树 *Fraxinus rhynchophylla* Hance、白蜡树 *Fraxinus chinensis* Roxb.、尖叶白蜡树 *Fraxinus szaboana* Lingelsh. 或宿柱白蜡树 *Fraxinus stylosa* Lingelsh. 的干燥枝皮或干皮。春、秋二季剥取，晒干。

【药性与功效】《神农本草经》："主风寒湿痹，洗洗寒气，除热，目中青翳白膜。"《本草纲目》："秦皮，色清气寒，味苦性涩，乃是厥阴肝、少阳胆经药也。故治目病、惊痫，取其平木也；治下痢、崩带，取其收涩也；又能治男子少精、益精有子，皆取其涩而有补也。"现代多认为秦皮味苦、涩，寒。归肝、胆、大肠经。具有清热燥湿、收涩止痢、止带、明目等作用。

【配伍应用】

1. **秦皮配伍白头翁**　秦皮性寒，其性峻烈，善入大肠血分，清解大肠之热，燥湿止痢；白头翁气质轻清，其性下行，善解毒清热，专于凉血止痢，主血分之病。二药合用，气血同治，相辅相成，对湿热壅滞于肠内，气分血分皆伤之赤白下痢、疫痢腹痛、里急后重等效果较好，为治疗痢疾的重要配伍之一。方如白头翁汤（《伤寒论》）。

2. **秦皮配伍菊花**　秦皮味苦、涩，寒，沉降燥湿，善于清热散风，清肝明目；菊花味甘、苦，寒，清香疏泄，善于祛风清热，清肝明目。两药合用，皆能清肝经之火，且菊花疏散，秦皮清涩，相反相成，疏风散热，治疗肝经风热、目赤肿痛。方如九龙散（《普济方》）。

3. **秦皮配伍海螵蛸**　海螵蛸咸涩，其性微温，收敛止血，固精止带；秦皮苦涩，其性偏寒，清热燥湿，兼能收涩。两药配伍，收涩之力增强，且能清热，适用于崩漏下血、遗精、滑精、赤白带下。方如九龙散（《普济方》）。

苦参《神农本草经》

【来源】本品为豆科植物苦参 *Sophora flavescens* Ait. 的干燥根。春、秋二季采挖，除去根头和小支根，洗净，干燥，或趁鲜切片，干燥。

【药性与功效】《神农本草经》："主心腹结气，癥瘕积聚，黄疸，溺有余沥，逐水，除痈肿。"《本草正义》："苦参，大苦大寒，退热泄降，荡涤湿火，其功效与芩、连、龙胆皆相近，而苦参之苦愈甚，其燥尤烈，故能杀湿热所生之虫，较之芩、连力量益烈。近人乃不敢以入煎剂，盖不特畏其苦味难服，亦嫌其峻厉而避之也。然毒风恶癞，非此不除，今人但以为洗疮之用，恐未免因噎而废食耳。"现代多认为苦参味苦，寒。归心、肝、胃、大肠、膀胱经。具有清热燥湿、杀虫、利尿等作用。

【配伍应用】

1. **苦参配伍麻黄**　苦参祛风燥湿，麻黄发汗利水。二者伍用，共奏祛风除湿之功效，用于治疗风湿蕴结引起之遍身痒疹。

2. **苦参配伍木香**　苦参清热燥湿，木香行气止痛。二者伍用，有清热燥湿、行气止痛之功效，用于治疗腹痛、泻下、里急后重因湿热所致者。

3. **苦参配伍荆芥**　苦参清热燥湿；荆芥宣散透发，祛风止痒。二者伍用，有燥湿祛风、清热解毒之功效。

翘根《神农本草经》

【来源】本品为木犀科植物连翘 *Forsythia suspense*（Thunb.）Vahl 的根。秋、冬季挖取根部，洗净，切段或片，晒干。

【药性与功效】《神农本草经》："味甘，寒，平。主下热气，益阴精，令人面悦好，明目。久服轻身耐老。"《本草纲目》："治伤寒瘀热欲发黄。"现代多认为翘根味苦，性寒。具有清热、解毒、退黄的作用。

败酱草《神农本草经》

【来源】本品为败酱科植物黄花败酱 *Patrinia scabiosaefolia* Fisch. ex Link.、白花败酱 *Patrinia villose* Juss. 的干燥全草。全国大部分地区均有分布，主产于四川、河北、河南、东北三省等地。夏、秋季采收，全株拔起，除去泥沙，洗净，阴干或晒干。切段，生用。

【药性与功效】《名医别录》："除痈肿，浮肿，结热，风痹不足，产后腹痛。"《本草纲目》："败酱，善排脓破血，故仲景治痈及古方妇人科皆用之。"现代多认为败酱草味苦，寒。归心、肝、胃、大肠、膀胱经。具有清热燥湿、杀虫、利尿等作用。

【配伍应用】

1. **败酱草配伍薏苡仁**　败酱草功长清热解毒，消痈排脓；薏苡仁功善利水渗湿，清热排脓。两者合用，共奏清热排脓、解毒消痈之功，临床上常用于治疗湿热炽盛的肠痈脓成腹痛等。

2. **败酱草配伍蒲公英**　败酱草长于化痰、消肿、排脓，蒲公英善于散结消肿。两药配用，对毒热血瘀之腹痛、腹胀均可应用。

白头翁《神农本草经》

【来源】本品为毛茛科植物白头翁 *Pulsatilla chinensis*（Bge.）Regel 的干燥根。主产于吉林、黑龙江、辽宁、河北、山东、陕西、山西、江西、河南、安徽、江苏等地。春、秋二季采挖，除去叶及残留的花茎和须根，保留根头白绒毛，晒干。切薄片，生用。

【药性与功效】《神农本草经》："味苦，温。主温疟，狂易，寒热，癥瘕积聚，瘿气，逐血，止痛，疗金疮。"《药性论》："止腹痛及赤毒痢，治齿痛，主项下瘤疬。"现代多认为白头翁味苦，性寒。归胃、大肠经。具有清热解毒、凉血止痢的作用。

【配伍应用】

1. **白头翁配秦皮**　白头翁善解毒清热，专于凉血止痢，主血分之病；秦皮善清大肠之热，燥湿止痢。两药配伍，气血同治，多用于湿热壅滞于肠内，气分血分皆伤之赤白下痢、疫痢腹痛、里急后重等。方如白头翁汤。

2. **白头翁配阿胶**　白头翁清热解毒，凉血止痢；阿胶补血止血。两药配伍，主治产后痢疾，或痢疾日久伤及阴血者。方如白头翁加甘草阿胶汤。

3. **白头翁配黄柏**　白头翁凉血止痢，清热解毒，善入血分清胃肠热而为治热痢之要药；黄柏泻肾火，清下焦湿热。两药相须为用，清热解毒、燥湿止痢之功大增。常用于治疗湿热痢疾、大便脓血等。方如白头翁汤（《伤寒论》）。

干地黄《神农本草经》

【来源】本品为玄参科植物地黄 *Rehmannia glutinosa* Libosch. 的新鲜或干燥块根。秋季采挖，除去芦头、须根及泥沙，鲜用；或将地黄缓缓烘焙至约八成干。前者习称

"鲜地黄"；后者习称"生生黄"，即干地黄。本品气微，味微甜。以切面乌黑者为佳。生用。

【药性与功效】《神农本草经》："味甘，寒。主折跌绝筋，伤中，逐血痹，填骨髓，长肌肉。作汤，除寒热积聚，除痹，生者尤良。久服，轻身不老。"《重修政和经史证类备用本草》："味甘、苦，寒，无毒。主男子五劳七伤，女子伤中，胞漏，下血，破恶血，溺血。利大小肠，去胃中宿食，饱力断绝，补五脏内伤不足，通血脉，益气力，利耳目。生者尤良。"现代多认为干（生）地黄甘，寒。归心、肝、肾经。功效清热凉血，养阴生津。用于热入营血，温毒发斑，吐血衄血，热病伤阴，舌绛烦渴，津伤便秘，阴虚发热，骨蒸劳热，内热消渴等。

【配伍应用】

1. **干地黄配熟地黄** 功用清热凉血，养阴补血，填精益髓。两药同为一物。生地黄甘寒质润，有清热凉血、养阴生津之效，热病伤阴，余邪未尽者可以使用。熟地黄为生地黄经过加工炮制后而成，性温，味甘，气厚，有补血养阴、填精益髓、补益肝肾之效。两药配伍，能滋阴补血、益精填髓、凉血止血。常用于阴虚有热，肾阴亏虚之骨蒸潮热、低热不退、头晕失眠、月经不调或崩漏等。

2. **干地黄配玄参** 功用清热凉血，养阴生津。二药均有清热凉血、生津润燥的功效。不同的是生地黄善于凉血止血，玄参偏于凉血解毒。两药配伍，常用于狂乱谵语、斑疹显露或吐衄，热病伤津之口渴心烦、便秘、咽喉燃肿、口干等。

3. **干地黄配白芍** 功用清营凉血。生地黄可清热凉血，养阴润燥；白芍功善养血敛阴，柔肝止痛。两药相伍，清热凉血，对阴虚有热、血虚热入营血等证有效。常用于热迫血行之尿血、吐衄，血虚有热之月经不调、经血过多崩漏，大便秘结等。

4. **干地黄配生姜** 功用疏营透邪。生地黄性寒，清热凉血，滋阴；生姜温通，解表散寒，止痛和血。两药配伍，寒温并用，有清营透邪、和血之效。常用于热病伤阴、血虚有热引动伏邪，以及气血不调所引起的症状。

射干 《神农本草经》

【来源】本品为鸢尾科植物射干 *Belamcanda chinensis*（L.）DC. 的干燥根茎。主产于湖北、河南、江苏、安徽等地。春初刚发芽或秋末茎叶枯萎时采挖，以秋季采收为佳。除去苗茎、须根及泥沙，洗净，晒干。切片，生用。

【药性与功效】《神农本草经》："主咳逆上气，喉痹咽痛不得消息，散急气，腹中邪逆，食饮大热。"《本草纲目》："射干能降火，故古方治喉痹咽痛为要药。"现代多认为射干味苦，寒。归肺经。具有清热解毒、消痰、利咽的作用。

【配伍应用】

1. **射干配伍麻黄、细辛** 射干降逆祛痰、泄热破结，长于降气；麻黄、细辛宣肺平喘、温肺散寒化饮，长于宣肺。三药配伍，有发散风寒、降气化痰、温肺化饮、止咳平喘之功效，用于治疗风寒袭肺，痰涎壅盛，气道不畅之咳喘气逆、喉中痰鸣如水鸡声者，以及支气管哮喘、慢性气管炎等偏于寒者。

2. **射干配伍山豆根**　射干泻火解毒，降气祛痰散结；山豆根清热解毒，利咽消肿止痛。二者苦寒，均治疗咽喉疼痛，相伍为用，其清热解毒利咽、祛痰散血消肿之功效更著，用于治疗痰热郁结于咽喉之咽喉肿痛、喉中痰鸣有声等症。

3. **射干配伍瓜蒌、贝母**　三者皆有清热化痰之功，相伍为用，效力更强，用于治疗肺热咳嗽、咳嗽吐黄痰之症。

牡丹皮《神农本草经》

【来源】本品为毛茛科植物牡丹 *Paeonia suffruticosa* Andr. 的干燥根皮。产于安徽、山东等地。秋季采挖根部，除去细根，剥取根皮，晒干。生用或酒炙用。

【药性与功效】《神农本草经》："主寒热，中风，瘛疭，痉，惊痫，邪气，除癥坚，瘀血留舍肠胃，安五脏，疗痈疮。"《珍珠囊》："治肠胃积血、衄血、吐血、无汗骨蒸。"现代多认为牡丹皮味苦、辛，微寒。归心、肝、肾经。具有清热凉血、活血化瘀等作用。

【配伍应用】

1. **牡丹皮配伍赤芍**　牡丹皮凉血活血，使血流畅而不留瘀，血热清而不妄行；赤芍能清血分实热，散瘀血留滞。两药相配，清营凉血，活血散瘀，适用于热伤营血之吐血、衄血、发斑，以及妇女血虚有热有瘀之月经不调、闭经等。

2. **牡丹皮配伍大黄**　大黄苦寒攻下，泄热逐瘀，涤荡肠中热毒瘀滞；牡丹皮能清热凉血，活血散瘀。两药合用，通降下行，泄热破瘀之效显著。可用于治疗胸胁疼痛、腹痛、闭经、痛经等肠痈初起瘀血有热之症。

赤芍《神农本草经》

【来源】本品为毛茛科植物赤芍 *Paeonia lactiflora* Pall. 或川赤芍 *Paeonia veitchii* Lynch 的干燥根。春、秋二季采挖，除去根茎、须根及泥沙，晒干，切片。生用，或炒用。

【药性与功效】《神农本草经》："主邪气腹痛，除血痹，破坚积，寒热，疝瘕，止痛，利小便，益气。"《本草求真》："赤芍与白芍主治略同，但白则有敛阴益营之力，赤则止有散邪行血之意；白则能于土中泻木，赤则能于血中活滞。故凡腹痛坚积，血瘕疝痹，经闭目赤，因于积热而成者，用此则能凉血逐瘀，与白芍主补无泻，大相远耳。"现代多认为赤芍味苦，微寒。归肝经。具有清热凉血、散瘀止痛等作用。

【配伍应用】

1. **赤芍配伍川芎**　赤芍苦寒，降泄血中瘀热而活血化瘀；川芎辛温，可活血行气，行血中气滞，谓"血中气药"。两者相伍，寒温并济，使活血化瘀之功力增，且能行气破滞而止痛。常用于月经不调、痛经、闭经、外伤疼痛、痈疽等血瘀证。方如通窍活血汤（《医林改错》）。

2. **赤芍配伍白芍**　赤芍性寒味苦，可清泄血中瘀热，而达凉血散瘀止痛之效；白芍性寒味酸，长于养血敛阴，柔肝止痛。两药配伍，一泄一补，一散一敛，共奏凉血、活血、养血，柔肝止痛之效。常用于血分有热之低烧、津液不足、目赤、口干舌燥，肝郁血滞之胸胁胀痛，以及血虚兼瘀之月经不调、痛经、闭经。方如内补当归汤（《医方类聚》卷二一二引《吴氏集验方》）。

犀角《神农本草经》

【来源】本品为犀科动物印度犀 *Rhinoceros unicornis* L.、爪哇犀 *R. sondaicus* Desmarest、苏门犀 *R. sumatrensis* Cuvier、黑犀 *R. bicornis* L. 及白犀 *R. simus* Cottoni 等的角，以角入药。犀为一级保护动物，故犀角禁作药用。目前临床上采用水牛角作为犀角的代用品。

【药性与功效】《神农本草经》："主百毒蛊注、邪鬼、瘴气，杀钩吻、鸩羽、蛇毒。"《本草纲目》："磨汁治吐血、衄血、下血，及伤寒蓄血发狂谵语，发黄发斑；痘疮稠密，内热里陷或不结痂。泻肝凉心，清胃解毒。"现代多认为犀角味苦，寒。归心、肝经。具有清热凉血、解毒、定惊的作用。

【配伍应用】

1. **犀角配伍羚羊角** 二者皆属清热定惊之品，入心肝二经血分而凉血解毒、息风安神。其中犀角以入心经为主，偏于清心热和凉血镇惊，对邪入心包之神昏谵语、出血发斑、血热妄行等多用之；羚羊角以入肝为主，偏于泻肝火而平肝风，于肝阳上亢、肝阳化热生风者多用之。二药合用，其清热镇惊效果增强。可用于温热病邪入营血之高热神昏、谵语、惊痫等。

2. **犀角配伍生地黄** 生地黄清热凉血、止血，尤善滋养营阴，是治疗热入营血之要药。与犀角合用，相辅相成，清热凉血、解毒化斑之效大增。是用治高热神昏、热病发斑、血热妄行之吐血衄血等的常用配伍。

白薇《神农本草经》

【来源】本品为萝藦科植物白薇 *Cynanchum atratum* Bge. 或蔓生白薇 *Cynanchum versicolor* Bge. 的干燥根及根茎。我国南北各省均有分布。春、秋二季采挖，洗净，干燥。切段，生用。

【药性与功效】《本草纲目》："风温灼热多眠，及热淋、遗尿、金疮出血。"《本草正义》："凡苦寒之药多偏于燥，惟白薇则虽亦属寒而不伤阴液精血，故其主治各病，多属血分之热邪，而不及湿热诸证……凡阴虚有热者，自汗盗汗者，久疟伤津者，病后阴液未复而余热未清者，皆为必不可少之药；而妇女血热，又为恒用之品矣。"现代多认为白薇味苦、咸，寒。归胃、肝、肾经。具有清热凉血、利尿通淋、解毒疗疮等作用。

【配伍应用】

1. **白薇配伍刺蒺藜** 白薇凉血益阴，退热除蒸；刺蒺藜散风明目，疏肝解郁，下气行血。二者合用，有清热平肝、凉血行血、疏风明目之功效，用于治疗肝经风热上扰及血虚肝旺、肝阳上亢之头痛、头昏、头晕、头胀、目眩、失眠、多梦等症。

2. **白薇配伍地骨皮** 二者皆清热凉血，入血分退热除蒸。但白薇走阳明经，泄胃热透邪外出；地骨皮走太阴经，清肺热除热于内。二者伍用，清里透表并用，共奏凉血除蒸之功效，用于治疗潮热、骨蒸、午后发热等因营阴不足而致者。

大青盐《神农本草经》

【来源】本品为卤化物类石盐族湖盐结晶体，主含氯化钠（NaCl）。自盐湖中采挖后，除去杂质，干燥。

【药性与功效】《神农本草经》："主明目、目痛，益气，坚筋骨。"《本草纲目》："功同食盐。"《名医别录》："主心腹痛，溺血，吐血，齿舌血出。"现代多认为大青盐味咸，寒。归心、肾、膀胱经。具有清热、凉血、明目的作用。

【配伍应用】

1. **大青盐配伍茯苓、白术** 大青盐咸寒润下渗利，能助水，益精气；茯苓、白术健脾利湿。三药合用，共奏止血化瘀、清热利湿之功。

2. **大青盐配伍桑叶** 祛风热之邪，治疗血分有热的丹赤肿痛、吐血等。

第三章　泻下药

以泻下通便为主要功效，用于治疗里实积滞证的药物，称为泻下药。

本类药物主要功效为泻下通便，或清热泻火，或逐水退肿。主要适用于大便秘结，胃肠积滞，实热内盛及水饮停蓄等里实证。通过泻下大便，以排除胃肠积滞和有害物质等。张仲景《伤寒杂病论》方剂中涉及泻下药主要有大黄、芒硝、甘遂、大戟等。

大黄《神农本草经》

【来源】本品为蓼科植物掌叶大黄 *Rheum palmatum* L.、唐古特大黄 *Rheum tanguticum* Maxim.ex Balf. 或药用大黄 *Rheum officinale* Baill. 的干燥根和根茎。掌叶大黄和唐古特大黄药材称北大黄，主产于青海、甘肃等地。药用大黄药材称南大黄，主产于四川。于秋末茎叶枯萎或次春发芽前采挖。除去须根，刮去外皮切块干燥，生用，或酒炒，酒蒸，炒炭用。

【药性与功效】《神农本草经》："味苦，寒。主下瘀血，血闭，寒热，破癥瘕积聚，留饮宿食，荡涤肠胃，推陈致新，通利水谷，调中化食，安和五脏。"《药性论》："主寒热，消食，炼五脏，通女子经候，利水肿，破痰实，冷热积聚，宿食，利大小肠，贴热毒肿，主小儿寒热时疾，烦热，蚀脓，破留血。"《本草纲目》："下痢赤白，里急腹痛，小便淋沥，实热燥结，潮热谵语，黄疸，诸火疮。"现代多认为大黄苦，寒。归脾、胃、大肠、肝、心包经。具有泻下攻积、清热泻火、凉血解毒、逐瘀通经的作用。

【配伍应用】

1. **大黄配附子**　大黄性寒味苦，可泻下导滞以破积，尤宜于实热积滞；附子辛热，温里散寒，开凝结之阴邪。两药配伍，寒热并济，可温下寒实积滞，常用于阳虚寒凝，里实内结的腹痛、便秘等症。如大黄附子汤（《金匮要略》）。

2. **大黄配茵陈**　大黄可导湿热从大便出而泄热通便；茵陈为治黄疸要药，能引湿热从小便出而清热利湿退黄。两药配伍，可清泄湿热，常用于湿热壅结的发黄、胁痛诸症。如茵陈蒿汤（《伤寒论》）。

3. **大黄配肉桂**　大黄苦寒，峻下攻积，泄热凉血，逐瘀通经；肉桂辛热，补火助阳以消阴翳，且温补肾阳，又引火归原。两药合用，寒热相济，降低大黄的寒凉峻猛之弊，性归平和，降气平肝，常用于寒积便秘、肝郁气滞之证。

4. **大黄配芒硝**　大黄苦寒沉降，峻下热结，走而不守，有斩关夺门之功，号称"将军"；芒硝咸寒，可润燥软坚。两药相须为用，可破积导滞，泄热通便而推陈致新。常用于胃肠实热燥结便秘，痞满燥实，阳明高热，神昏谵语者。如调胃承气汤《伤寒论》。

5. **大黄配当归** 大黄攻下热结，逐瘀通经；当归补血活血，润肠通便。两药配伍，有补血润燥、泻下通便之效。常用于阳明腑实兼血虚者。如黄龙汤（《伤寒六书》）。

芒硝《神农本草经》

【来源】本品为硫酸盐类矿物芒硝族芒硝，经加工精制而成的结晶体。主含含水硫酸钠（$Na_2SO_4 \cdot 10H_2O$）。将天然产品用热水溶解，滤过，放冷析出结晶，通常称"皮硝"。再取萝卜洗净切片，置锅内加水与皮硝共煮，取上层液，放冷析出结晶，即芒硝。以青白色、透明块状结晶、清洁无杂质者为佳。芒硝经风化失去结晶水而成白色粉末称玄明粉（元明粉）。

【药性与功效】《神农本草经》："除寒热邪气，逐六腑积聚、结固、留癖，能化七十二种石。"《本草经疏》："无坚不磨，无结不散，无热不荡，无积不推，可谓直往无前，物无留碍之性。"《药品化义》："味咸软坚，故能通燥结；性寒降下，故能去火烁。主治时行热狂，六腑邪热，或上焦膈热，或下部便坚。"现代多认为芒硝味咸、苦，寒。归胃、大肠经。具有泻下攻积、润燥软坚、清热消肿等作用。

【配伍应用】

1. **芒硝配伍大黄** 芒硝咸寒，可润燥软坚；大黄苦寒沉降，峻下热结，走而不守，有斩关夺门之功，号称"将军"。两药相须为用，可破积导滞、泄热通便而推陈致新。常用于胃肠实热燥结便秘、痞满燥实、阳明高热、神昏谵语者。方如大承气汤（《伤寒论》）。

2. **芒硝配伍硼砂、冰片** 芒硝清热泻火，硼砂和冰片都可清热解毒。三药相伍，共奏清热消肿止痛之功。可用于咽喉红肿、口舌生疮。方如冰硼散（《外科正宗》卷二）。

3. **芒硝配伍甘遂** 芒硝泻下攻积，润燥软坚；甘遂泻水逐饮，散结消肿。两药配伍，可达破结通利、攻逐水饮之效。常用于水热互结，心下至少腹硬满而痛，大便秘结者。方如大陷胸汤（《伤寒论》）。

甘遂《神农本草经》

【来源】本品为大戟科植物甘遂 *Euphorbia kansui* T. N. Liou ex T. P. Wang 的干燥块根。春季开花前或秋末茎叶枯萎后采挖，除去外皮，晒干。生用或醋制用。

【药性与功效】《神农本草经》："味苦，寒。主治大腹疝瘕，腹满，面目浮肿，留饮宿食，破癥坚积聚，利水谷道。"《珍珠囊》："味苦气寒，苦性泄，寒胜热，直达水热所结之处，乃泻水之圣药。水结胸中，非此不能除，故仲景大陷胸汤用之，但有毒，不可轻用。"《本草纲目》："大腹疝瘕，腹满，面目浮肿，留饮宿食，破癥坚积聚，利水谷道。"现代多认为甘遂苦，寒；有毒。归肺、肾、大肠经。具有泻水逐饮、消肿散结的功效。

【配伍应用】

芒硝配甘遂 芒硝泻下攻积，润燥软坚；甘遂泻水逐饮，散结消肿。两药配伍，可达破结通利、攻逐水饮之效。常用于水热互结，心下至少腹硬满而痛，大便秘结者。方如通畅饮。

大戟《神农本草经》

【来源】本品为大戟科植物大戟 *Euphorbia pekinensis* Rupr. 的干燥根。秋、冬二季采挖，洗净，晒干。

【药性与功效】《神农本草经》："味苦，寒。主蛊毒，十二水肿满急痛，积聚，中风，皮肤疼痛，吐逆。一名邛钜。"《本草纲目》："苦、寒、有小毒。能泻脏腑之水湿。"现代多认为大戟苦，寒；有毒。归肺、脾、肾经。具有泻水逐饮、消肿散结的功效。用于水肿胀满、胸腹积水、痰饮积聚、气逆咳喘、二便不利、痈肿疮毒、瘰疬痰核。

【配伍应用】

1. 京大戟配甘遂、芥子　京大戟、甘遂均有毒，泻水逐饮散结；芥子祛皮里膜外之痰。三者配伍，有祛痰逐饮之功效。适用于治疗痰饮停滞膈下之咳嗽、胸痛、胁痛、喉中痰鸣或胸背颈项隐痛不忍等。方如加味控涎丹。

2. 京大戟配大枣　京大戟泻水逐饮，性较峻烈；大枣甘温益气，缓急护胃，既能缓解京大戟的峻烈之性，又能顾护胃气，使泻水而不伤正气。适用于水肿胀满及悬饮胁痛等。方如十枣汤。

3. 京大戟配木香　京大戟泻水逐饮，通利二便；木香行气宽中。二者配伍，有逐水行气、消胀除满之功。适用于水湿停留、气机阻滞引起的喘息、全身肿满、小便不利等。方如舟车丸。

4. 京大戟配葶苈子　京大戟泻水逐饮，葶苈子利水消肿。二者配伍，峻下逐水功效更显著。适用于湿热所致的水肿。方如大戟散。

5. 京大戟配苍术　京大戟泻水逐饮，苍术燥湿健脾。两药合用，有行水健脾之功。适用于湿盛困脾之水肿胀满。方如苍戟丸。

芫花《神农本草经》

【来源】本品为瑞香科植物芫花 *Daphne genkwa* Sieb. et Zucc. 的干燥花蕾。主产于安徽、江苏、浙江、四川、山东等地。春季花未开放前采摘，晒干。生用或醋制用。

【药性与功效】《神农本草经》："味辛，温。主咳逆上气，喉鸣喘，咽肿，短气，蛊毒，鬼疟，疝瘕，痈肿，杀虫鱼。"《本草纲目》："治水饮痰澼，胁下痛……芫花留数年陈久者良。用时以好醋煮数十沸，去醋，以水浸一宿，晒干用，则毒灭也；或以醋炒者次之。"现代多认为芫花苦、辛，温；有毒。归肺、脾、肾经。具有泻水逐饮、祛痰止咳、杀虫疗疮的功效。

【配伍应用】

1. 芫花配甘遂　芫花辛、苦，温；甘遂，苦、甘，寒。二者均可泻下逐饮，用于水饮停留胸胁之悬饮，停留腹部之鼓胀及水肿腹满等证。

2. 芫花配枳壳　芫花泻水逐饮，破结除湿消肿；枳壳行气破积，消痞散结。两药配伍，共奏逐水行气、破积除胀之功。适用于鼓胀腹满及水肿痰饮等症。方如枳壳丸。

3. **芫花配干姜** 芫花泻水逐饮，祛痰止咳；干姜温里散寒，温肺化饮。二者配伍，既温里散寒，又祛痰逐饮。适用于肺气壅实、寒饮久咳。方如五愈丸。

商陆《神农本草经》

【来源】本品为商陆科植物商陆 *Phytolacca acinosa* Roxb. 或垂序商陆 *Phytolacca Americana* L. 的干燥根。秋季至次春采挖，除去须根和泥沙，切成块或片，晒干或阴干。

【药性与功效】《神农本草经》："味辛，平。主水胀，疝瘕，痹，熨除痈肿，杀鬼精物，一名募根，一名夜呼。生川谷。"《本草纲目》："辛，平，有毒。能泻脏腑之水湿。"现代多认为商陆味苦，寒；有毒。归肺、脾、肾、大肠经。具有逐水消肿、通利二便的功效；外用解毒散结。用于水肿胀满，二便不通；外治痈肿疮毒。

【配伍应用】

1. **商陆配赤小豆** 商陆峻泻水湿而消肿；赤小豆清热利尿消肿，且制商陆之毒性。两药合用，可增强逐水消肿之功。适用于水湿壅盛之遍身水肿、喘急、小便不利、大便秘结等。方如疏凿饮子。

2. **商陆配苦参** 商陆消肿解毒，苦参清热燥湿。两药相配，具有清热燥湿、消肿解毒的功效。鲜品捣烂敷患处，可治跌打损伤及疮疡肿痛等。

3. **商陆配葶苈子** 商陆决壅导滞，行水通便；葶苈子开肺利窍，消痰行水。两药配伍，能通利二便，泻水导滞。适用于湿热内蕴所致的腰以下水肿、二便不利。

巴豆《神农本草经》

【来源】本品为大戟科植物巴豆 *Croton tiglium* L. 的干燥成熟果实。主产于四川、广西、云南、贵州等地。秋季果实成熟时采收。用仁或制霜。

【药性与功效】《神农本草经》："味辛，温。主伤寒，温疟，寒热，破癥瘕结聚，坚积，留饮，痰癖，大腹水胀，荡涤五脏六腑，开通闭塞，利水谷道，去恶肉，除鬼毒蛊疰邪物，杀虫鱼。"《名医别录》："疗女子月闭，烂胎，金疮脓血不利，丈夫阴癫，杀斑蝥毒。"《本草通玄》："巴豆禀阳刚雄猛之性，有斩关夺门之功，气血未衰，积邪坚固者，诚有神功，老羸衰弱之人，轻妄投之，祸不旋踵。巴豆、大黄，同为攻下之剂，但大黄性冷，腑病多热者宜之；巴豆性热，脏病多寒者宜之。故仲景治伤寒传里恶热者，多用大黄。东垣治五积属脏者，多用巴豆。"现代多为认为巴豆味辛，热；有大毒。归胃、大肠经。具有峻下冷积、逐水退肿、祛痰利咽的功效；外用蚀疮。

【配伍应用】

1. **巴豆霜配大黄** 两药均为峻下药，然巴豆霜性热，有大毒；大黄性寒攻积。两药配伍，寒热相制为用，攻下积滞。若加干姜，可制大黄的寒凉之性，共奏散寒泻积通便之功。适用于寒实积滞，卒然腹痛，反复发作者。方如三物备急丸。

2. **巴豆霜配胆南星** 巴豆霜泻下寒积，祛痰行水；胆南星清热化痰，息风定惊。两药相合，寒热并用，攻逐导痰。适用于食积痰壅、腹痛便秘、惊悸不安等。方如万应保赤散。

3.巴豆霜配桔梗　巴豆霜功逐寒实而荡涤肠胃，桔梗宣肺祛痰以畅大肠。二者合用，有泻下寒实、宣肺散结之功。适用于寒实结胸所致的胸胁满痛、大便不通诸症。方如三物白散。

第四章 祛风湿药

凡以祛除风湿，解除痹痛为主要作用，常用于治疗风湿痹证的药物，称为祛风湿药。

本类药物都有祛风除湿之功效，能祛除留着于肌肉、经络、筋骨的风湿之邪，有的还分别兼有止痹痛、通经络、强筋骨等作用。主要用于风湿痹痛、筋脉拘挛麻木不仁、半身不遂、腰膝酸痛、下肢痿弱等。张仲景《伤寒杂病论》方剂中涉及祛风湿药主要有独活、乌头、防己、大戟等。

独活《神农本草经》

【来源】本品为伞形科植物重齿毛当归 *Angelica pubescens* Maxim. f. *biserrata* Shan et Yuan 的干燥根。春初苗刚发芽或秋末茎叶枯萎时采挖，除去须根和泥沙，烘至半干，堆置 2～3 天，发软后再烘至全干。切片，生用。

【药性与功效】《神农本草经》："治风寒所击，金创，止痛，奔豚，痫痉，女子疝瘕。"《本草正义》："凡风寒湿邪之痹于肌肉，着于关节者，非利用此气雄味烈之品，不能直达于经脉骨节之间，故为风痹痿软诸大证必不可少之药。"《本草正》："专理下焦风湿，两足痛痹，湿痒拘挛。"现代多认为独活味辛、苦，微温。归肾、膀胱经。具有祛风除湿、通痹止痛等作用。

【配伍应用】

1. **独活配伍桑寄生** 独活辛苦微温，其气芳香，性走窜，搜风祛湿，为治疗风湿痹痛之要药；桑寄生苦甘而性平，既能祛风湿、调血脉、舒筋通络，又能补肝肾、强筋骨。两药合用，善入足少阴经，能益肾壮骨、祛风除湿、通痹止痛，具有扶正祛邪并施、标本兼顾之特点。方如独活寄生汤（《备急千金要方》）。

2. **独活配伍羌活** 独活辛散苦燥温通，其性和缓，善行血分，长于祛风湿，能通行气血，疏导腰膝，下行腿足，善治少阴伏风头痛、腰腿膝足风湿痹痛等，尤以腰膝、腿足关节疼痛属下部寒湿者为宜。羌活辛苦温，气清性烈，发散力强，善行气分，质体清轻，能直上颠顶、横行肢臂，善治上部风邪，尤以肩背肢节疼痛者为佳。两药合用，一治少阴伏风，一治足太阳游风，上下兼治，既能增强祛风胜湿、通痹止痛的作用，又能照顾表里上下。方如羌活胜湿汤（《脾胃论》）。

乌头《神农本草经》

【来源】本品为毛茛科植物乌头 Aconitum carmichaelii Debx. 的干燥母根。主产于四川、云南、陕西、湖南等地。6 月下旬至 8 月上旬采挖，除去子根、须根及泥沙，晒干。生用或水浸、煮透、切片，制后用。

【药性与功效】《神农本草经》："味辛，温。主中风，恶风洗洗，出汗，除寒湿痹，咳逆上气，破积聚，寒热。其汁煎之，名射罔，杀禽兽。"《本草正义》："乌头主治，温经散寒，虽与附子大略相近，而温中之力较为不如。且专为祛除外风外寒之响导者。"现代多认为乌头辛、苦，热。有大毒。归心、肝、肾、脾经。具有祛风除湿、温经止痛的作用。

【配伍应用】

1. **乌头配麻黄** 乌头功善温通里阳而祛风湿，温经止痛；麻黄功长宣通卫阳而疏风寒，通痹止痛。两药配伍，祛风除湿、散寒止痛功效显著。常用于寒湿侵袭之关节痛，屈伸不利等。

2. **乌头配赤石脂、干姜、花椒** 乌头性味辛燥，偏于驱散筋骨中的风寒湿而止痛；赤石脂性温，味甘酸涩；干姜性味辛热，善于温暖中焦之内侵外寒或虚寒而祛寒止痛；花椒性味辛温，可温中燥湿，散寒止痛。四药合用，既温经散寒，又借赤石脂之酸涩之性而不耗散气血。常用于心腹冷痛、胸背彻痛等阴寒内盛之症。

防己《神农本草经》

【来源】本品为防己科植物粉防己 Stephania tetrandra S.Moore 的干燥根。习称"汉防己"，主产于安徽、浙江、江西、福建等地。秋季采挖，洗净，除去粗皮，切段，粗根纵切两半，晒干。切厚片，生用。

【药性与功效】《名医别录》："疗水肿，风肿，去膀胱热，伤寒，寒热邪气，中风手足挛急……通腠理，利九窍。"《本草拾遗》："汉（防己）主水气，木（防己）主风气，宣通。"《本草求真》："防己，辛苦大寒，性险而健，善走下行，长于除湿、通窍、利道，能泻下焦血分湿热及疗风水要药。"现代多认为防己味苦，寒。归膀胱、肺经。具有祛风止痛、利水消肿等作用。

【配伍应用】

1. **防己配伍桂枝** 防己苦寒，利水清热祛风，通络止痛，擅泄下焦湿热；桂枝甘温，通络除痹止痛，温阳化气行水。二者伍用，可增强其祛风除湿、除痹止痛、温阳化气、利水消肿之功效。用于治疗下肢重着肿痛，以及风寒湿邪侵袭经络所致之痹证。

2. **防己配伍黄芪** 防己苦寒降泻，利水消肿，祛风除湿；黄芪甘温补中，益气固表，利水消肿。防己重在祛邪，主降；黄芪偏于补益，主升。二者相使为用，共奏益气利水消肿之功效。用于治疗风水之浮肿、汗出恶风，气虚水肿、按之凹陷不起、小便不利，以及湿痹之肢体肿胀、重着麻木等。方如防己黄芪汤。

女萎《神农本草经》

【来源】本品为毛茛科植物女萎 *Clematis apiifolia* DC. 的藤茎、叶或根。秋季开花时采收带叶茎蔓，扎成小把，晒干或随时采用鲜品。

【药性与功效】《神农本草经》："味甘，平。主中风暴热，不能动摇，跌筋结肉，诸不足。久服，去面黑䵟，好颜色，润泽，轻身不老。"《新修本草》："味辛，温。主风寒洒洒，霍乱，泻痢，肠鸣游气上下无常、惊痫，寒热百病，出汗。"现代多认为女萎味辛，温；小毒。归肝、脾、大肠经。具有祛风除湿、温中理气、利尿、消食等作用。

第五章　化湿药

以化湿运脾为主要功效，用于治疗湿阻中焦证的药物，称为化湿药，又称芳香化湿药。

本类药物多辛香温燥，主归脾、胃经，善化中焦湿浊、舒畅气机而健运脾胃，具有化湿健脾、和中开胃之功。适用于脾为湿困、运化失健所致的脘腹痞满、呕吐泛酸、大便溏薄、食少体倦、舌苔白腻等。

苍术《神农本草经》

【来源】本品为菊科植物茅苍术 *Atractylodes lancea*（Thunb.）DC. 或北苍术 *Atractylodes chinensis*（DC.）Koidz. 的干燥根茎。春、秋二季采挖，除去泥沙，晒干，撞去须根。生用、麸炒或米泔水炒用。

【药性与功效】《神农本草经》："主风寒湿痹死肌、痉、疸，止汗除热，消食，作煎饵。久服轻身，延年不饥。"《名医别录》："主头痛，消痰水，逐皮间风水结肿，除心下急满及霍乱吐下不止，暖胃消谷嗜食。"《本草纲目》："治湿痰留饮……脾湿下流，浊沥带下，滑泄肠风。"现代多认为苍术味辛、苦，温。归脾、胃、肝经。具有燥湿健脾、祛风散寒、明目等作用。

【配伍应用】

1. **苍术配伍厚朴**　苍术苦温辛烈，运脾燥湿；厚朴苦辛温，除湿宽肠。两药相伍，消食且散痰湿，对有湿、有滞、有积者尤宜。湿除脾运，中阳得振，专解湿邪困肿，运化失司诸证。方如平胃散（《简要济生方》）。

2. **苍术配伍黄柏**　黄柏苦寒，气味俱厚，性沉而降，以清下焦湿热为长；苍术味辛主散，性温而燥，化湿运脾，通治内外湿邪。二药均具雄壮之气，苍术得黄柏，二苦相合，燥湿之力倍增；黄柏得苍术，以温制寒，清热而不致损阳。二药相使相制，清热燥湿功效显著，常用于下焦湿热之足膝红肿热痛、足痿无力，或湿热带下、湿疮淋沥并见小便短赤，舌苔黄腻等。方如二妙散（《丹溪心法》）。

3. **苍术配伍防风**　防风辛温轻散，既可祛风解表，又可胜湿止痛；苍术辛散苦燥，外能解风湿之邪，内能燥湿健脾。炒苍术辛散性弱，偏于燥湿健脾，可配防风祛风燥湿，因"风能胜湿"之故，专治湿盛水泻。生苍术其辛散性强，配防风以祛风发汗，同治风湿痹痛，一能燥湿，一能祛风，合用则既燥又散，风湿两邪俱除。方如九味羌活汤（张元素方，录自《此事难知》）。

4. 苍术配伍玄参 苍术燥湿健脾，升阳散邪；玄参滋阴降火，清热解毒。湿邪未尽，而阴液已伤之消渴证，其治疗若单养阴滋阴恐能助湿，而祛湿又存劫阴之弊，两药配用，以玄参之润制苍术之燥，以苍术之燥制玄参之腻，则健脾滋肾、养阴逐邪，两擅其长。方如开导散（《点点经》）。

厚朴《神农本草经》

【来源】本品为木兰科植物厚朴 *Magnolia officinalis* Rehd. et Wils. 或凹叶厚朴 *Magnolia officinalis* Rehd. et Wils. var. *biloba* Rehd. et Wils. 的干燥干皮、根皮及枝皮。4～6月剥取，根皮和枝皮直接阴干；干皮置沸水中微煮后，堆置阴湿处，"发汗"至内表面变紫褐色或棕褐色时，蒸软，取出，卷成筒状，干燥。切丝，姜制用。

【药性与功效】《神农本草经》："主中风伤寒，头痛，寒热，惊悸，气血痹，死肌，去三虫。"《本草纲目》引王好古语："主肺气胀满，膨而喘咳。"《名医别录》："主温中，益气，消痰下气，治霍乱及腹痛，胀满，胃中冷逆，胸中呕逆不止，泻痢，淋露，除惊，去留热，止烦满，厚肠胃。"现代多认为厚朴味苦、辛，温。归脾、胃、肺、大肠经。具有燥湿消痰、下气除满等作用。

【配伍应用】

1. 厚朴配伍枳壳 二药都有下气除满、化痰散痞的功效。但厚朴偏于除满消胀，枳壳长于破气消积。两药配伍，下气散满功效卓著，常用于食积气滞，胸脘痞闷者。方如厚朴枳壳汤（《圣济总录》）。

2. 厚朴配伍麻黄 厚朴辛温，功善降气除满，燥湿消痰；麻黄宣肺平喘，解表散寒。两药配伍，一宣一降，共奏宣肃肺气、散寒定喘之效。常用于痰饮咳喘，胸满，苔白腻者。如厚朴麻黄汤（《金匮要略》）。

3. 厚朴配伍半夏 二药性味辛温，都可芳香散结，燥湿化痰。但厚朴尚可下气除满，半夏仍旧消痞散结。两药合用，燥湿消痰、行气散结功效显著。常用于痰气互阻所引起的梅核气，以及胃气不和、气滞湿停之脘腹胀满，呕逆等。方如半夏厚朴汤（《金匮要略》）。

4. 厚朴配伍大黄 厚朴味辛苦，散结降泄，功善下气除满，通积导滞；大黄味苦寒，善主沉降，功长泻下攻积，清热降火。两药合用，有泻下消积的作用。常用于便秘、腹胀疼痛等。方如大承气汤（《伤寒论》）。

5. 厚朴配伍紫苏子 厚朴可下气除满，燥湿消痰；紫苏子能降气化痰，止咳平喘。两药合用，既降气平喘，又止咳化痰。常用于痰饮内阻，胸闷咳喘等。方如苏子降气汤（《太平惠民和剂局方》）。

第六章　利水渗湿药

以通利水道，渗泄水湿为主要功效，用于治疗水湿内停病证的药物，称为利水渗湿药。

本类药物味多甘淡，性平或寒凉，作用趋于下行，主归膀胱、肾经，次归小肠经；利湿退黄药主归肝、胆经。

本类药物能通畅小便、增加尿量、促进体内水湿之邪的排泄，故有利水渗湿的作用，主治水湿内停所引起的水肿、小便不利、淋证、黄疸、痰饮、泄泻、带下、湿疮、湿温、湿痹等病证。

茯苓《神农本草经》

【来源】本品为多孔菌科真菌茯苓 *Poria cocos*（Schw.）Wolf 的干燥菌核。多于7～9月采挖，挖出后除去泥沙，堆置"发汗"后，摊开晾至表面干燥，再"发汗"，反复数次至现皱纹、内部水分大部散失后，阴干，称为"茯苓个"；或将鲜茯苓按不同部位切制，阴干，分别称为"茯苓块"和"茯苓片"。

【药性与功效】《神农本草经》："主胸胁逆气，忧恚惊邪恐悸，心下结痛，寒热，烦满，咳逆，口焦舌干，利小便。久服安魂、养神、不饥、延年。"《世补斋医书》："茯苓一味，为治痰主药。痰之本，水也，茯苓可以行水；痰之动，湿也，茯苓又可行湿。"《医学衷中参西录》："能化胃中痰饮为水液，引之输于脾而达于肺，复下循三焦水道以归膀胱，为渗湿利痰之主药。"现代多认为茯苓味甘、淡，平。归心、肺、脾、肾经。具有利水消肿、渗湿、健脾、宁心等作用。

【配伍应用】

1. *茯苓配伍猪苓*　二药都有利水渗湿的功效。茯苓尚可健脾宁心，猪苓功专利水。两药相须为用，利水之力增强，常用于水湿内停之脚气、便溏、水肿、小便不利、淋浊带下等。方如五苓散（《伤寒论》）。

2. *茯苓配伍泽泻*　茯苓可通调水道，渗湿利水且不伤正；泽泻利水泄热，善除肝肾之火。两药合用，使水道通畅无阻，既利水消肿，又健脾除湿。常用于小便不利、水肿、泄泻、淋浊带下等水湿内停之证。方如五苓散（《伤寒论》）。

3. *茯苓配伍半夏*　茯苓性平味甘淡，善于渗湿而健脾消痰，且为利水渗湿之要药；半夏性味辛燥，长于燥湿化痰，降逆止呕。两药配伍，祛湿作用显著。可治疗痰饮内停之咳嗽、胸膈痞闷、不食、四肢困倦乏力、恶心呕吐等。方如二陈汤（《太平惠民和剂局方》）。

4. **茯苓配伍当归**　茯苓可渗湿而健脾宁心，当归能补血而宁心安神。两药合用，共奏补脾宁心、补血之功效。常用于心脾不足，惊悸失眠等。方如归脾汤（《正体类要》）。

5. **茯苓配伍人参**　茯苓可渗利水湿而健运脾胃，人参能大补元气而补益脾胃。两药配伍，共奏利水渗湿、补气健脾之效。临床上常用于脾虚之证。方如四君子汤（《太平惠民和剂局方》）。

薏苡仁《神农本草经》

【来源】本品为禾本科植物薏苡 *Coix lacryma-jobi* L. var. *ma-yuen*（Roman.）Stapf 的干燥成熟种仁。秋季果实成熟时采割植株，晒干，打下果实，再晒干，除去外壳、黄褐色种皮和杂质，收集种仁。本品气微，味微甜。以粒大、饱满、色白者为佳。生用或炒用。

【药性与功效】《神农本草经》："味甘，微寒。主筋急拘挛，不可屈神，风湿痹，下气。久服轻身益气。其根下三虫。"《本草纲目》："甘，微寒，无毒。薏苡仁属土，阳明药也，故能健脾益胃。虚则补其母，故肺痿、肺痈用之。筋骨之病，以治阳明为本，故拘挛筋急风痹者用之。土能胜水除湿，故泻痢水肿用之。"现代多认为薏苡仁甘、淡，凉。归脾、胃、肺经。具有利水消肿、渗湿、健脾、除痹、清热排脓的作用。

【配伍应用】

1. **薏苡仁配伍麻黄**　功用发汗解表，祛风除湿。薏苡仁微寒清热除痹，甘淡渗湿利水；麻黄性味辛温，可发表散寒，利水消肿。两药配伍，寒清淡渗温散，共奏祛风除湿、散寒解表之功。常用于风湿痹证属寒者，以及风湿初起，身热疼痛等。

2. **薏苡仁配伍芦根**　功用清肺排脓。二药均入肺经。薏苡仁性微寒，可清热排脓；芦根性寒，善清肺祛痰排脓。两药合用，清肺排脓效果显著。为治疗肺痈胸痛、咳吐脓血的常用方。

3. **薏苡仁配伍白术**　功用利水除湿，健脾止泻。二药都有健脾祛湿之功效。薏苡仁甘淡性凉，利水渗湿，健脾止泻；而白术甘苦性温，利水燥湿，益气健脾。两药配伍，祛湿健脾而止泻，利水渗湿实大便。常用于湿盛困脾所引起的大便泄泻、食少、肢体倦怠等。

4. **薏苡仁配伍败酱草**　功用清热解毒，排脓消痈。薏苡仁功善利水渗湿，清热排脓；败酱草功长清热解毒，消痈排脓。两者合用，共奏清热排脓、解毒消痈之功。临床上常用于治疗湿热炽盛的肠痈脓成腹痛等。

5. **薏苡仁配伍防己**　功用祛风除湿，清热止痛。薏苡仁甘寒可清热，甘淡可渗利，偏于祛湿除痹，舒缓筋脉；防己苦寒能清热，又长于祛风除湿止痹痛。两药配伍，有祛风除湿、清热止痛之功效。常用于湿痹拘挛、关节红肿疼痛等风湿阻滞经络之证。

猪苓《神农本草经》

【来源】本品为多孔菌科真菌猪苓 *Polyporus umbellatus*（Pers.）Fries 的干燥菌核。

寄生于桦树、枫树、柞树的根上。春秋二季采挖，去泥沙，晒干。切片入药，生用。

【药性与功效】《神农本草经》："主痎疟，解毒，蛊注不祥，利水道。"《本草纲目》："开腠理，治淋肿脚气，白浊，带下，妊娠子淋，胎肿，小便不利。"并谓："开腠理，利小便，与茯苓同功。但入补药不如茯苓也。"现代多认为猪苓味甘、淡，平。归肾、膀胱经。具有利水渗湿等作用。

【配伍应用】

1.**猪苓配伍茯苓**　二药都有利水渗湿的功效。茯苓尚可健脾宁心，猪苓功专利水。两药相须为用，利水之力增强。常用于水湿内停之脚气、便溏、水肿、小便不利、淋浊带下等症。方如猪苓汤（《伤寒论》）。

2.**猪苓配伍白术**　猪苓甘淡性平，功专利水渗湿；白术甘苦性温，功善益气健脾，燥湿利水。两药合用，利水渗湿之力显著。常用于脾虚水泻、浮肿、小便不利等。方如五苓散（《伤寒论》）。

3.**猪苓配伍大腹皮**　二药均可利水。猪苓功偏渗湿利水，大腹皮善于行气宽中利水。两药配伍，利水效果增强。常用于水肿、小便不利等水湿内停之证。方如黄芩滑石汤（《温病条辨》）。

4.**猪苓配伍木通**　猪苓专长渗湿利水；木通功善利尿通淋，且可清热。两药配伍，共奏利尿通淋、清热渗湿之效。常用于热淋涩痛、尿道痛、小便不利等。方如猪苓汤（《普济方》）。

5.**猪苓配伍阿胶**　猪苓甘淡，渗湿利水；阿胶甘平，补血止血，滋阴复液，有利水却不伤阴，益阴但不滋腻之效。两药合用，对于渴欲饮水，小便不利、涩痛，脉浮发热，血淋涩痛等有效。方如猪苓汤（《伤寒论》）。

泽泻《神农本草经》

【来源】本品为泽泻科植物泽泻 *Alisma orientale*（Sam.）Juzep. 的干燥块茎。冬季茎叶开始枯萎时采挖，洗净，干燥，除去须根和粗皮，以水润透切片，晒干。麸炒或盐水炒用。

【药性与功效】《神农本草经》："治风寒湿痹，乳难，消水，养五脏，益气力，肥健。"《本草纲目》："渗湿热，行痰饮，止呕吐、泻痢、疝痛、脚气。"现代多认为泽泻味甘、淡，平。归肾、膀胱经。具有利水消肿、渗湿、泄热、化浊降脂等作用。

【配伍应用】

1.**泽泻配伍白术**　泽泻甘淡性寒，又主入肾与膀胱经，善利水渗湿，且能清肾与膀胱之火；白术甘苦性温，又主入脾胃经，善益气健脾，且燥湿利水。两药配伍，祛邪扶正，使健脾利湿、止泻效果显著。常用于痰饮、眩晕、小便不利、水肿、泄泻、淋浊、带下等。方如泽泻汤（《金匮要略》）。

2.**泽泻配伍熟地黄**　泽泻甘淡性寒，可利水渗湿、泄热，尤宜于肾阴不足，相火偏亢之证；熟地黄甘温，善补血养阴，填髓益精，可治疗心肝血虚，肾阴不足或肝肾不足之证。两药合用，共奏泻火滋阴之效，常用于肾阴不足，肾阳亢盛之遗精、盗汗、眩晕、耳鸣腰酸等。方如六味地黄丸（《小儿药证直诀》）。

3. **泽泻配伍木通**　泽泻功善利水渗湿，泄肾与膀胱之火热；木通功善利尿通淋，清心与小肠之火热。两药相伍，泻火利尿功效显著。常用于小便淋浊、涩痛等。方如龙胆泻肝汤（《医方集解》）。

泽漆《神农本草经》

【来源】本品为大戟科植物泽漆 *Euphorbia helioscopia* L. 的干燥全草。我国大部分地区均有分布。多为野生。4～5月开花时采收。除去根及泥沙，晒干，生用。

【药性与功效】《神农本草经》："主皮肤热，大腹水气，四肢面目浮肿。"《医林纂要》："泻肺降气，行水去热。"《植物名实图考》："煎熬为膏，敷无名肿毒。"现代多认为泽漆味苦，微寒。归大肠、小肠、脾经。具有利尿消肿、化痰散结、杀虫止痒的作用。

【配伍应用】

1. **泽漆配伍茯苓**　泽漆苦寒降泄，有较强的利水消肿作用。茯苓味甘而淡，甘则能补，淡则能渗，药性平和，利水而不伤正气。两药相伍为用，可用于治疗通身浮肿，腹水胀满。

2. **泽漆配伍浙贝母**　泽漆有化痰散结，解毒消肿的作用。浙贝母苦泄清解热毒，化痰散结消痈。两药相伍为用，用于治疗瘰疬等。

滑石《神农本草经》

【来源】本品为硅酸盐类矿物滑石族滑石，主含含水硅酸镁 $[Mg_3 \cdot (Si_4O_{10}) \cdot (OH)_2]$。全年可采。采挖后，除去泥沙及杂石，洗净，砸成碎块，研粉用或水飞晾干用。

【药性与功效】《神农本草经》："主身热泄澼，女子乳难，癃闭，利小便，荡胃中积聚寒热，益精气。"《本草纲目》："滑石利窍，不独小便也。上能利毛腠之窍，下能利精溺之窍。盖甘淡之味，先入于胃，渗走经络，游溢精气，上输于肺，下通膀胱。肺主皮毛，为水之上源。膀胱司津液，气化则能出。故滑石上能发表，下利水道，为荡热燥湿之剂。"现代多认为滑石味甘、淡，寒。归膀胱、肺、胃经。具有利尿通淋、清热解暑、收湿敛疮等作用。

【配伍应用】

1. **滑石配伍甘草**　滑石味淡，性寒，清热解暑，可使三焦湿热从小便而出，能祛暑止泻，止烦渴而利小便；甘草缓和药性，与滑石配伍，甘寒生津，使小便利而津液不伤。甘草可制约滑石之寒滑，滑石又制约甘草之滞。二药合用，清暑利湿而不伤正，安和中焦而不留邪。适用于治疗伤暑之心烦口渴、小便不利。方如六一散（《黄帝素问宣明论方》）。

2. **滑石配伍蒲黄**　滑石味甘、淡，寒，具有利尿通淋之功效；蒲黄味甘性平，作用和缓，主归肝、心包二经血分，既能活血散瘀以止血、止痛，又可洁膀胱之源而利尿通淋。蒲黄其性滑利，具有利小便之功用，配伍能清热渗利水湿的滑石同用，可使湿热除、小便利、厥冷愈。适用于膀胱湿热夹瘀所致的小便不利、小腹急胀、尿道疼痛。方如蒲灰散（《金匮要略》）。

3.**滑石配伍黄柏** 滑石外用有清热收湿敛疮作用；黄柏可燥湿，泻火解毒。两药配伍使用，具有清热燥湿的功效；共同研末外敷，可治疗皮肤湿疮、湿疹。方如滑石黄柏散（《中医方剂手册》）。

通草《神农本草经》

【来源】本品为五加科植物通脱木 *Tetrapanax papyrifer*（Hook.）K. Koch 的干燥茎髓。秋季割取茎，截成段，趁鲜取出髓部，理直，晒干，切片。生用。

【药性与功效】《神农本草经》："味辛，平。主去恶虫，除脾胃寒热，通利九窍，血脉关节，令人不忘。"《日华子本草》谓其"明目，退热，催生，下胞，下乳"。现代多认为通草味甘、淡，微寒。归肺、胃经。具有清热利尿、通气下乳的作用。

【配伍应用】

1.**通草配伍滑石** 通草质轻，具有清泄渗利之功，且力缓；滑石质重，具有清利下窍之功，且力强。两药配伍，能增强泄热、利水作用，共奏清热利尿通淋之功。适用于湿热蕴结膀胱所致的热淋、小便淋沥涩痛等。方如通草饮子。

2.**通草配伍猪苓** 通草甘淡性凉，能泄膀胱之热，利膀胱之水；猪苓甘淡性平，功专利水渗湿，且利水力强，凡水湿内停诸症皆可选用。两药配伍，更增利水道、消水肿之功。适用于水湿停滞之水肿、小便不利等。方如通草散。

3.**通草配伍石韦** 通草引热下降而利小便，既通淋，又消肿；石韦利尿通淋，止血。二药配伍后可用于治疗血淋。

瞿麦《神农本草经》

【来源】本品为石竹科植物瞿麦 *Dianthussuperbus* L. 和石竹 *D. chinensis* L. 的干燥地上部分。全国大部分地区有分布，主产于河北、河南、辽宁、江苏等地。夏、秋二季花果期采割，除去杂质，晒干，切段生用。

【药性与功效】《神农本草经》："味苦，寒。主关格，诸癃结，小便不通，出刺，决痈肿，明目去翳，破胎堕子，下闭血。一名巨句麦。生川谷。"《日华子本草》："催生，治月经不通，破血块，排脓。"现代多认为瞿麦味苦，寒。归心、小肠经。具有利尿通淋、活血通经的作用。

【配伍应用】

瞿麦配伍海金沙 瞿麦通淋利水；海金沙通淋消石。二者伍用，有清热通淋消石之功效，用于治疗湿热淋或石淋之疼痛、尿血等。

瞿麦配伍栀子 瞿麦清热通淋凉血；栀子凉血清热利尿。二者伍用，清热凉血利尿作用增强，用于治疗下焦湿热之小便淋漓热痛、血尿等症。

石韦《神农本草经》

【来源】本品为水龙骨科植物庐山石韦 *Pyrrosia sheareri*（Bak.）Ching 和石韦

Pyrrosia 1ingua（Thunb.）Farwell 或有柄石韦 *Pyrrosia Petiolosa*（Christ）Ching 的干燥叶。各地普遍野生，主产于浙江、湖北、河北等地。全年均可采收。除去根茎及根，拣去杂质，洗去泥沙，晒干或阴干，切段，生用。

【药性与功效】《神农本草经》："主劳热邪气，五癃闭不通，利小便水道。"《本草纲目》："主崩漏金疮，清肺气。"现代多认为石韦味甘、苦，微寒。归肺、膀胱经。具有利尿通淋、清肺止咳、凉血止血等作用。

【配伍应用】

1. 石韦配伍生蒲黄　石韦清热通淋而凉血止血；生蒲黄活血散瘀，且能止血利尿。二者伍用，有利尿通淋、散瘀止血之功效，用于治疗血淋、小便涩痛等。

2. 石韦配伍小蓟、白茅根　石韦清热通淋，兼能止血；小蓟、白茅根凉血止血，兼能利尿。三药伍用，有利尿止血的功效。用于治疗热结膀胱、灼伤血络之血淋或尿血。

冬葵子《神农本草经》

【来源】本品为锦葵科植物冬葵 *Malva verticillata* L. 的干燥成熟种子，多为栽培。全国各地均有产。夏、秋二季种子成熟时采收。除去杂质，阴干，生用或捣碎用。

【药性与功效】《神农本草经》："味甘，寒。主五脏六腑寒热、羸瘦、五癃，利小便。久服，坚骨、长肌肉、轻身延年。"《名医别录》："疗妇人乳难内闭。"《得配本草》："滑肠达窍，下乳滑胎，消肿，通关格，利二便。"现代多认为冬葵子甘、涩，凉。归大肠、小肠、膀胱经。具有利尿通淋、下乳、润肠等作用。

【配伍应用】

1. 冬葵子配伍木通　冬葵子甘凉清泄，功能利水道、通淋；木通苦寒清泄，功能清膀胱湿热、通淋。两药相须，能增强清热利水通淋之功。适用于膀胱湿热蕴结所致的淋证。

2. 冬葵子配伍郁李仁　冬葵子、郁李仁均质润滑肠，能润燥通便。两药配伍，可增强润肠通便之力。适用于肠燥便秘。

衣鱼《神农本草经》

【来源】本品为昆虫纲缨尾目衣鱼科衣鱼 *Lepisma saccharina* Linnaeus 和多毛栉衣鱼 *Ctenolepisma villosa* Fabr. 的全体，以全虫入药。

【药性与功效】《神农本草经》："主妇人疝瘕，小便不利。小儿中风，项强背起，摩之。"《本草纲目》："主小儿脐风撮口，客忤天吊，风痫，口㖞，重舌，目翳、目眯，尿血，转胞，小便不通。"现代多认为衣鱼咸、温。归肝、膀胱经。具有利尿、通淋、祛风、解毒的作用。

【配伍应用】

衣鱼配伍滑石　衣鱼能开胃下气，去水气；滑石甘淡而寒，可清利湿热。两药配伍，共奏清热利尿之功，常用于热淋、小便不利等。

茵陈《神农本草经》

【来源】本品为菊科植物滨蒿 *Artemisia scoparia* Waldst. et Kit. 或茵陈蒿 *Artemisia capillaris* Thunb. 的干燥地上部分。春季幼苗高 6 ～ 10cm 时采收，或秋季花蕾长成至花初开时采割。春季采收的习称"绵茵陈"，秋季采割的称"花茵陈"。除去杂质及老茎，晒干。生用。

【药性与功效】《神农本草经》："主风湿寒热邪气，热结黄疸。"《本草便读》："为治湿病黄疸之要药。"《名医别录》："通身发黄，小便不利，除头痛，去伏瘕。"《本草疏证》："《伤寒》《金匮》二书，几若无疸不茵陈者。"现代多认为茵陈味苦、辛，微寒。归脾、胃、肝、胆经。具有清利湿热、利胆退黄、解毒疗疮等作用。

【配伍应用】

1. **茵陈配伍栀子** 茵陈苦泄下降，性寒清热，善清利脾胃肝胆湿热，使之从小便而出，为治黄疸之要药；栀子长于清利三焦湿热，又凉血解毒。两药合用，有清热利湿、解毒消疸之功效。适用于脾胃湿热外不得越散，内不得降泄，熏蒸郁遏而致身目皆黄的阳黄证。方如茵陈蒿汤（《伤寒论》）。

2. **茵陈配伍干姜** 茵陈苦泄下降，性寒清热，善清利脾胃肝胆湿热，使之从小便而出，为治黄疸之要药；干姜辛热燥烈，主入中焦，温中散寒。两药相配，可温散脾胃寒湿郁滞，具有消黄之功。适用于寒湿郁滞，阳气不得宣运，胆气外泄所致身目发黄、其色晦暗、身冷肢厥、脉沉细的阴黄证。方如茵陈四逆汤（《伤寒微旨论》）。

梓白皮《神农本草经》

【来源】本品为紫葳科植物梓 *Catalpa ovata* G. Don 的根皮或树皮的韧皮部。

【药性与功效】《神农本草经》："味苦寒。主热，去三虫。叶捣敷猪创，饲猪肥大三倍。生山谷。"《本草纲目》："治温病复感寒邪，变为胃脘，煮汁饮之。"现代多认为梓白皮味苦性寒。归胆、胃经。具有清热利湿、降逆止吐、杀虫止痒的作用。主治湿热黄疸、胃逆呕吐、疮疥、湿疹、皮肤瘙痒等。

第七章 温里药

以温里祛寒为主要功效，用于治疗里寒证的药物，称为温里药。

本类药均味辛而性温热，主归脾、胃经，有的兼入肾、肝、心、肺经。因其辛散温通，善走脏腑而能温里祛寒，温经止痛，个别药物还能助阳、回阳，故可用治里寒证。

附子《神农本草经》

【来源】本品为毛茛科植物乌头 *Aconitum carmichaeli* Debx. 的子根的加工品。主产于四川、湖北、湖南等地。6月下旬至8月上旬采挖，除去母根、须根及泥沙，习称"泥附子"。加工炮制为盐附子、黑附片（黑顺片）、白附片、淡附片、炮附片。

【药性与功效】《神农本草经》："主风寒咳逆邪气，温中，金创，破癥坚积聚，血痕，寒湿，痿躄拘挛，膝痛，不能行步。"《本草汇言》："附子，回阳气，散阴寒，逐冷痰，通关节之猛药也。诸病真阳不足，虚火上升，咽喉不利，饮食不入，服寒药愈甚者，附子乃命门主药，能入其窟穴而招之，引火归原，则浮游之火自熄矣。凡属阳虚阴极之候，肺肾无热证者，服之有起死之殊功。"《本草正义》："附子，本是辛温大热，其性善走，故为通十二经纯阳之要药，外则达皮毛而除表寒，里则达下元而温痼冷，彻内彻外，凡三焦经络，诸脏诸腑，果有真寒，无不可治。"现代多认为附子味辛、甘，有大毒。归心、肾、脾经。具有回阳救逆、补火助阳、散寒止痛的作用。

【配伍应用】

1. **附子配伍干姜** 二者均有回阳救逆之功效。但附子走而不守，助肾阳而破阴寒；干姜守而不走，暖脾胃而散寒邪。二者相须为用，有温补脾肾、助阳散寒之功效。用于治疗脾肾阳虚之畏寒肢冷、下利清谷、脘腹冷痛、五更泄泻；或阳虚欲脱之四肢厥逆、汗出湿冷、脉微欲绝者。方如四逆汤（《伤寒论》）。

2. **附子配伍白术、茯苓** 附子温肾助阳，白术健脾燥湿，茯苓渗湿利水。三者伍用，有温肾健脾、利水消肿之功效。用于治疗脾肾阳虚，湿浊聚集之水肿、小便不利、慢性泄泻等。方如真武汤（《伤寒论》）。

3. **附子配伍肉桂** 附子辛热燥烈，走而不守，为通行十二经之纯阳之品，有回阳救逆之功，肉桂辛甘性热，能走能守，偏暖下焦而温肾阳，更能引火归原。二药相须为用，附子善入气分而散寒止痛，肉桂善入血分而温经通脉，共奏温肾助阳、引火归原、温经散寒止痛之功效。用于治疗下焦命门火衰，肾阳不足之腰膝酸软、形寒肢冷、阳痿、尿频、小便清长等，以及风寒湿痹之关节酸痛、一身尽痛者。方如济生肾气丸（《济生方》）。

干姜《神农本草经》

【来源】本品为姜科植物姜 *Zingiber officinale* Rosc. 的干燥根茎。冬季采挖，除去须根和泥沙，晒干或低温干燥。趁鲜切片晒干或低温干燥者，称为"干姜片"。

【药性与功效】《神农本草经》："主胸满咳逆上气，温中，止血，出汗，逐风湿痹，肠澼下痢。生者尤良。"《珍珠囊》："干姜其用有四：通心阳，一也；去脏腑沉寒痼冷，二也；发诸经之寒气，三也；治感寒腹痛，四也。"《本草求真》："干姜，大热无毒，守而不走，凡胃中虚冷，元阳欲绝，合以附子同投，则能回阳立效，故书有附子无姜不热之句。"现代多认为干姜味辛，热。归脾、胃、肾、心、肺经。具有温中散寒、回阳通脉、温肺化饮等作用。

【配伍应用】

1. **干姜配伍附子** 干姜善于温暖中焦，使脾阳得温而健运水谷，肺阳得暖而化饮止咳；附子大辛大热，可回阳救逆，补火助阳，使阳气振奋，血液鼓舞，且通达四肢筋脉。两药配伍，共奏温暖脾肾、散寒止痛之功。常用于脾肾阳虚，阴寒内盛之畏寒肢冷、腹痛、下利清谷，以及亡阳虚脱之证。方如四逆汤、干姜附子汤（《伤寒论》）。

2. **干姜配伍白术** 干姜辛热燥烈，主入脾胃而长于温中散寒、健运脾阳，为温暖中焦之主药；白术苦甘而温，专主脾胃，以补土胜湿见长，既补气健脾，又燥湿利水。两药配伍，共入脾胃经，温中补虚，健脾运湿。适用于脾阳不足，脘腹冷痛等。方如理中丸（《伤寒论》）。

3. **干姜配伍五味子** 干姜辛热温脾胃之寒，入肺经，善能温肺散寒化饮，可杜绝生痰之源；五味子酸温收敛，止咳平喘以治标。两药合用，一收一散，一开一合；干姜得五味子，不致发散太过，耗伤肺气；五味子得干姜，不致酸收太过，敛肺留邪。适用于寒饮伏肺之咳喘。方如小青龙汤（《伤寒论》）。

牡桂《神农本草经》

【来源】本品为樟科植物肉桂 *Cinnamomum cassia* Presl 的干燥树皮。主产于广东、广西、海南、云南等地。多于秋季剥取，刮去栓皮，阴干。

【药性与功效】《神农本草经》："牡桂，味辛，温。主上气咳逆，结气喉痹，吐吸，利关节，补中益气。久服通神，轻身不老。生山谷。"《汤液本草》："补命门不足，益火消阴。"《本草求真》："大补命门相火，益阳治阴。凡沉寒痼冷、营卫风寒、阳虚自汗、腹中冷痛、咳逆结气、脾虚恶食、湿盛泄泻、血脉不通、胎衣不下、目赤肿痛，因寒因滞而得者，用此治无不效。"《本经逢原》："牡桂辛胜于甘，而微带苦，性偏温散，而能上行。故《本经》治上气咳逆，成无己利肺气，皆取辛散上行之力。"现代多认为肉桂辛、甘，大热。归肾、脾、心、肝经。有补火助阳、引火归元、散寒止痛、温通经脉的作用。

【配伍应用】

1. **肉桂配伍大黄** 肉桂辛热，补火助阳以消阴翳，且温补肾阳，又引火归原；大黄苦寒，峻下攻积，泄热凉血，逐瘀通经。两药合用，寒热相济，降低大黄的寒凉猛峻之弊，性归平和，降气平肝，常用于寒积便秘、肝郁气滞之证。

2. **肉桂配伍附子**　附子辛甘大热，回阳救逆之力最强，可峻补元阳，暖脾胃，温心阳；肉桂能温通经脉，引火归原。两药都可补火助阳，散寒止痛。两药配伍，补火助阳之力大增。常用于肾阳不足之腰痛膝冷，脾阳不振之寒冷腹痛，以及肺寒咳喘等。

3. **肉桂配伍山茱萸、附子**　肉桂辛甘热，功能补火助阳，温通经脉；山茱萸性温能补，温而不燥，补而不峻，既能益精，又可助阳，功善补益肝肾，固精缩尿，为平补阴阳之要药；附子辛甘大热，功长温阳散寒，逐湿止痛。三药配伍，补火助阳益肾。常用于肾阳不足，命门火衰之腰膝酸软。

菌桂《神农本草经》

【来源】本品为樟科植物肉桂 *Cinnamomum cassia* Presl 的干燥树皮。菌桂是将肉桂娇嫩小枝之皮卷成筒状。牡桂、菌桂并非出自不同品种，乃是同一植物不同入药部位的两种商品药材，二者可统称为桂。其加工习惯，是将较嫩小枝之皮卷成筒状，即菌桂；干皮制成板状，即牡桂。张廷模在全面考察牡桂的本草文献及牡、壮二字的训诂和书法以后，认为"牡桂"当是"壮桂"之误，统称为桂；且牡桂与菌桂出于一物，前者为干皮，后者为枝皮。《中华本草》载："桂、牡桂、菌桂为同一物，因皮之老嫩、厚薄、味之浓淡而引出不同名称。"

【药性与功效】《神农本草经》："菌桂味辛，温。主百病，养精神，和颜色，为诸药先聘通体。久服轻身不老，面生光华，媚好常如童子。"《本草乘雅半偈》："菌主和颜色，使光华外溢，媚好尝如童子，及为诸药之先聘通使，此藏阴之气欲宣扬者也。"《本经逢原》谓："菌桂辛而不热，薄而能宣，为诸药通使。"《重修政和经史证类备急本草》云："轻薄者，宜入治头目发散药。故《本经》以菌桂养精神。"现代多认为牡桂、菌桂性味归经及功用主治相同。

【配伍应用】同牡桂。

吴茱萸《神农本草经》

【来源】本品为芸香科植物吴茱萸 *Euodia rutaecarpa*（Juss.）Benth.、石虎 *Euodia rutaecarpa*（Juss.）Benth. var. *officinalis*（Dode）Huang 或疏毛吴茱萸 *Euodia rutaecarpa*（Juss.）Benth. var. *bodinieri*（Dode）Huang 的干燥近成熟果实。8～11 月果实尚未开裂时，剪下果枝，晒干或低温干燥，除去枝、叶、果梗等杂质。用甘草汤制过应用。

【药性与功效】《神农本草经》："主温中下气，止痛，咳逆寒热，除湿，血痹，逐风邪，开腠理。"《本草纲目》："开郁化滞，治吞酸，厥阴痰涎头痛，阴毒腹痛，疝气血痢，喉舌口疮。"现代多认为吴茱萸味辛、苦，热；有小毒。归肝、脾、胃、肾经。具有散寒止痛、降逆止呕、助阳止泻等作用。

【配伍应用】

1. **吴茱萸配伍生姜、人参**　吴茱萸功善散寒止痛、疏肝下气、降逆止呕，为治肝寒气滞诸痛之要药；生姜功长解表散寒、温中止呕；人参功专大补元气、补脾益肺。三药合用，常用于胃寒呕吐、腹痛、嘈杂吞酸等。方如吴茱萸汤（《伤寒论》）。

2. **吴茱萸配伍川楝子** 二药均可行气止痛。吴茱萸辛热，功偏开郁降气，散寒止痛；川楝子苦寒清降，长于清热，且行气止痛。两药配伍，行气止痛功效显著。常用于胁肋胀满、脘腹疼痛、疝气疼痛等肝胃不和及寒热郁结之证。方如导气汤（《医方集解》）。

3. **吴茱萸配伍当归** 吴茱萸辛热，入肝经，可散寒止痛、疏肝下气；当归辛温，入肝经，能补血调经、活血止痛。两药配伍，辛散温通，调经止痛。常用于女子胞宫虚寒、血行不畅所引起的月经不调，少腹冷痛，寒疝腹痛等。方如当归四逆加吴茱萸生姜汤（《伤寒论》）。

4. **吴茱萸配伍五味子** 二药都入脾肾两经。吴茱萸辛热，散寒燥湿；五味子酸涩甘温，收敛固涩，补脾宁心。两药相伍，共奏温中燥湿、收敛止泻之效。常用于脾肾虚寒之五更泄泻。方如四神丸（《内科摘要》）。

5. **吴茱萸配伍小茴香** 吴茱萸味辛性热，功能散寒止痛、疏肝解郁，为治肝寒气滞诸痛之要药；小茴香味辛性温，长于温肾暖肝、行气止痛，下焦寒凝气滞诸症多用。两药配伍，既能暖肝散寒，又可行气止痛。方如导气汤（《医方集解》）。

石钟乳 《神农本草经》

【来源】本品又名钟乳石，为碳酸盐类矿物方解石族方解石，主含碳酸钙（$CaCO_3$）。采挖后，除去杂石。

【药性与功效】《神农本草经》："石钟乳，味甘，温。主咳逆上气，明目益精，安五脏，通百节，利九窍，下乳汁。生山谷。"《本草崇原》："气味甘温，无毒。主治咳逆上气，明目，益精，安五脏，通百节，利九窍，下乳汁。"现代多认为石钟乳味甘温，归脾、肾、胃经。具有温肺、助阳、利窍通乳等作用。主治寒痰喘嗽、虚劳气喘、阳痿早泄、梦遗滑精、腰脚冷痹、乳汁不通、伤食纳少、疮疽痔瘘等。

蜀椒 《神农本草经》

【来源】本品为芸香科植物青椒 *Zanthoxylum schinifolium* Sieb.et Zucc. 或花椒 *Zanthoxylum bungeanum* Maxim. 的干燥成熟果皮。我国大部分地区有分布，但以四川产者为佳。秋季采收成熟果实，晒干，除去种子及杂质。生用或炒用。

【药性与功效】《神农本草经》："味辛，温。主邪气咳逆，温中，逐骨节皮肤死肌，寒湿痹痛，下气，久服之，头不白，轻身增年。"《本草纲目》："椒，纯阳之物，其味辛而麻，其气温以热。入肺散寒，治咳嗽；入脾除湿，治风寒湿痹，水肿泻痢；入右肾补火，治阳衰溲数，足弱，久痢诸证。"现代多认为花椒味辛、温。归脾、胃、肾经。具有温中止痛、杀虫止痒的作用。

【配伍应用】

1. **花椒配干姜** 花椒辛热温散，入脾、胃经，长于温胃散寒以止痛，暖脾燥温而止泻；干姜辛热燥烈，入脾、胃经，为健运脾阳、温中散寒的要药。两药相须，可增强温中止痛的功效。适用于脾胃虚寒、中阳不振所致的脘腹冷痛、食少吐泻等。方如大建中汤。

2. **花椒配乌梅**　花椒辛温，功能温中止痛、杀虫止痒，可治疗虫积腹痛、手足厥逆、烦闷吐蛔等；乌梅酸涩，有安蛔止痛之效，用于治疗蛔厥腹痛、呕吐、胆道蛔虫症等。两药配伍，"酸使蛔静，辛使蛔伏"，显著增强治疗蛔厥腹痛的效果。方如乌梅丸（《伤寒论》）。

3. **花椒配蛇床子**　花椒辛热，长于散寒止痛、燥湿杀虫；蛇床子辛温，善于散寒燥湿、杀虫止痒。两药配伍，可增强杀虫止痒的作用。适用于妇人阴痒。方如椒茱汤。

第八章 理气药

以疏畅气机为主要功效，用于治疗气滞证或气逆证的药物，称为理气药。其中理气药中作用强者，又称破气药。

本类药物多辛香苦温，辛香行散，味苦降泄，性温通行，主归脾、胃、肝、肺经。善调畅气机，具有行气之功，部分药物还兼有降气作用。适用于以情志抑郁，胀痛或攻窜痛，脉弦等症状为主的气滞证。

枳实《神农本草经》

【来源】本品为芸香科植物酸橙 *Citrus aurantium* L. 及其栽培变种或甜橙 *Citrus sinensis* Osbeck 的干燥幼果。5 ～ 6 月间采集自落的果实，自中部横切为两半，晒干或低温干燥，较小者直接晒干或低温干燥。用时洗净、闷透，切薄片，干燥。生用或麸炒用。

【药性与功效】《神农本草经》："主大风在皮肤中如麻豆苦痒，除寒热结，止痢，长肌肉，利五脏，益气轻身。"《本草纲目》："枳实、枳壳大抵其功皆能利气，气下则痰喘止，气行则痰满消，气通则痛刺止，气利则后重除。"现代多认为枳实味苦、辛、酸，微寒。归脾、胃经。具有破气消积、化痰散痞等作用。

【配伍应用】

1. **枳实配伍大黄** 枳实苦寒降泄，其性下行，功专破气消积除痞，尤宜于降泄肠胃之无形气结；大黄苦寒沉降，善荡涤肠胃、峻下热结，为治胃肠实热有形积滞之要药。两药配伍，有开气机壅结、泻肠胃积滞、除痞之功效。常用于食积气滞之腹胀便秘等。方如大承气汤（《伤寒论》）。

2. **枳实配伍厚朴** 枳实善于破气消积、化痰除痞，为治食积气滞之要药；厚朴长于燥湿消痰、下气除满，为治脾胃气滞湿阻之要药。两药配伍，共奏行气化痰、消痞除满之效。常用于气滞、痰阻、食积所引起的痞满胀痛、腹胀便秘等。方如枳实薤白桂枝汤（《金匮要略》）。

3. **枳实配伍白术** 枳实苦寒降泄，专开气机壅结而消积除胀；白术甘温，偏于益气健脾，燥湿利水。两药配伍，一补一消，且补而不滞，消不碍正，健脾消食功效显著。常用于脾虚气滞之饮食不化、脘腹痞满、大便不畅等。方如枳术丸（《内外伤辨惑论》）。

4. **枳实配伍瓜蒌** 枳实性寒能胜热，味苦可燥湿降泄，湿除气行则痞消痰化，效力峻猛，有"冲墙倒壁"之说；瓜蒌功善清热化痰，理气开郁，散结宽胸，为开胸除痹、利气导痰之要药。两药合用，有行气消痞除痰之功。常用于痰热结胸，痰气互结之证。

方如枳实薤白桂枝汤（《金匮要略》）。

5. **枳实配伍白芍** 枳实辛散，功专于破气消积除痞；白芍酸涩，功长于养血敛阴、柔肝止痛。两药配伍，一散一敛，相反相成，共奏行气和营、消积止痛之效。常用于气血不畅，积滞不通之证。方如枳实芍药散（《金匮要略》）。

薤白 《神农本草经》

【来源】本品为百合科植物小根蒜 *Allium macrostemon* Bge. 或薤 *Allium chinensis* G. Don 的干燥鳞茎。全国各地均有分布，主产于江苏、浙江等地。夏、秋二季采挖。洗净，除去须根，蒸透或置沸水中烫透，晒干。生用。

【药性与功效】《本草纲目》："治少阴病厥逆泻痢及胸痹刺痛，下气散血。"《本草求真》："薤，味辛则散，散则能使在上寒滞立消；味苦则降，降则能使在下寒滞立下；气温则散，散则能使在中寒滞立除；体滑则通，通则能使久痼寒滞立解。是以下痢可除，瘀血可散，喘急可止，水肿可敷，胸痹刺痛可愈，胎产可治，汤火及中恶卒死可救，实通气、滑窍、助阳佳品也。"现代多认为薤白味辛、苦，温。归心、肺、胃、大肠经。具有通阳散结、行气导滞等作用。

【配伍应用】

1. **薤白配伍瓜蒌** 薤白滑利通阳，开心窍，散胸中与大肠气滞，兼能活血；瓜蒌既能化痰宽胸，又能润燥滑肠。二药相配，一润一散，涤痰泄浊，开胸散结。主治胸阳不通，心血瘀阻，心前区或胸骨后刺痛、闷痛等。方如瓜蒌薤白桂枝汤（《金匮要略》）。

2. **薤白配伍当归** 薤白能活血化瘀，祛风散寒，除下焦寒湿；当归有活血祛瘀、补血润肠之功。二药共用，可治月经不调、赤白带下、胎动不安等。

第九章　活血化瘀药

　　以疏通血脉，促进血行，消散瘀血为主要作用，用于治疗瘀血证的药物，称为活血化瘀药，或活血祛瘀药，简称活血药，或化瘀药。

　　本类药物味多辛、苦，性多偏温，部分动物类药物具有咸味，主归心、肝二经。味辛能散能行，味苦通泄，性温能促进血行，均入血分，善于走散通行，可使血脉通畅，瘀滞消散，故长于治疗瘀血证。

川芎《神农本草经》

　　【来源】本品为伞形科植物川芎 *Ligusticum chuanxionfg* Hort. 的根茎。5 月采挖，除去泥沙，晒后烘干，再去须根。用时切片生用或酒炙。

　　【药性与功效】《神农本草经》："主中风入脑头痛，寒痹，筋挛缓急，金疮，妇人血闭无子。"《本草汇言》："芎䓖，上行头目，下调经水，中开郁结，血中气药……尝为当归所使，非第治血有功，而治气亦神验也……味辛性阳，气善走窜而无阴凝黏滞之态，虽入血分，又能去一切风，调一切气。"《本草新编》："川芎……血闭者能通，外感者能散，疗头风其神，止金疮疼痛。此药可君可臣，又可为佐使，但不可单用……倘单用一味以补血则血动，反有散失之忧。若单用一味以止痛则痛止，转有暴亡之虑。"现代多认为川芎味辛，温。归肝、胆、心包经。具有活血行气、祛风止痛等作用。

　　【配伍应用】

　　1. 川芎配伍当归　川芎辛温，性善走散，功专活血化瘀、行气止痛；当归甘温，功善补血调经、活血止痛。两药配伍，共奏活血行气、化瘀止痛之效。常用于风湿痹痛、月经不调、产后瘀血腹痛等气滞血瘀或血虚之证。方如四物汤（《仙授理伤续断秘方》）。

　　2. 川芎配伍柴胡、香附　川芎辛散温通，主入肝经，为血中气药，偏于活血、行气、祛风通络止痛；香附味辛性平，主归肝经，善散肝气之郁结，通调三焦之滞气。柴胡入肝经，有疏肝解郁、条达肝气的作用。三药合用，有疏肝理气、活血止痛之效。常用于瘀阻经络或肝郁气滞诸证。方如柴胡疏肝散（《证治准绳》引《医学统旨》方）。

　　3. 川芎配伍红花　二药都主入心、肝经。川芎辛香走窜，有活血化瘀、行气止痛之效；红花辛温，为活血通经、祛瘀止痛之要药。两药配伍，活血调经、行气止痛功效显著。常用于胸痹疼痛、胁肋腹痛、月经不调等气滞血瘀，阻滞心脉之证。方如补阳还五汤（《医林改错》）。

　　4. 川芎配伍白芷　二药都有辛散温通，善于走窜之性，而祛风止痛。川芎长于行气止痛，可治疗少阳头痛及多种头痛，为治头痛之要药；白芷善于解表散寒燥湿，通窍止痛，可治疗阳明经头痛，前额、眉棱骨疼痛。两药配伍，有散风除湿、行气止痛之效。常用于风湿头痛，或风湿阻滞经络之周身痹痛、关节疼痛等。方如川芎茶调散（《太平惠民和剂局方》）。

5. 川芎配伍白僵蚕、菊花　川芎辛香走窜，功善上行头目而祛风止痛；白僵蚕和菊花都有疏散风热的作用，但白僵蚕还有息风止痉，化痰散结之功，菊花有清热明目、平抑肝阳之效。三药合用，常用于风热头痛之证。方如菊花茶调散（《丹溪心法附余》）。

王不留行《神农本草经》

【来源】本品为石竹科植物麦蓝菜 *Vaccaria segetalis*（Neck.）Garcke 的干燥成熟种子。夏季果实成熟、果皮尚未开裂时采割植株，晒干，打下种子，除去杂质，再晒干。本品气微，味微涩、苦。以颗粒均匀、饱满、色乌黑者为佳。生用或炒用。

【药性与功效】《神农本草经》："味苦，平。主金疮，止血逐痛，出刺，除风痹内寒。久服，轻身耐老，增寿。"《本草纲目》："苦，平，无毒。利小便，出竹木刺。能走血分，乃阳明冲任之药。俗有'穿山甲、王不留，妇人服了乳长流'之语，可见其性行而不住也。"现代多认为王不留行苦，平。归肝、胃经。有活血通经、下乳消痈、利尿通淋的作用。

【配伍应用】

王不留行配皂角刺　王不留行性走而不守，入血分，善于通利血脉，能活血通经、化瘀散肿、通脉下乳；皂角刺辛温走窜，能豁痰排脓、消痰软坚，更善直达病所，为消肿托毒溃疮所常用。两药配伍，共奏通利血脉、散瘀消痈之功。主治疮痈已成脓未溃破者，亦可用于肝郁不孕证、输卵管阻塞积水者。

干漆《神农本草经》

【来源】本品为漆树科植物漆树 *Toxicodendron vernicifluum*（Stokes）F. A. Barkl. 的树脂经加工后的干燥品。一般收集盛漆器具底留下的漆渣，干燥。

【药性与功效】《神农本草经》："味辛，温，无毒。主绝伤，补中，续筋骨，填髓脑，安五脏，五缓六急，风寒湿痹。"《本草纲目》："时珍曰：今人货漆多杂桐油，故多毒。漆性毒而杀虫，降而行血。所主诸症虽繁，其功只在二者而已。"现代多认为干漆辛，温；有毒。归肝、脾经。有破瘀通经、消积杀虫的功效。用于瘀血经闭、癥瘕积聚、虫积腹痛等。

土鳖虫《神农本草经》

【来源】本品为鳖蠊科昆虫地鳖 *Eupolyphaga sinensis* Walker. 或冀地鳖 *Steleophaga plancyi*（Boleny）的雌虫干燥体。全国均有，主产于湖南、湖北、江苏、河南，江苏的产品最佳。野生者，夏季捕捉；饲养者，全年可捕捉。用沸水烫死，晒干或烘干。

【药性与功效】《神农本草经》："主心腹寒热洗洗，血积癥瘕，破坚，下血闭。"《本草纲目》:"行产后血积,折伤瘀血,重舌,木舌,小儿腹痛夜啼。"《本草经疏》:"治跌打仆损,续筋骨有奇效。乃厥阴经药也。咸能入血,故主心腹血积,癥瘕血闭诸证,和血而营已通畅,寒热自除,经脉调匀……又治疟母为必用之药。"现代多认为土鳖虫味咸,寒;有小毒。归肝经。具有破血逐瘀、续筋接骨的作用。

【配伍应用】

1.**土鳖虫配伍大黄** 土鳖虫咸寒,有小毒,破坚逐瘀,疗伤止痛,破而不峻,能行能和,既能去其死血,又能祛瘀血;大黄既可下瘀血,又可清瘀热。两药配伍,以通为补,祛瘀生新。

2.**土鳖虫配伍骨碎补** 土鳖虫咸寒入血,主入肝经,性善走窜,能活血消肿止痛,续筋接骨疗伤;骨碎补性温,可活血散瘀、消肿止痛、续筋接骨。两药均为伤科要药,常配伍用于治疗跌仆损伤,瘀血肿痛。

水蛭《神农本草经》

【来源】本品为水蛭科动物蚂蟥 *Whitmania pigra* Whitman、水蛭 *Hirudo nipponica* Whitman 及柳叶蚂蟥 *Whitmania acranulata* Whitman 的干燥全体。全国大部分地区均有出产,多属野生。夏秋季捕捉。捕捉后洗净,用沸水烫死,晒干或低温干燥,生用,或用滑石粉烫后用。

【药性与功效】《神农本草经》:"味咸,平。主逐恶瘀血,月闭。破血瘕、积聚、无子,利水道。"《药性论》:"此药行蓄血、血癥、积聚,善治女子月闭无子而成干血劳者,此皆血留而滞,任脉不通,月事不以时下而无子,月事不以时下而为壅为瘀,渐成为热、为咳、为黄、为瘦,斯干血劳病成矣。"现代多认为水蛭味咸、苦,平;有小毒。归肝经。具有破血通经、逐瘀消癥的功效。

【配伍应用】

1.**水蛭配伍三七、麝香** 水蛭破血逐瘀,三七化瘀止血而定痛,麝香活血散结而止痛。三药相伍,共奏散结逐瘀、止血定痛之功。常用于治疗跌打损伤之肿胀疼痛。

2.**水蛭配伍芒硝、大黄** 水蛭破血逐瘀,芒硝清热泻火而软坚,大黄活血化瘀而清热泻火解毒。三药配伍,共奏清热泻火、解毒活血、软坚散结之功。用治热壅血滞之肿毒未化脓者。

蛴螬《神农本草经》

【来源】本品为金龟子科昆虫朝鲜黑金龟子 *Holotrichia diomphalia* Bates 或其他近缘昆虫的干燥幼虫。一般于5～8月间在树根、草根近处1～2寸的土中生长,翻土捕捉,开水烫死,晒干。

【药性与功效】《神农本草经》:"味咸微温。主恶血,血瘀痹气,破折血在胁下坚满痛,月闭,目中淫肤、青翳白膜。"《名医别录》:"疗吐血在胸腹不去及破骨踒折血结,金疮内塞,产后中寒,下乳汁。"现代多认为蛴螬味咸,微温;有毒。归肝经。具有破瘀、散结、止痛、解毒的作用。

【配伍应用】

蛴螬配伍䗪虫　本品味咸、微温，可破血、行瘀、散结；䗪虫苦泄性烈，独入肝经血分，能破血逐瘀，通利血脉。两药配伍，可治干血成劳、血瘀经闭、瘀结成块。

蜣螂《神农本草经》

【来源】本品为鞘翅目金龟子科昆虫蜣螂 *Catharsius molossus* L. 的干燥全虫。一般6～8月间捕捉，捉回后置沸水中烫死，烘干即得。

【药性与功效】《神农本草经》："主小儿惊痫，瘈疭，腹张，寒热，大人癫疾狂易。"《名医别录》："主手足端寒，肢满，奔豚。"现代多认为蜣螂味咸，寒；有毒。归肝、胃、大肠经。具有破瘀、定惊、通便、散结、拔毒去腐的作用。

【配伍应用】

1. **蜣螂配伍鼠妇**　二药咸寒，皆为破瘀散结之品，入厥阴肝经，善破血中之瘀。鼠妇兼入肾经，长于破瘀利水；蜣螂兼入大肠经，长于散结通便。二药相须为用，破瘀散结，通利二便之力大增，尤宜用于癥瘕积聚。

2. **蜣螂配伍大黄**　本品性寒，善于泄热毒，破积滞而荡涤胃肠，为峻下热结之要药；蜣螂咸寒，长于攻热毒，软坚攻结而泻下通便。二者相须为用，攻下之力倍增。二药兼入血分，又可除血中伏热，通血之瘀蓄，用于实热与瘀血互结之证尤佳。

鼠妇《神农本草经》

【来源】本品为平甲虫科动物平甲虫 *Armadillidium vulgare*（Latreille）或鼠妇 *Porcellio scaber* Latreille 的干燥虫体。春、夏、秋三季捕捉，用铁锅炒干，或开水烫死，晒干或焙干。

【药性与功效】《神农本草经》："主气癃不得小便，妇人月闭血瘕，痫、痉、寒热，利水道。"《本草纲目》："治久疟寒热，风虫牙齿疼痛，小儿撮口惊风，鹅口疮，痘疮倒靥。解射工毒，蜘蛛毒，蚰蜒入耳。"现代多认为鼠妇味酸、咸，凉。归肝、肾经。具有破瘀消癥、通经、利水、解毒、止痛的作用。

【配伍应用】

1. **鼠妇配伍鳖甲**　鼠妇有活血化瘀、破癥的功效，鳖甲具有软坚散结之功。二者配伍同用，可治疗腹部癥瘕积聚、妇人痛经闭经等。

2. **鼠妇配伍车前子**　鼠妇破血而能利尿，车前子能利尿通淋。两者配伍，可用于瘀热互阻之小便不利，或血淋。

第十章 化痰止咳平喘药

以消痰或祛痰为主要作用，用于治疗痰证的药物，称化痰药；以制止或减轻咳嗽喘息为主要作用，用于治疗咳喘证的药物，称止咳平喘药。

本类药物具有辛、苦或甘味，药性寒凉或温热；辛能宣通肺气，苦能燥湿化痰，降泄肺气，温以散寒，凉可清热，甘润肺燥，故本类药具有宣降肺气、化痰止咳、降气平喘等作用。主要用于治疗外感或内伤引起的痰饮阻肺、肺失宣降的痰多咳嗽气喘，痰蒙清窍或引动肝风所致的眩晕、癫痫惊厥、中风痰迷，以及痰阻经络所致的瘿瘤、瘰疬、阴疽流注、麻木肿痛等病证。

半夏《神农本草经》

【来源】本品为天南星科植物半夏 *Pinellia ternata*（Thunb.）Breit. 的干燥块茎。全国大部分地区均有。主产于四川、湖北、江苏、安徽等地。夏、秋二季茎叶茂盛时采挖，除去外皮及须根。晒干，为生半夏；一般用姜汁、明矾制过入煎剂。

【药性与功效】《神农本草经》："味辛，平。主伤寒寒热，心下坚，下气，喉咽肿痛，头眩胸胀，咳逆，肠鸣，止汗。"《名医别录》："消心腹胸膈痰热满结，咳嗽上气，心下急痛，坚痞，时气呕逆，消痈肿，堕胎。"《本经逢原》："半夏同苍术、茯苓治湿痰，同瓜蒌、黄芩治热痰，同南星、前胡治风痰，同芥子、姜汁治寒痰。惟燥痰宜瓜蒌、贝母，非半夏所能治也。"现代多认为半夏味辛，性温；有毒。归脾、胃、肺经。具有燥湿化痰、降逆止呕、消痞散结的作用，外用可消肿止痛。

【配伍应用】

1. **半夏配伍黄芩** 半夏辛散降逆，温燥化痰，入脾胃二经，为和胃降逆止呕之要药，且有消痞散结之功效；黄芩苦寒降泄，主入肺、脾、胃经，长于清热泻火燥湿，尤善清肺热，降脾胃之湿热而和中止呕。两药配伍，寒温并济，既清肺泻火、和胃止呕，又散结消痞。常用于邪热与湿浊互结的痞满、泛恶、口苦、咽干等。如半夏泻心汤（《金匮要略》）。

2. **半夏配伍生姜** 半夏辛温燥烈，强于燥湿化痰，和胃降逆止呕；生姜能温中散寒，主治中焦寒证，尤善治胃寒呕吐。两药相伍，生姜抑制半夏温燥有毒之性，而使其偏于和胃降逆止呕。临床上常用于痰湿内阻或水饮内停所引起的呕吐、咳嗽痰稀、苔白腻等。如小半夏汤（《金匮要略》）。

3. **半夏配伍麦冬** 半夏辛散降逆，为降逆化痰之要药，常用于气逆痰郁的咳嗽、吐痰等；麦冬甘寒滋润，为滋养清润之品，功善养阴润肺、清心除烦、益胃生津。两药合用，脾肺同治，寒温并济，减半夏温燥之性而彰降逆之功，缓麦冬滋养之性而不腻滞，脾胃健运而散精达肺，肺得濡养而降气逆、平咳喘。常用于肺胃阴伤，气火上炎证。如麦门冬汤（《金匮要略》）。

4. 半夏配伍黄连 半夏辛散能通而善降逆消痞散结，适宜于痰湿互结、郁滞心下之胃脘痞满；黄连苦寒降泄，能清热燥湿，尤善于清中焦湿火郁结，常用于湿热中阻之脘腹痞满、恶心呕吐等。两药合用，共奏除湿和胃、降逆消痞之功。常用于胃脘痞满不舒、恶心呕吐、不思饮食等。

皂荚 《神农本草经》

【来源】 本品为豆科植物皂荚 *Gleditsia sinensis* Lam. 的果实，又名皂角。形扁长者，称大皂荚；植株受伤后所结的小型果实，弯曲成月牙形，称猪牙皂，又称小皂荚，均入药。主产于四川、河北、陕西、河南等地。秋季采摘成熟果实，晒干，切片生用，或炒用。

【药性与功效】 《本草纲目》："通肺及大肠气，治咽喉痹塞，痰气喘咳，风疠，疥癣。""其味辛而性燥，气浮而散。吹之嗅之，则通上下诸窍；服之则治风湿痰喘肿满，杀虫；涂之则散肿消毒，搜风治疮。"《本经逢原》："大小二皂，所治稍有不同。用治风痰，牙皂最胜；若治湿痰，大皂力优。"现代多认为皂荚味辛、咸，温；有小毒。归肺、大肠经。具有祛顽痰、通窍开闭、祛风杀虫的作用。

【配伍应用】

1. 皂荚配伍半夏 皂荚辛温，有小毒，祛风痰、除湿毒，功善通关开窍；半夏辛温，有毒，长于燥湿化痰、降气、消痞、散结。二者合用，有降气散结、祛痰开窍之功效。用于治疗痰湿壅滞之胸闷咳喘、痰多质黏咯吐不利者，以及中风痰厥证见卒然昏迷、口噤不开、喉中痰鸣有声者。

2. 皂荚配伍细辛 皂荚辛温，祛风痰、通关开窍；细辛辛温，祛风散寒、温肺化饮、宣肺开郁、利气开窍。二者合用，共奏宣肺化痰开窍之功效。用于治疗中风或痰厥之证见卒然昏迷、口噤不开、口流痰涎者。

3. 皂荚配伍明矾 皂荚味辛性温，祛风痰、除湿毒，擅化胶固之痰而开闭通窍；明矾酸涩性寒，解毒、燥湿、清热消痰，长于吐利风热之痰涎。二者伍用，有稀涎之功，能使冷涎从口中吐出而显著增强开闭通窍之效。用于治疗中风闭证之痰涎壅盛、喉中痰鸣有声、口角流涎，以及痰涎壅盛所致之哮喘。

旋覆花 《神农本草经》

【来源】 本品为菊科植物旋覆花 *Inula japonica* Thunb. 或欧亚旋覆花 *Inula britannica* L. 的干燥头状花序。主产于河南、河北、江苏、浙江、安徽等地。夏、秋二季花开时采收，除去杂质，阴干或晒干。生用或蜜炙用。

【药性与功效】 《神农本草经》："味咸，温。主结气胁下满，惊悸，除水，去五脏间寒热，补中，下气。"《药性论》："主胁肋气，下寒热水肿，主治膀胱宿水，去逐大腹，开胃，止呕逆不下食。"《本草汇言》："旋覆花，消痰逐水，利气下行之药也。主心肺结气、胁下虚满、胸中结痰、呕吐、痞坚噫气，或心脾伏饮、膀胱留饮、宿水等证。大抵此剂微咸以软坚散痞，性利下气行痰水，实消伐之药也。"

【配伍应用】

旋覆花配伍代赭石 旋覆花可降气化痰而平喘咳，善降胃气，有良好的降逆止呕作用，常用于痰浊内停、胃气不和所致的噫气、呕吐、心下痞满诸症；同时，它又可消痞行水而除痞满，多用于痰涎壅肺、喘咳痞满等。赭石质重沉降，能清降肝火、镇降逆气，长于治肝胃气逆之呕吐、呃逆、气逆喘咳等，为重镇降逆之要药。两药配伍，共奏降逆止呕化浊之效。常用于痰浊内阻，胃气上逆之呕吐、呃逆不止、嗳气频频、心下痞满及咳嗽痰喘等。如旋覆代赭汤（《伤寒论》）。

川贝母《神农本草经》

【来源】本品为百合科植物川贝母 *Fritillaria cirrhosa* D. Don、暗紫贝母 *Fritillaria unibracteata* Hsiao et K. C. Hsia、甘肃贝母 *Fritillaria przewalskii* Maxim.、梭砂贝母 *Fritillaria delavayi* Franch.、太白贝母 *Fritillaria taipaiensis* P. Y. Li 或瓦布贝母 *Fritillaria unibracteata* Hsiao et K. C. Hsia var. *wabuensis*（S. Y. Tang et S. C. Yue）Z. D. Liu, S. Wang et S. C. Chen 的干燥鳞茎。按性状不同，分别习称"松贝""青贝""炉贝"和"栽培品"。夏、秋二季或积雪融化后采挖，除去须根、粗皮及泥沙，晒干或低温干燥。

【药性与功效】《神农本草经》："主伤寒烦热，淋沥邪气，疝瘕，喉痹，乳难，金创，风痉。"《本草汇言》："贝母，开郁，下气，化痰之药也。润肺消痰，止咳定喘，则虚劳火结之证，贝母专司首剂。"《本草会编》："治虚劳咳嗽，吐血咯血，肺痿肺痈，妇人乳痈，痈疽及诸郁之证。"现代多认为川贝母味苦、甘，微寒。归肺、心经。具有清热润肺、化痰止咳、散结消痈等作用。

【配伍应用】

1.**川贝母配伍杏仁** 川贝母甘寒濡润，能润肺止咳、苦寒清泄，可清泄肺中之郁火而清热止咳、化痰散结，多用于肺热咳嗽或痰热燥咳；杏仁味苦，苦泄肃降，长于下气定喘止咳，为止咳平喘之要药。两药配伍，清热润肺止咳、化痰散结功效显著。常用于咳嗽气喘、痰多壅肺等。方如桑杏汤（《温病条辨》）。

2.**川贝母配伍知母** 二药性味苦甘寒，都入肺经，共有清肺润燥之功效。川贝母功善清热化痰、润肺止咳，为治肺燥咳嗽或肺虚久咳之要药；知母功专清泻肺火、滋阴润肺，为治肺热咳嗽或阴虚燥咳之要药。两药配伍，清肺化痰、滋阴润燥功效大增。常用于肺燥或阴虚咳嗽、吐痰黏稠量少者，以及妊娠阴虚咳嗽。方如二母散（《急救仙方》）。

3.**川贝母配伍厚朴** 川贝母苦寒清泄，甘寒质润，功善清热化痰、润肺止咳；厚朴辛温能燥湿化痰，苦温可下气行滞，为行气除胀、下气除满之要药。两药合用，寒温并济，既能化痰除湿、降气止咳，又能开郁消胀。常用于痰气上逆或停滞之咳喘，以及气滞所引起的胸腹胀满。

4.**川贝母配伍浙贝母** 二药性味苦寒，都有清热化痰，散结之功效。但川贝母另有甘寒质润之性，功善润肺止咳，多用于肺热燥咳及肺虚久咳；浙贝母苦寒降泄之力强，功偏清热散结消痈，多用于外感风热，或痰热壅肺，或火毒，或痰热互结所引起的病证。两药相须为用，共奏清热散结消痈、化痰止咳之效。常用于肺虚外感风热，或痰热郁结阻肺，或火毒炽盛所致的肺热咳嗽、痰少黄稠，瘰疬，瘿瘤，疮痈乳痈等。

浙贝母《神农本草经》

【来源】本品为百合科植物浙贝母 *Fritillaria thunbergii* Miq. 的鳞茎。初夏植株枯萎时采挖，洗净，擦去外皮，拌以煅过的贝壳粉，吸去浆汁，切厚片或打成碎块。

【药性与功效】《本草正》："大治肺痈、肺痿、咳喘、吐血、衄血，最降痰气，善开郁结，止疼痛，消胀满，清肝火，明耳目，除时气烦热，黄疸，淋闭，便血，溺血；解热毒，杀诸虫及疗喉痹，瘰疬，乳痈发背，一切痈疡肿毒……较之川贝母，清降之功，不啻数倍。"《本经逢原》："同青黛治人面恶疮，同连翘治项上结核。皆取其开郁散结、化痰解毒之功也。"《本草纲目拾遗》："解毒利痰，开宣肺气，凡肺家夹风火有痰者宜此。"现代多认为浙贝母味苦，寒。归肺、心经。具有清热化痰止咳、解毒散结消痈等作用。

【配伍应用】

1.浙贝母配伍白芷　浙贝母苦寒，清泻力大，功善清热化痰，散结消痈，对痰热郁结所致的疮痈、瘰疬、瘿瘤有很好的治疗效果；白芷辛散温通，有消肿散结排脓之功，可用于疮疡初起红肿热痛，且对脓成难溃者有排脓之效。两药配伍，散结消痈力增。常用于治疗各种痈疖肿毒。方如贝母白芷内消散（《医学从众录》）。

2.浙贝母配伍夏枯草　浙贝母苦寒，功专清肺火而化痰散结消痈；夏枯草辛苦性寒，功能清热毒、泻肝火、散郁结、消肿痛。两药合用，对于肝郁化火、痰火凝聚于颈项而成的瘰疬、瘿瘤有显著治疗效果。方如消瘤丸（《中医耳鼻喉科学》）。

3.浙贝母配伍玄参　浙贝母苦寒清泄，长于清肺热而化痰散结消痈，多用于痰热互结郁肺或火毒炽盛之瘰疬、瘿瘤、痈疽肿毒、肺痈吐脓、咽喉肿痛等；玄参甘苦咸寒，功能清热凉血、养阴润燥、解毒散结，常用于热毒壅盛、阴虚火旺之咽喉肿痛，抑或痰火郁结之瘰疬痰核、疮疡肿毒等。两药配伍，增强清热解毒、散结化痰之功效。常用于痰火内蕴郁肺诸证。方如消瘰丸（《医学衷中参西录》）。

4.浙贝母配伍桑叶　浙贝母苦寒，入肺经，功善降泄肺气而清肺化痰；桑叶甘寒质润，亦入肺经，功专宣散风热、清肺润燥，用于风热表证，兼清肺热、润肺燥而止咳。两药配伍，一宣一降，既能宣肺降气，又可清肺润肺化痰。常用于风热咳嗽、痰火郁肺而咳者。方如桑杏汤（《温病条辨》）。

5.浙贝母配伍瓜蒌　二药都有清热化痰、散结之功效，且均入肺经。浙贝母苦寒降泄，功专降泄肺气、清化热痰；瓜蒌性寒，味甘微苦，善于清肺热，润肺燥而化痰。两药相须为用，清肺化痰之力大增。常用于肺热燥咳，或痰热互结郁肺之咳喘、痰黄黏稠、口干咽燥等。方如贝母瓜蒌散（《医学心悟》）。

文蛤《神农本草经》

【来源】本品又名海蛤壳，为帘蛤科动物文蛤 *Meretrix meretrix* Linnaeus 和青蛤 *Cyclina sinensis* Gmelin 等的贝壳。各沿海地区均产。夏秋两季自海滩泥沙中淘取，去肉，洗净。生用或煅用，捣末或水飞用。

【药性与功效】《神农本草经》："主咳逆上气，喘息，烦满，胸痛寒热。文蛤，治恶疮，蚀五痔。"《本草纲目》："清热利湿，化痰饮，消积聚，除血痢，妇人血结胸。"《药性论》："治水气浮肿，下小便，治嗽逆上气，项下瘤瘿。"现代多认为文蛤味咸，寒。归肺、胃经。具有清肺化痰、软坚散结等作用。

【配伍应用】

1. **文蛤配伍黄芩** 文壳清肺热，化热痰，调气机；黄芩清热燥湿，泻火解毒，善入肺经，为清利上焦湿热的要药。二药合用，清热泻火，化痰止咳喘。用于痰火气闭之咳嗽效佳。

2. **文蛤配伍栝楼子（瓜蒌仁）** 文蛤清肺泄热，祛湿化痰；栝楼子清肺化痰，利气宽胸。二药合用，泄热化痰力强。多用于痰热内结，咳痰黄稠，胸闷气喘者。方如海蛤丸（《丹溪心法》）。

3. **文蛤配伍乌贼骨** 文蛤煅后用，具制酸止疼之功；乌贼骨功专收敛，具制酸止痛、收涩生肌之效，尚能止血敛疮。二药合用，其效增强。用于胃溃疡之胃痛、泛酸或溃疡出血者有效。方如千金不易丹（《中国医学大词典》）。

4. **文蛤配伍海藻** 文蛤清肺化痰，消癥化结；海藻功专软坚散结，消痰化瘿。二药合用，软坚散结之力增强，盖瘿瘤、瘰疬为患，无非痰火凝络所致，二药苦能泻结，咸能软坚消痰，寒能清热泻火，火去痰消。故二药常配伍应用于瘿瘤、瘰疬。方如含化丸（《证治准绳》）。

桔梗《神农本草经》

【来源】本品为桔梗科植物桔梗 *Platycodon grandiflorum*（Jacq.）A. DC. 的干燥根。全国大部分地区均有，以东北、华北地区产量较大，华东地区质量较优。秋季采挖，除去须根，刮去外皮，放清水中浸 2～3 小时，切片，晒干生用或炒用。

【药性与功效】《神农本草经》："味辛，微温。主胸胁痛如刀刺，腹满肠鸣幽幽，惊恐，悸气。"《珍珠囊药性赋》："其用有四：止咽痛，兼除鼻塞；利膈气，仍治肺痈；一为诸药之舟楫；一为肺部之引经。"《本草蒙筌》："开胸膈，除上气壅，清头目，散表寒邪，驱胁下刺痛，通鼻中窒塞，咽喉肿痛急觅，逐肺热，住咳，下痰，治肺痈排脓，养血，仍消恚怒，尤却怔忡。"现代多认为桔梗味苦、辛，性平。归肺经。具有宣肺、祛痰、利咽、排脓的作用。

【配伍应用】

1. **桔梗配伍杏仁** 桔梗辛散，专入肺经，为肺经气分之要药，故善开宣肺气而利咽祛痰；杏仁味苦，苦泄肃降，为止咳平喘之要药，且可润肠通便。两药配伍，一升一降，祛痰止咳平喘功效显著。常用于咳嗽喘息、痰多，或二便不利等。

2. **桔梗配生甘草** 桔梗专入肺经气分，功专宣肺利咽、祛痰排脓；生甘草味甘偏凉，长于清热解毒、祛痰止咳，又可缓急止痛。两药合用，利咽解毒作用力增。常用于治疗咽喉肿痛、肺痈咳嗽有痰等。方如桔梗汤（《金匮要略方论》）。

3. **桔梗配伍枳壳** 桔梗功专宣散肺气，而利咽祛痰排脓；枳壳辛散，性善下行，功专破气除痞、宽胸除胀。两药合用，有宣肺利咽、化痰止咳之效。常用于胸膈痞满不痛、肠鸣及胸闷咳痰等。方如枳桔汤。

海藻《神农本草经》

【来源】本品为马尾藻科植物海蒿子 *Sargassum pallidum*（Turn.）C. Ag. 或羊栖菜 *Sargassum fusiforme*（Harv.）Setch. 的干燥藻体。前者习称"大叶海藻"，后者习称"小叶海藻"。夏、秋二季采捞，除去杂质，洗净，切段晒干用。

【药性与功效】《神农本草经》："味苦，寒。主瘿瘤气，颈下核，破散结气，痈肿癥瘕坚气，腹中上下鸣，下十二水肿。"《本草纲目》："海藻，咸能润下，寒能泄热引水，故能消瘿瘤、结核、阴㿗之坚聚，而除浮肿、脚气、留饮、痰气之湿热，使邪气自小便出也。"现代多认为海藻味苦、咸、寒。归肝、胃、肾经。具有消痰软坚散结、利水消肿等作用。

【配伍应用】

1. **海藻配伍茯苓** 海藻利水消肿，茯苓健脾利水渗湿。二药配伍，共奏利水退肿之效。用于治疗水肿及小便不利。

2. **海藻配伍猪苓** 海藻咸寒，消痰软坚，利水消肿；猪苓甘淡性平，利水消肿，渗湿。两药相伍，利水消肿之力增强。适用于痰饮水肿之证。

3. **海藻配伍夏枯草** 海藻咸寒，消痰软坚，利水消肿；夏枯草辛苦寒，长于清肝火、散郁结。两药配伍，共奏软坚散结消肿之功。适用于肝郁化火之瘰疬痰核。方如内消瘰疬丸。

4. **海藻配伍昆布** 海藻消痰软坚散结；昆布除热，消痰软坚。二药配伍，用于气滞痰凝或痰火凝聚之瘰疬痰核。

杏仁《神农本草经》

【来源】本品又称苦杏仁，为蔷薇科植物山杏 *Prunus armeniaca* L. var. ansu Maxim.、西伯利亚杏 *Prunus sibirica* L.、东北杏 *Prunus mandshurica*（Maxim.）Koehne 或杏 *Prunus armeniaca* L. 的干燥成熟种子。夏季采收成熟果实，除去果肉和核壳，取出种子，晒干，生用。

【药性与功效】《神农本草经》："主咳逆上气，雷鸣喉痹，下气，产乳，金创，寒心，奔豚。"《本草便读》："功专降气，气降则痰消嗽止。能润大肠，故大肠气秘者可用之。"《珍珠囊药性赋》："除肺热，治上焦风燥，利胸膈气逆，润大肠气秘。"现代多认为杏仁味苦，微温；有小毒。归肺、大肠经。具有降气止咳平喘、润肠通便等作用。

【配伍应用】

1. 杏仁配伍川贝母　杏仁味苦，苦泄肃降，长于下气定喘止咳，为止咳平喘之要药。川贝母甘寒濡润，能润肺止咳；苦寒清泄，可清泄肺中之郁火而清热止咳；并能化痰散结；多用于肺热咳嗽或痰热燥咳。两药配伍，清热润肺止咳、化痰散结功效显著。常用于咳嗽气喘、痰多壅肺等。方如桑杏汤（《温病条辨》）。

2. 杏仁配伍桔梗　杏仁苦泄肃降，可降气止咳、祛痰定喘，为止咳平喘之要药，对咳喘之证，无论风寒风热、外感内伤，都可使用；桔梗苦辛性平，主归肺经，能宣泄肺气而利咽喉，有较好的祛痰作用，为肺经气分之要药，善治咳嗽痰多，无论寒热虚实，皆可用之。两药配伍，宣降相济，气机调和，宣肺降气、止咳祛痰功效显著。常用于外感，无论寒热虚实，致使肺气失宣所引起的咳嗽、胸闷不畅、痰多、咽痛、喑哑等症。方如桔梗杏仁煎（《景岳全书》）。

3. 杏仁配伍紫苏子　二药都有平喘、润肠通便之效。但杏仁偏于降气止咳而平喘，凡咳喘之证，无论外感内伤、寒热虚实，皆可配伍。紫苏长于消痰降气而平喘，适用于气逆痰壅之咳嗽气喘。两药相须为用，共奏降气理肺、润肠通便之效。常用于外感风寒咳嗽，兼脏腑气机失调之气逆咳嗽、大便不畅者。方如杏苏散（《温病条辨》）。

4. 杏仁配伍麻黄　杏仁苦温降泄，功善降气止咳，兼能祛痰定喘；麻黄辛温浮散，长于发散风寒、开宣肺气而止咳平喘。两药配伍，一降一宣，调和气机，使止咳平喘之效增强。常用于外感风寒，肺气壅滞所引起的咳喘实证。方如麻黄汤（《伤寒论》）。

5. 杏仁配伍桃仁　二药都为种子类药物，因富含油脂而有润肠通便之效。杏仁苦泄肃降，能降气止咳平喘、润肠通便；桃仁苦泄破瘀，活血祛瘀力强，又可润肠通便、降气止咳。两药配伍，润肠通便、降气止咳功效显著加强，同时又可活血化瘀。常用于津液不足之肠燥便秘，以及肺失宣降，气逆咳喘日久而有血瘀者。方如五仁丸（《世医得效方》）。

紫菀《神农本草经》

【来源】本品为菊科植物紫菀 *Aster tataricus* L.f. 的根及根茎。主产于东北、华北、西北及河南、安徽等地。春、秋二季采挖，除去有节的根茎，编成辫状晒干，切厚片生用，或蜜炙用。

【药性与功效】《神农本草经》："主咳逆上气，胸中寒热结气。"《本草正义》："紫菀柔润有余，虽曰苦辛而温，非燥烈可比。专能开泄肺郁，定咳降逆，宣通窒滞，兼疏肺家气血。凡风寒外束，肺气壅塞，咳呛不爽，喘促哮吼，及气火燔灼，郁为肺痈，咳吐脓血，痰臭腥秽诸证，无不治之；而寒饮蟠踞，浊涎胶固，喉中如水鸡声者，尤为相宜。"现代多认为紫菀味辛、苦，温。归肺经。具有润肺下气、消痰止咳的作用。

【配伍应用】

1. 紫菀配伍紫苏子　紫菀辛开苦降甘润，专入肺经，长于润肺下气，开肺郁、化痰浊而止咳；紫苏子辛温，质润，可降气化痰、止咳平喘，多用于痰壅气滞之证。两药相伍，增强化痰止咳、平喘利膈之效。常用于肺失宣降之气逆咳喘、胸膈满闷等。

2.**紫菀配伍款冬花**　紫菀辛散苦泄，化痰止咳，功善祛痰；款冬花辛温，宣肺止咳，长于止咳。二者伍用，有泄肺祛痰之功效；若蜜炙后用，其润肺止咳之功效更著。用于治疗或内伤，或外感之咳嗽气喘、痰多咯吐不爽者。

3.**紫菀配伍阿胶**　紫菀润肺下气，化痰止咳；阿胶滋阴润肺，补血止血。二者伍用，有滋阴润燥、祛痰止咳、养血止血之功效。用于治疗虚劳肺痿，咯痰带血者，以及支气管扩张引起的咯血。

款冬花《神农本草经》

【来源】本品为菊科植物款冬 *Tussilago farfara* L. 的花蕾。主产于河南、甘肃、山西、陕西等地。12月或地冻前当花尚未出土时采挖，除去花梗，阴干，生用，或蜜炙用。

【药性与功效】《神农本草经》："主咳逆上气，善喘，喉痹。"《本经疏证》："《千金》《外台》凡治咳逆久嗽，并用紫菀、款冬者，十方而九。而其异在《千金》《外台》亦约略可见，盖凡唾脓血失音者，及风寒水气盛者，多不甚用款冬，但用紫菀；款冬则每同温剂、补剂用者为多。"现代多认为款冬花味辛、微苦，温。归肺经。具有润肺下气、止咳化痰等作用。

【配伍应用】

1.**款冬花配伍百合**　款冬花辛散温润苦降，长于润肺降气、止咳化痰；百合甘寒滑润，入心、肺经，偏于养阴润肺、清心安神，可用于治疗肺热咳嗽及劳嗽久咳。两药配伍，寒热并济和合，增强其润肺降气化痰之效。常用于肺燥咳嗽，或肺虚咳嗽，兼痰中有血者。

2.**款冬花配伍桔梗**　款冬花辛散苦降，偏于润肺燥、降肺气、化痰邪而止咳；桔梗苦辛性平，长于宣导肺气、利咽开膈而祛痰止咳，为肺经气分之要药。两药配伍，止咳化痰之力增强。常用于肺痈咳嗽及内伤咳嗽。

桑白皮《神农本草经》

【来源】本品为桑科植物桑 *Morus alba* L. 的根皮。全国大部分地区均产，主产于安徽、河南、浙江、江苏、湖南等地。秋末叶落时至次春发芽前挖根，刮去黄棕色粗皮，剥取根皮，晒干，切丝生用，或蜜炙用。

【药性与功效】《药性论》："治肺气喘满，水气浮肿，主伤绝。利水道，消水气，虚劳客热，头痛，内补不足。"《本草纲目》："桑白皮，长于利小水，及实则泻其子也。故肺中有水气及肺火有余者宜之。"现代多认为桑白皮味甘，寒。归肺经。具有泻肺平喘、利水消肿等作用。

【配伍应用】

1.**桑白皮配伍黄芩**　两药都能清泄肺火，黄芩尤为；桑白皮还可以降气平喘止咳。两药合用，有泻肺、平喘、止咳之效。可用于肺热咳喘、肺痈等。

2.**桑白皮配伍阿胶**　桑白皮泻肺平喘，阿胶补血养阴润肺。二者伍用，补泻兼施，相辅相成，共奏补血养阴、润肺止咳、泻肺平喘之功效。用于治疗肺阴亏虚，或燥邪伤肺之咽喉疼痛、咳喘少痰、痰中带血者。

3. **桑白皮配伍桑叶**　桑白皮泻肺平喘，利水消肿；桑叶疏风解表，清肺止咳。二者合用，共奏疏风解表、清热泻肺、止咳平喘之功效。用于治疗风热郁表袭肺所致之发热、咳喘、痰黄者。

葶苈子《神农本草经》

【**来源**】本品为十字花科植物独行菜 *Lepidium apetalum* Willd. 或播娘蒿 *Descurinia sophia*（L.）Webb. ex Prantl 的成熟种子。前者称"北葶苈"，主产于河北、辽宁、内蒙古、吉林等地；后者称"南葶苈"，主产于江苏、山东、安徽、浙江等地。夏季果实成熟时采割植株，晒干，搓出种子，除去杂质，生用或炒用。

【**药性与功效**】《神农本草经》："主癥瘕积聚，结气，饮食，寒热，破坚。"《名医别录》："下膀胱水，伏留热气，皮间邪水上出，面目浮肿。身暴中风热痱痒，利小腹。"现代多认为葶苈子味辛、苦，大寒。归肺、膀胱经。具有泻肺平喘、行水消肿的作用。

【**配伍应用**】

1. **葶苈子配伍紫苏子**　葶苈子辛苦大寒，为肺家气分之要药，专泻肺中水饮及痰火，适用于痰涎壅盛、咳喘胸闷而不得卧者；紫苏子辛温性降，长于降肺气，化痰涎而止咳平喘。两药配伍，多用于肺热咳嗽，或痰饮内停、胸闷气短等。

2. **葶苈子配伍大枣**　葶苈子苦寒，泻肺平喘，利水消肿；大枣甘温，益脾和胃，顾护中气。二者伍用，补泻兼施，以大枣甘缓之性制葶苈子之峻猛，防其泻利太过，共奏泻肺利水、下气平喘之功效。用于治疗痰涎壅盛之咳喘胸满不得卧、一身面目浮肿、喉中痰鸣、小便不利等。

3. **葶苈子配伍防己**　葶苈子利水消肿，泻肺平喘；防己利水消肿。二者相伍为用，有清热利水、泻肺平喘之功效。用于治疗肺热所致之水肿、咳嗽、痰黄者。

鬼臼《神农本草经》

【**来源**】本品为小檗科植物八角莲 *Dysosma versiPcllis*（Hance.M.Cheng）的根茎。夏、秋季采挖，洗净，晒干或鲜用。

【**药性与功效**】《神农本草经》："主杀蛊毒，辟恶气，逐邪解百毒。"《本草纲目》："下死胎，治疟邪，痈疽，蛇毒，射工毒。"现代多认为鬼臼味苦、辛，性平。入肺、脾、肝经。具有祛痰散结、解毒祛瘀的作用。

【**配伍应用**】

鬼臼配伍海藻、昆布　鬼臼苦辛，可祛痰散结，解毒祛瘀；海藻、昆布均性寒味咸，其中寒能除热散结，咸能软坚。三药合用，共奏消痰软坚之功。常用于治疗瘿瘤、瘰疬等。

蜀漆《神农本草经》

【来源】本品为虎耳草科植物常山 *Dichroa febrifuga* Lour. 的嫩枝叶。分布于陕西、甘肃、河南、湖北、四川、贵州等地。

【药性与功效】《神农本草经》："味辛，平。主疟，及咳逆寒热，腹中癥坚，痞结，积聚，邪气，蛊毒，鬼疰。"《药性论》："主治鬼疟多时不瘥，去寒热疟，治温疟寒热。"《本草纲目》："常山、蜀漆有劫痰截疟之功，须在发散表邪及提出阳分之后，用之得宜，神效立见；用失其法，真气必伤。夫疟有六经疟、五脏疟、痰湿食积、瘴疫鬼邪诸疟，须分阴阳虚实，不可一概而论也。"现代多认为蜀漆味苦、辛，温。归肝经。具有祛痰、截疟的作用。用于癥瘕积聚、疟疾。

【配伍应用】

1. **蜀漆配栝楼根**　蜀漆性辛苦，性温，有祛痰之功；栝楼根苦寒，有清热涤痰之力。两药相配，化痰之力更彰。

2. **蜀漆配桔梗**　蜀漆味辛、苦，性温，有祛痰之功；桔梗苦温，可宣肺祛痰排脓。两药相配，苦温相济，共奏祛痰之功。

第十一章 安神药

凡具有镇静安神作用，用治神志失常病证的药物，称为安神药。

本类药物有安定神志之效。主要适用于各种神志异常的病证，如心悸怔忡、失眠、健忘、多梦及惊风、癫痫、狂妄等病症。部分药物尚可用于头目眩晕、健忘、盗汗、肠燥便秘等。

龙骨《神农本草经》

【来源】本品为古代大型哺乳类动物象类、三趾马类、犀类、鹿类、牛类等骨骼的化石。全年可采，挖出后，除去泥土及杂质，贮于干燥处，生用或煅用。镇静安神、平肝潜阳多生用，收敛固涩宜煅用。

【药性与功效】《神农本草经》："龙骨味甘平，主心腹鬼注，精物老魅，咳逆，泄利脓血，女子漏下，癥瘕坚结，小儿热气惊痫。龙齿，主小儿大人惊痫，癫疾狂走，心下结气，不能喘息，诸痉，杀精物。"《本草纲目》："益肾镇惊，止阴疟，收湿气，脱肛，生肌敛疮。"现代多认为龙骨味甘、涩，平。归心、肝、肾经。具有镇惊安神、平肝潜阳、收敛固涩等作用。

【配伍应用】

1. **龙骨配伍牡蛎** 龙骨甘涩，镇惊安神，善于敛浮阳而止汗，偏于入肝；牡蛎咸寒，敛阴潜阳，软坚散结，偏于入肾。二药都有重镇安神、平肝潜阳、收敛固涩之效，均为重镇安神之要药。两药配伍，相须为用，常用于神志不安、烦躁失眠、心悸怔忡、盗汗遗精、骨蒸潮热等阴虚阳浮之证。方如桂枝甘草龙骨牡蛎汤（《伤寒论》）。

2. **龙骨配伍桑螵蛸** 龙骨善于收敛元气，固涩滑脱；桑螵蛸功专补肾助阳，固精缩尿。两药配伍，相使合用，使补肾固涩之力大大增强。适用于肾阳虚衰，肾气不固之遗精、早泄、遗尿、白浊、小便频数等。方如桑螵蛸散（《本草衍义》）。

3. **龙骨配伍桂枝** 龙骨抑亢阳以下交于阴；桂枝辛温之性，启阴气以上交于阳。两者相配，使上下阴阳之气交通于中土，而补心阳、镇潜安神。方如桂枝甘草龙骨牡蛎汤（《伤寒论》）。

云母《神农本草经》

【来源】本品为单斜晶系硅酸盐类矿物白云母的矿石。

【药性与功效】《神农本草经》："云母，味甘，平。主身皮死肌，中风寒热，如在车船上，除邪气，安五脏，益子精，明目，久服轻身延年。一名云珠，一名云华，一名云英，一名云液，一名云沙，一名磷石，生山谷。"《本草崇原》："气味甘平，无毒。主治身皮死肌，中风寒热，如在车船上，除邪气，安五脏，益子精，明目。久服轻身延年。"现代多认为云母甘，温。归心、肝、肺经。具有安神镇惊、敛疮止血的作用。主治心悸、失眠、眩晕、癫痫、久泻、带下、外伤出血、湿疹等。

酸枣仁《神农本草经》

【来源】本品为鼠李科植物酸枣 *Ziziphus jujaba* Mill. var. *spinosa*（Bunge）Hu ex H. F. Chou 的干燥成熟种子。主产于河北、陕西、辽宁、河南、山西、山东、甘肃等地。秋末冬初采收成熟果实，除去果肉及核壳，收集种子，晒干。生用或炒用，用时捣碎。

【药性与功效】《神农本草经》："味酸，平。主心腹寒热，邪结气聚，四肢酸疼，湿痹。久服，安五脏，轻身、延年。"《名医别录》："主心烦不得眠……虚汗，烦渴，补中，益肝气，坚筋骨，助阴气。"《本草纲目》："酸枣实，味酸性收，其仁甘而润，故熟用疗胆虚不得眠、烦渴虚汗之症，生用疗胆热好眠，皆足厥阴、少阳药也。"现代多认为酸枣仁甘、酸，平。归心、肝、胆经。具有养心益肝、安神、敛汗的作用。

【配伍应用】

1. 酸枣仁配伍柏子仁　酸枣仁甘酸性平，补养肝血，宁心安神，益阴敛汗；柏子仁质地滋润，甘平入心，养血宁神，又有润肠之功。两药合用，补肝养心。多用于心肝血虚之怔忡惊悸、失眠多汗、便秘等。方如补肝柏子仁丸。

2. 酸枣仁配伍远志、五味子　酸枣仁养心益肝，安神敛汗；远志味辛苦性温，开心气而安神宁心，通肾气而强志不忘，为交通心肾、安定神志之佳品；五味子酸甘温，敛气生津，补益心神，用于虚烦、失眠、心悸等。三药合用，既滋养阴血、宁心安神，又交通心肾。用于肝血不足，心肾不交之失眠、惊悸胆怯，以及妇人脏躁证。方如天王补心丹。

3. 酸枣仁配伍丹参　酸枣仁养心血，安心神；丹参性平，养血活血，清心除烦，安心神。两药清养与活血并用，用于瘀血阻络，心神失养之虚烦不寐、心悸者，冠心病虚烦不寐者更为适宜。

4. 酸枣仁配伍龙眼肉　酸枣仁甘酸而平，补阴血而宁心安神；龙眼肉甘温而润，既可补脾养心而益智，又能补血宁心而安神。两药相使为用，则补益心脾、养血和营、安神益智之力倍增。适用于思虑过度，劳伤心脾之面色萎黄、心悸怔忡、健忘失眠、多梦易惊等。方如归脾汤。

第十二章 平肝息风药

凡以平肝潜阳、息风止痉为主要作用，主治肝阳上亢或肝风内动病证的药物，称平肝息风药。

本章药物皆入肝经，药性多属寒凉，性主下降，少数药属平性或偏温燥。基本功效为平肝潜阳（或平抑肝阳）、息风止痉，部分药物兼有镇静安神、清肝明目、祛风通络、止血等作用。主要用于治疗肝阳上亢头晕目眩及肝风内动痉挛抽搐证。

牡蛎《神农本草经》

【来源】本品为牡蛎科动物长牡蛎 Ostrea gigas Thunberg、大连湾牡蛎 Ostrea talienwhanensis Crosse 或近江牡蛎 Ostrea rivularis Gould 的贝壳。我国沿海一带均有分布。全年均可采收，采得后，去肉，取壳，洗净，晒干。生用或煅用，用时打碎。收敛固涩宜煅用，其他宜生用。

【药性与功效】《神农本草经》："惊恚怒气，除拘缓鼠瘘，女子带下赤白。"《海药本草》："主男子遗精，虚劳乏损，补肾正气，止盗汗，去烦热，治伤寒热痰，能补养安神，治孩子惊痫。"《长沙药解》："一切痰血癥瘕，瘿瘤瘰疬之类，得之则化，软坚消痞，功力独绝。"现代多认为牡蛎味咸，微寒。归肝、胆、肾经。具有重镇安神、潜阳补阴、软坚散结等作用。

【配伍应用】

1. 牡蛎配伍龙骨　牡蛎咸寒，敛阴潜阳，软坚散结，偏于入肾；龙骨甘涩，镇惊安神，善于敛浮阳而止汗，偏于入肝。二药都有重镇安神、平肝潜阳、收敛固涩之效，均为重镇安神之要药。两药配伍，相须为用，常用于神志不安、烦躁失眠、心悸怔忡、盗汗遗精、骨蒸潮热等阴虚阳浮之证。方如桂枝甘草龙骨牡蛎汤（《伤寒论》）。

2. 牡蛎配伍玄参　牡蛎咸寒，可清热软坚散结，适宜于痰火互结之瘰疬肿块、瘿瘤、痰核；玄参功善清热凉血、养阴润燥、泻火解毒，对阴虚火旺及痰火郁结之瘰疬痰核、疮疡肿毒、脱疽有疗效。两药配伍，软坚散结功效显著。常用于头痛、眩晕、耳鸣、痰核、瘰疬、瘿瘤、盗汗、骨蒸潮热等。方如消瘰丸（《医学心悟》）。

3. 牡蛎配伍黄芪　牡蛎味涩，长于收敛固涩而止汗；黄芪甘温，偏于补气升阳，益卫固表实腠理而止汗。两药配伍，共奏益气敛阴、益卫固表止汗之效。常用于气虚自汗、阴虚盗汗。方如牡蛎散（《太平惠民和剂局方》）。

4. 牡蛎配伍龟甲　二药分别为动物药中的贝壳类、甲类药物，均有质重沉降之性。牡蛎能重镇安神、平肝潜阳，善治阴虚阳亢之头晕目眩、心悸怔忡，以及热灼阴伤，虚风内动之四肢抽搐等；龟甲善滋阴潜阳，为治阴虚阳亢及虚风内动之良药，又可退虚热，治阴虚发热与骨蒸劳热，还能补益肝肾，治疗肝肾不足之腰膝痿软。两药配伍，滋阴清热，又益肾固涩。常用于阴虚阳亢以及肝肾不足之证。方如镇肝熄风汤（《医学衷中参西录》）。

赭石 《神农本草经》

【来源】本品又名代赭石，为氧化物类矿物刚玉族赤铁矿，主含三氧化二铁（Fe_2O_3）。开采后，除去杂石泥土，打碎生用或醋淬研粉用。降逆、平肝宜生用，止血宜煅用。

【药性与功效】《神农本草经》："腹中毒邪气，女子赤沃漏下。"《名医别录》："主带下百病，难产，胞衣不出，堕胎，养血气，除五脏血脉中热。"《医学衷中参西录》："能生血兼能凉血，而其质重坠，又善镇逆气，降痰涎，止呕吐，通燥结。"又"治吐衄之证，当以降胃为主，而降胃之药，实以赭石为最效"。现代多认为赭石味苦，寒。归肝、心经。具有平肝潜阳、重镇降逆、凉血止血等作用。

【配伍应用】

1. **赭石配伍旋覆花**　赭石质重沉降，能清降肝火、镇降逆气，长于治肝胃气逆之呕吐、呃逆、气逆喘咳等，为重镇降逆之要药。旋覆花可降气化痰而平喘咳，善降胃气，有良好的降逆止呕作用，常用于痰浊内停，胃气不和所致的噫气、呕吐、心下痞满等；同时，它又可消痞行水而除痞满，多用于痰涎壅肺，喘咳痞满等。两药配伍，共奏降逆止呕化浊之效。常用于痰浊内阻，胃气上逆之呕吐、呃逆不止、嗳气频频、心下痞满及咳嗽痰喘等。方如旋覆代赭汤（《伤寒论》）。

2. **赭石配伍牛膝**　赭石苦寒清热，质重沉降，长于平肝潜阳、清泄肝热；牛膝功善下行，能引血引热下行，以降上炎之火，治上部火热。两药合用，能很好地潜降肝阳，而治疗头痛目眩、脑转耳鸣、目胀头痛等肝阳上亢之证。方如镇肝熄风汤（《医学衷中参西录》）。

3. **赭石配伍白芍**　赭石功善平肝潜阳、重镇降逆、清热凉血止血，为重镇降逆之要药；白芍功长平抑肝阳、养血敛阴、柔肝止痛。两药配伍，既能平肝降逆，又善养血敛阴、凉血止血。常用于热迫血出，循行脉外之吐血、衄血、崩漏下血等。方如镇肝熄风汤（《医学衷中参西录》）。

僵蚕 《神农本草经》

【来源】本品为蚕蛾科昆虫家蚕 *Bombyx mori* linnaeus 4～5 龄的幼虫感染（或人工接种）白僵菌 *Beauveria bassiana*（Dals）Vuillant 而致死的干燥体。主产于浙江、江苏、四川等养蚕区。多于春、秋季生产，将感染白僵菌病死的蚕干燥。生用或炒用。

【药性与功效】《神农本草经》："主小儿惊痫、夜啼，去三虫，灭黑䵟，令人面色好，男子阴疡病。"《本草纲目》："散风痰结核、瘰疬、头风、风虫齿痛，皮肤风疮，丹毒作痒……一切金疮，疗肿风痔。"现代多认为僵蚕味咸、辛，平。归肝、肺、胃经。

具有息风止痉、祛风止痛、化痰散结的作用。

【配伍应用】

1. **僵蚕配伍薄荷、桔梗**　僵蚕祛风化痰止痛；薄荷散风热，利咽喉；桔梗宣肺利咽。三者合用，有疏风散热、利咽止痛之功效。用于治疗风热上攻之咽喉肿痛等。

2. **僵蚕配伍刺蒺藜**　僵蚕辛咸性平，祛风解痉，化痰散结；刺蒺藜苦辛性温，平肝降逆，散风明目。二者合用，共奏平肝解郁、息风止痉、通络止痛之功效。用于治疗肝阳上亢之头痛、头晕、目眩，神经性头痛，三叉神经痛，以及各种内伤头痛等。

3. **僵蚕配伍地龙**　僵蚕辛咸性平，祛风解痉，化痰散结；地龙味咸性寒，清热平肝息风，通络止痛。二者合用，有息风止痉、通络止痛之功效。用于治疗风痰阻络之顽固性头痛、神经性头痛，中风之半身不遂，以及高热狂躁、惊风抽搐等。

第十三章　补虚药

以补虚扶弱，纠正人体气血阴阳虚衰为主要功效，用于治疗虚证的药物，称为补虚药，亦称补养药或补益药。

本类药物能补充人体气血阴阳之亏损而治虚弱诸证。根据其功效和主要适应证的不同可分为补气药、补阳药、补血药、补阴药四类，分别主要针对气虚证、阳虚证、血虚证、阴虚证的治疗。

人参《神农本草经》

【来源】本品为五加科植物人参 *Panax ginseng* C. A. Mey. 的根。以吉林抚松县产量最大，质量最好，称吉林参。野生者名"上参"，栽培者称"园参"。园参一般应栽培6、7年后收获。鲜参洗净后干燥者称"生晒参"，蒸制后干燥者称"红参"，加工断下的细根称"参须"，山参经晒干称"生晒山参"。切片或粉碎用。

【药性与功效】《神农本草经》："补五脏，安精神。定魂魄，止惊悸，除邪气，明目，开心益智。"《医学启源》引《主治秘要》："补元气。止渴，生津液。"《本草汇言》："补气生血，助精养神之药也。"现代多认为人参味甘、微苦，平。归肺、脾、心经。具有大补元气、补脾益肺、生津、安神益智等作用。

【配伍应用】

1. **人参配伍附子**　人参能大补元气，复脉固脱，为拯危救脱要药；附子辛甘大热，为纯阳燥烈之品，能逐退在内之阴寒，急回外越之阳气。二药配合，药专效宏，作用迅捷，上助心阳，下补肾阳，中建脾气。适用于因大汗、大泻、大失血或大病、久病所致元气虚极欲脱，气短神疲，脉微欲绝的重危证候。方如参附汤（《正体类要》）。

2. **人参配伍炙甘草**　人参甘温，大补心气；甘草甘平，味浓气厚，药性平和，炙则温中，益气补虚，缓中健脾，滋养五脏。两药配伍，通补结合，益气复脉，用于心阴心阳两虚证。对于心阳不振，鼓动无力，或心阴不足，心失所养之脉结代、心动悸者尤为适宜。方如炙甘草汤（《伤寒论》）。

3. **人参配伍黄芪**　人参甘温补气，助精养神；黄芪甘温，归脾肺二经，内可大补脾肺之气，外可固表止汗。二药相须为用，肺脾同治，适用于肺脾气虚之证，可使气血生化有源，亦收益气固表、培土生金之妙用。方如补中益气汤（《内外伤辨惑论》）。

4. **人参配伍五味子**　人参甘温，大补五脏元气；五味子五味俱全，以酸为主，长于收敛，且性温味甘质润，为敛而兼补之品。二药相使为用，甘补微温不燥，酸甘敛阴生津，酸温益心肺敛汗，一补一收，使气虚得补，气散得敛，有敛补气阴之效，善治气脱亡阴之证。方如生脉散（《医学启源》）。

黄芪《神农本草经》

【来源】本品为豆科植物蒙古黄芪 *Astragalus membranaceus*（Fisch.）Bge. var. *mongholicus*（Bge.）Hsiao 或膜荚黄芪 *Astragalus membranaceus*（Fisch.）Bge. 的干燥根。春秋二季采挖，除去须根及根头，晒干，切片，生用或蜜炙用。

【药性与功效】《神农本草经》："主痈疽久败疮，排脓止痛，大风，癞疾，五痔，鼠瘘，补虚，小儿百病。"《本草汇言》："补肺健脾，实卫敛汗，驱风运毒之药也。"《医学衷中参西录》："能补气，兼能升气，善治胸中大气（即宗气）下陷。"现代多认为黄芪味甘，微温。归肺、脾经。具有补气升阳、固表止汗、利水消肿、生津养血、行滞通痹、托毒排脓、敛疮生肌等作用。

【配伍应用】

1. 黄芪配伍升麻　黄芪甘温，善补脾肺之气，功能补气健脾、升阳举陷；升麻长于升脾胃清阳之气，常用治中气不足、气虚下陷所致的脘腹重坠作胀、内脏脱垂等。两药配伍，共奏补气健脾、升阳举陷之功。常用于脱肛、阴挺、脏器下垂、便溏久泻等脾气虚弱，升举无力，清气下陷之证。方如补中益气汤（《内外伤辨惑论》）。

2. 黄芪配伍白术、防风　黄芪甘温善补，入脾肺二经，长于补气健脾、益卫固表、利尿消肿，为治气虚之要药；白术功能补气健脾、燥湿利水、止汗安胎，适于脾虚诸证，对脾虚兼水湿停滞者尤宜；防风辛温发散，偏于祛风解表、胜湿止痛。三药配伍，补脾益肺，显著增强补气健脾利水、益卫固表止汗的效果。常用于表虚自汗，脾肺气虚所引起的气短懒言、倦怠乏力，以及湿盛困脾之水肿不利、痰饮内停等。方如玉屏风散（《医方类聚》）。

3. 黄芪配伍当归　黄芪甘温善补，功能补气助阳，使气旺以生血，且可托毒生肌；当归可养血补虚，为补血良药，致血足以载气。两药合用，益气生血效果显著。常用于气血亏虚诸证。方如当归补血汤（《内外伤辨惑论》）。

4. 黄芪配伍防己　黄芪甘温能补，功善补气健脾、升阳行水、利尿消肿；防己苦寒清泄，功能祛风湿、清热利尿，尤宜于清泄下焦湿热壅盛，并治疗其引起的水肿、小便不利等。两药合用，益气行水功效显著。常用于外感风邪，水湿内停所引起的头面浮肿、脉浮身重、汗出恶风、小便不利等。方如防己黄芪汤（《金匮要略》）。

5. 黄芪配伍桂枝　黄芪甘温补气，功能补气生血，为治气虚之要药；桂枝性温，味辛甘，功善散寒助阳、温经通脉。两药配伍，既能益气通脉，又可温经和血。常用于气血亏虚、血行不畅所引起的肩膀痹痛麻木、肌肉疼痛等症。方如黄芪桂枝五物汤（《金匮要略》）。

6. 黄芪配伍附子　黄芪长于补气健脾、升阳举陷、益卫固表，为治气虚之要药；附子辛甘大热，可上助心阳、中温脾胃、下补肾阳，有回阳救逆、补火助阳之功。两药合用，有较强的补气温中助阳、益卫固表止汗之功。常用于内伤疾病所引起的阳虚自汗不止、肢冷、舌淡苔白，以及气虚下陷之证。方如芪附汤（《严氏济生方》）。

白术《神农本草经》

【来源】本品为菊科植物白术 *Atractylodes macrocephala* Koidz. 的干燥根茎。冬季下部叶枯黄、上部叶变脆时采挖，除去泥沙，烘干或晒干，再除去须根。切厚片。生用或土炒、麸炒用。

【药性与功效】《神农本草经》："主风寒湿痹，死肌，痉，疸，止汗，除热，消食。作煎饵，久服轻身，延年，不饥。"《本草通玄》："补脾胃之药，更无出其右者。土旺则能健运，故不能食者，食停滞者，有痞积者，皆用之也。土旺则能胜湿，故患痰饮者，肿满者，湿痹者，皆赖之也。土旺则清气善升，而精微上奉，浊气善除，而糟粕下输，故吐泻者，不可阙也。"现代多认为白术味苦、甘，温。归脾、胃经。具有健脾益气、燥湿利尿、止汗、安胎等作用。

【配伍应用】

1. 白术配伍黄芩　白术甘温，功善益气健脾、燥湿利水、止汗安胎；黄芩苦寒，长于清热燥湿、止血安胎。两药配伍，既能清热燥湿，又可益气安胎。常用于胎热，症见妊娠浮肿、胎动不安等。方如当归散（《金匮要略》）。

2. 白术配伍茯苓　白术苦温，功善益气健脾、燥湿利水；茯苓甘淡渗利，长于利水渗湿、健脾宁心。两药配伍，健脾除湿功效卓著。常用于脘腹胀闷、四肢困倦、水肿、泄泻、带下等脾虚湿盛之证。方如苓桂术甘汤（《金匮要略》）。

3. 白术配伍半夏　二药都有燥湿之功效。白术功善益气健脾、燥湿利水；半夏功偏燥湿化痰、消痞散结。两药配伍，共奏益气健脾、燥湿化痰之功。常用于头痛、眩晕、呕恶等脾虚湿盛痰壅之证。方如半夏白术天麻汤（《医学心悟》）。

4. 白术配伍白芍　白术甘温善补，苦温燥湿，功能益气健脾、燥湿利水；白芍性寒味苦酸，功能养血敛阴、柔肝止痛。两药合用，有补脾柔肝之效。常用于脘腹胀闷、食欲不振、肠鸣腹痛、大便泄泻，以及妇人月经不调等肝旺脾虚之证。方如痛泻要方（《丹溪心法》）。

5. 白术配伍干姜　白术性温，味甘苦，长于补气健脾、燥湿利水；干姜辛热，善于温中散寒、健运脾阳。两药合用，增强温中健脾、散寒燥湿之功。常用于口淡而黏、呕吐泄泻、舌苔白腻等。方如理中丸（《伤寒论》）。

6. 白术配伍泽泻　白术甘苦性温，又主入脾胃经，善益气健脾，且燥湿利水；泽泻甘淡性寒，又主入肾与膀胱经，善利水渗湿，且能清肾与膀胱之火。两药配伍，祛邪扶正，使健脾利湿、止泻效果显著。常用于痰饮、眩晕、小便不利、水肿、泄泻、淋浊、带下等。方如五苓散（《伤寒论》）。

7. 白术配伍苍术　二药都有燥湿健脾之功效。白术甘温，功善健脾益气，主治脾湿虚证；苍术苦温燥烈，长于运脾燥湿、升阳散郁，主治湿盛实证。两药配伍，健脾燥湿之力大增，健运并用，祛邪扶正。常用于湿盛郁滞脾胃致脾失健运所引起的呕吐泄泻、胃脘胀闷等。方如胃苓汤（《丹溪心法》）。

薯蓣《神农本草经》

【来源】本品即今之山药，为薯蓣科植物薯蓣 *Dioscorea opposita* Thunb. 的干燥根茎。冬季茎叶枯萎后采挖，切去根头，洗净，除去外皮和须根，干燥，习称"毛山药片"；或除去外皮，趁鲜切厚片，干燥，称为"山药片"；也有选择肥大顺直的干燥山药，置清水中，浸至无干心，闷透，切齐两端，用木板搓成圆柱状，晒干，打光，习称"光山药"。本品味淡、微酸。以粉性足、色白者为佳。生用或麸炒用。

【药性与功效】《神农本草经》："味甘，温。主伤中，补虚羸，除寒热邪气，补中，益气力，长肌肉。久服耳目聪明，轻身不饥，延年。"《本草纲目》："甘，温、平，无毒。益肾气，健脾胃，止泻痢，化痰涎，润皮毛。"现代多认为薯蓣（山药）甘，平。归脾、肺、肾经。具有益气养阴、补脾肺肾、涩精止带的作用。

【配伍应用】

1. 薯蓣配伍茯苓、白扁豆　功用健脾除湿和中。山药甘平质润，功善补脾肺肾之气阴，且能益肾固精止带；茯苓甘淡渗利，既利水渗湿，又健脾补中；白扁豆甘温气香，功能健脾益气，化湿和中。三药配伍，共奏健脾益气、和中化湿之效。常用于脾胃气虚有湿之证。

2. 薯蓣配伍天花粉　功用益气养阴、生津止渴。山药甘平，功长补气养阴，为气阴双补之药；天花粉甘寒微苦，有清热泻火、生津止渴之功，多用于热病伤津，口燥烦渴，或阴虚内热，消渴多饮等。两药配伍，常用于热病伤津及消渴证，且效果显著。

3. 薯蓣配伍山茱萸　功用补肾养阴。山药入肾经，长于益气养阴、补肾固精；山茱萸酸温，善于补益肝肾、收敛固涩、固精缩尿。两药相伍，增强补肾养阴之效。常用药肾阴不足见上述症状者。

4. 薯蓣配伍芡实　功用健脾益肾。山药甘平而缓，不腻不燥，为脾肺肾气阴之双补药，且可补肾固精；芡实性平甘涩，功善补益脾肾、健脾除湿、收敛止泻、固精止带。两药配伍，增强益肾健脾之功。常用于妇女白带多、脾虚湿盛、久泻不愈等脾肾两虚之证。

甘草《神农本草经》

【来源】本品为豆科植物甘草 *Glycyrrhiza uralensis* Fisch.、胀果甘草 *Glycyrrhiza inflata* Bat. 或光果甘草 *Glycyrrhiza glabra* L. 的干燥根和根茎。春、秋采挖，以秋采者为佳。除去须根，晒干，切厚片，生用或蜜炙用。

【药性与功效】《神农本草经》："主五脏六腑寒热邪气，坚筋骨，长肌肉，倍力，金创尰，解毒。"《名医别录》："温中下气，烦满短气，伤脏咳嗽。"《本草汇言》："和中益气，补虚解毒之药也。"《本草正》："味至甘，得中和之性，有调补之功，故毒药得之解其毒，刚药得之和其性……助参芪成气虚之功。"现代多认为甘草味甘，平。归心、肺、脾、胃经。具有补脾益气、祛痰止咳、缓急止痛、清热解毒、调和诸药等作用。

【配伍应用】

1.**甘草配伍人参** 甘草功善补脾益气养心，可治脾虚气弱、气虚血亏之心动悸、脉结代等；人参长于大补元气、安神增智，为治脾肺气虚之主药。两药相伍，健脾养心、宁心安神之效大增。常用于心气血不足之心动悸、脉结代等。方如炙甘草汤（《伤寒论》）。

2.**甘草配伍金银花** 甘草有清热解毒、消肿止痛之功；金银花清热解毒力强，为治一切内痈、外痈之要药。两药配伍，共奏清热解毒、消肿散痈之效。常用于湿疹和面部痤疮等疮痈痒疹之证。方如四妙勇安汤（《验方新编》）。

3.**甘草配伍大枣** 甘草甘平性缓，功善补脾益气养心、缓急和中；大枣甘温善补，功长补中益气、养血安神，为调补脾胃的常用药。两药配伍，既能补脾和中，又可养血安神。常用于腹痛、泄泻，以及妇女脏躁、精神恍惚、睡眠不安等。方如甘麦大枣汤（《金匮要略》）。

4.**甘草配伍白芍** 甘草性平味甘，能补能缓能和，长于补脾益气、缓急止痛；白芍酸寒，能收能敛，偏于补血敛阴、柔肝、缓急止痛。两药配伍，有养血敛阴、缓急止痛之效。常用于胃痛、腹痛、四肢挛急疼痛等。方如芍药甘草汤（《伤寒论》）。

5.**甘草配伍桂枝** 心阳素虚之人，或过汗之后，既伤心液，也伤胸阳。用桂枝助心阳之气，不用姜枣为佐，使其阳上达，不使其外达。炙甘草为益阴生阳、补脾缓中之品。用甘草以益中焦之营气，因中焦能化生精微，产生营气。心阳既足，营血也充，则诸症自易解除。方如桂枝甘草汤（《伤寒论》）。

大枣 《神农本草经》

【来源】本品为鼠李科植物枣 *Ziziphus jujuba* Mill. 的成熟果实。秋季果实成熟时采收，晒干，生用。

【药性与功效】《神农本草经》："主心腹邪气，安中养脾，助十二经，平胃气，通九窍，补少气少津液，身中不足，大惊，四肢重，和百药。"《名医别录》："补中益气，强力，除烦闷。"现代多认为大枣味甘，温。归脾、胃、心经。具有补中益气、养血安神等作用。

【配伍应用】

1.**大枣配伍生姜** 大枣味甘色赤，气味俱厚，甘者壅滞，且甘守力多，善补中益气、扶脾安胃；生姜味辛色黄，性温，善散寒解表、温中和胃。两药合用，刚柔相济，调理脾胃。方如桂枝汤（《伤寒论》）。

2.**大枣配伍甘草** 大枣甘温，能补脾益气、养心安神，为治疗心失充养、心神无主而脏躁的要药；甘草味甘性平，归心、肺、脾、胃经，具有益气补中、清热解毒、祛痰止咳、缓急止痛、调和药性之功效。两药合用，调脾胃，益中气；和营卫，调阴阳。方如甘麦大枣汤（《金匮要略》）。

紫石英《神农本草经》

【来源】本品为氟化物类矿物萤石族萤石，主含氟化钙（CaF_2）。采挖后，除去杂石。

【药性与功效】《神农本草经》："味甘温。主心腹咳逆，邪气，补不足，女子风寒在子宫，绝孕十年无子。久服温中，轻身延年。"《本草崇原》："气味甘温，无毒。主治心腹咳逆，邪气，补不足，女子风寒在子宫，绝孕十年无子。久服温中，轻身延年。"现代多认为紫石英味甘，温。归肾、心、肺经。具有温肾暖宫、镇心安神、温肺平喘的功效。用于肾阳亏虚、宫冷不孕、惊悸不安、失眠多梦、虚寒咳喘等病证的治疗。

【配伍应用】

1. 紫石英配伍石决明　紫石英甘温，入心、肺、肾经，能助肾阳、暖胞宫，并可镇心安神；石决明咸寒质重，功能平肝潜阳、清肝明目，为凉肝、镇肝之要药，偏治肝肾阴虚、阴不制阳之肝阳亢盛或肝火上炎诸症。两药合用，功能镇肝潜阳。常用于肝阳上亢之头晕目眩等，亦可用于宫寒不孕。

2. 紫石英配伍花椒　紫石英甘温，长于温肺散寒、止咳定喘；花椒辛热，善于温肾助阳、纳气平喘。两药配伍，可增强温补肺肾、止咳平喘的作用。用于肺肾不足之气逆咳喘等。

3. 紫石英配伍龙骨　紫石英长于镇心安神，龙骨善于镇惊安神。两药配伍，可增强定惊安神的作用。用于痰浊闭窍，阻滞经络之惊痫、抽搐等。方如风引汤。

4. 紫石英配伍酸枣仁　紫石英甘温能补，质重能镇，为温润镇怯之品，长于镇心安神；酸枣仁味甘质润，能养心阴、益肝血，善于宁心安神。两药配伍，可增强养血补心、镇静安神的作用。用于心肝血虚，神失所养所致的失眠、惊悸怔忡等。

5. 紫石英配伍五味子　紫石英长于温肺寒，止喘嗽；五味子善于敛肺气，滋肾水。两药配伍，可增强温肺祛寒、敛肺气、止喘嗽的作用。用于肺寒气逆或肺气不足之痰多喘咳等。

当归《神农本草经》

【来源】本品为伞形科植物当归 *Angelica sinensis*（Oliv.）Diels 的干燥根。秋末采挖，除尽芦头、须根，待水分稍行蒸发后按大小、粗细分别捆成小把，用微火缓缓熏干或用硫黄烟熏，防蛀防霉。切片生用，或经酒拌、酒炒用。

【药性与功效】《神农本草经》："主咳逆上气，温疟寒热洗洗在皮肤中。妇人漏下绝子，诸恶疮疡，金疮。"《本草纲目》："治头痛，心腹诸痛，润肠胃、筋骨、皮肤，治痈疽，排脓止痛，和血补血。"现代多认为当归味甘、辛，温。归肝、心、脾经。具有补血活血、调经止痛、润肠通便等作用。

【配伍应用】

1. 当归配伍白芍、熟地黄　当归甘润温通，能补善行，长于补血活血、调经止痛，为血病之良药，妇科之良品；白芍性寒苦酸，偏于补血柔肝、敛阴止痛；熟地黄为养血补虚、填精益髓之要药。三药配伍，养血理血功效显著。常用于血虚所致的头晕目眩、心悸、疲倦、月经不调等。方如四物汤（《仙授理伤续断秘方》）。

2. **当归配伍赤芍** 当归功善养血补虚、活血止痛；赤芍苦寒，长于清热凉血、活血行滞、散瘀止痛。两药配伍，显著增强活血止痛的效果。常用于泻痢腹痛、便血有脓，以及肝脾不和之腹中拘急疼痛等症。方如芍药汤（《素问病机气宜保命集》）。

3. **当归配伍黄芪** 当归可养血补虚，为补血良药；黄芪甘温善补，功善补脾肺之气，以益气生血固表。两药配伍，使有形之血得无形之气而能速生，阳生阴长，气血双补。常用于劳倦内伤、肌热面赤、烦渴、脉虚大无力，以及血虚气弱，气不摄血之紫癜、鼻衄、便血、面色萎黄、心悸怔忡、气短懒言等症。方如当归补血汤（《内外伤辨惑论》）。

4. **当归配伍肉苁蓉** 当归甘润温通，长于养血补虚、润肠通便；肉苁蓉有补肾阳、益精血、润肠通便之效，适宜于肾阳不足、精血亏虚之证。两药合用，共奏温润通便之效。常用于肾阳虚弱，精血不足之肠燥便秘。方如济川煎（《景岳全书》）。

5. **当归配伍荆芥** 当归甘温，功善补血、活血止痛；荆芥辛散温通，长于祛风解表、透疹止痒，荆芥炒炭后增强其止血作用。两药配伍，既能补血活血止血，又可祛风止痒。常用于脏腑血弱，伤及血络，血不归经之肠风下血，或产后血虚之急救，以及血虚生风见上述症状者。方如消风散（《外科正宗》）。

6. **当归配伍火麻仁** 当归甘润温通，能补善行，有养血活血、润肠通便的效果；火麻仁甘平，质润多脂，能润肠通便，且滋养补虚，多用于老人、产妇及体弱津血不足之肠燥便秘。两药配伍，润肠通便作用显著。常用于血虚所引起的肠燥便秘。方如五仁润肠丸（《全国中药成药处方集》）。

白芍 《神农本草经》

【来源】本品为毛茛科植物芍药 *Paeonia lactiflora* Pall. 的根。夏秋季采挖，去净泥土和支根，去皮，沸水浸或略煮至受热均匀，晒干。用时润透切片。一般生用或酒炒或清炒用。

【药性与功效】《神农本草经》："主邪气腹痛，除血痹，破坚积，寒热，疝瘕，止痛，利小便，益气。"《本草求真》："赤芍药与白芍药主治略同，但白则有敛阴益营之力，赤则止有散邪行血之意；白则能于土中泻木，赤则能于血中活滞。"现代多认为白芍味苦、酸，微寒。归肝、脾经。具有养血敛阴、柔肝止痛、平抑肝阳等作用。

【配伍应用】

1. **白芍配伍甘草** 白芍归肝经，味酸收敛，能敛阴，性寒阴柔，偏于补血柔肝敛阴，泻肝柔肝，缓急止痛；甘草味甘性缓，主入脾经，能补中益气、缓急止痛，两药合用，酸甘化阴，肝脾同治，养血养阴，缓急止痛。适用于肝脾失和，气血失调，脘腹拘挛疼痛，手足挛急等。方如芍药甘草汤（《伤寒论》）。

2. **白芍配伍赤芍** 白芍苦酸微寒，以补为功，能养血敛阴、柔肝缓急；赤芍苦而微寒，以泻为用，可清热凉血、活血散瘀。两药合用，补泻并用，敛散同施，清热凉血、养血活血、柔肝止痛之功显著。适用于血虚兼有瘀滞，月经不调，痛经；血分有热，低热不退；阴虚津亏，余热未消，口干舌燥，目赤而痛；肝郁血滞，胸胁疼痛，腹中疼痛。方如内补当归汤（《医方类聚》卷二一二引《吴氏集验方》）。

3. **白芍配伍当归** 白芍酸寒性合，守而不走，善于养血敛阴；当归辛温性开，走而不守，为养血和血之要药。两药合用，辛散而不太过，酸收而不过敛，补血活血，动静结合，有补而不滞、散血而不耗血的特点。此外，白芍柔肝和营止痛，当归养血和肝，两药合用，还有养肝和血止痛之功。用于血虚或兼血瘀之月经不调、痛经、闭经、产后腹痛，血虚肝郁之胁肋腹中疼痛等。方如四物汤（《仙授理伤续断秘方》）。

4. **白芍配伍柴胡** 白芍酸收，敛肝和营，使阴血归经；柴胡辛散，疏肝解郁，调畅气机，使阳气升发。两药合用，一散一收，气血兼顾，疏肝之中兼敛肝，升阳之中兼顾敛阴，补肝体而和肝用，刚柔相济。用于肝郁血虚，情绪抑郁，或急躁易怒，胸胁胀痛，乳房胀痛。方如四逆散（《伤寒论》）。

5. **白芍配伍黄芩** 白芍味酸养血敛阴，性寒泄热，且能缓急止痛；黄芩苦能燥湿，寒能清热，尤能清泻肺火，且有解少阳、清大肠之功。两药合用，苦燥而不伤阴，酸收而不敛邪，共奏清热止痢、坚阴止痛之功。此外，黄芩能清泻胎火，白芍可益阴养血。两药合用，有泄热而不伤胎、养正而不滞气之功。用于湿热泻痢、腹中拘急疼痛、妊娠恶阻。方如芍药汤（《素问病机气宜保命集》）。

阿胶《神农本草经》

【**来源**】本品为马科动物驴 *Equus asinm* L. 的干燥皮或鲜皮经煎煮、浓缩制成的固体胶。古时以产于山东省东阿县而得名。以原胶块用，或将胶块打碎，用蛤粉炒或蒲黄炒成阿胶珠用。

【**药性与功效**】《神农本草经》："主心腹内崩，劳极洒洒如疟状，腰腹痛，四肢酸疼，女子下血，安胎。"《名医别录》："主丈夫小腹痛，虚劳羸瘦，阴气不足，脚酸不能久立，养肝气。"现代多认为阿胶味甘，平。归肺、肝、肾经。具有补血滋阴、润燥、止血等作用。

【**配伍应用**】

1. **阿胶配伍生地黄** 阿胶甘、平，补血止血；生地黄，甘苦而寒，养阴止血，清热生津。两药合用，共奏补血止血、濡养血脉之功。用于便血、胎漏下血及血脉空虚等。方如黄土汤（《金匮要略》）。

2. **阿胶配伍艾叶** 阿胶味甘性平质润，广泛应用于血虚诸证；艾叶辛温气香，能暖气血而温经脉，为温经止血的要药。阿胶配艾叶以温经止血，共奏暖宫调经、和血止血之功。适用于冲任不调，阴血下漏。方如胶艾汤（《金匮要略》）。

3. **阿胶配伍黄连** 阿胶味甘质润，入肺肾经；黄连苦寒直折，清热燥湿，能泄降一切有余之湿火。两药合用，可清热养阴止利，也可用于热病伤阴，肾水亏而心火亢，心烦不得眠。方如黄连阿胶汤（《伤寒论》）。

百合 《神农本草经》

【来源】本品为百合科植物卷丹 *Lilium lancifolium* Thunb.、百合 *Lilium brownii* F. E. Brown var. *viridulium* Baker 或细叶百合 *Lilium pumilum* DC. 的肉质鳞叶。主产于湖南、湖北、江苏、浙江、安徽。秋季采挖。洗净，剥取鳞叶，置沸水中略烫，干燥。生用或蜜炙用。

【药性与功效】《神农本草经》："安心，定胆，益志，养五脏。"《本草纲目拾遗》："清痰火，补虚损。"现代多认为百合味甘，微寒。归心、肺经。具有养阴润肺、清心安神的作用。

【配伍应用】

百合配伍麦冬　二药均能润肺生津清热，且百合能止咳。相伍为用，有清热生津、润肺止咳之功效，用于治疗热病伤肺之燥咳，或久病痨瘵咳嗽等。

百合配伍生地黄　百合养肺阴而清热安神；生地黄养心阴而清血热。二者合用，有补阴清热、凉血安神之功效，用于治疗阴虚热扰之虚烦不寐。

百合配伍知母　百合甘苦性平，入心、肺经，润肺止咳、清心安神，功擅补阴；知母味苦性寒，入肺、胃、肾经，清热泻火、滋阴润燥，长于泻火。二者相伍为用，更增强其补阴清热之作用，共奏润肺清热、宁心安神之功效。用于治疗阴津不足或热病后期、余热未清之心烦不安、精神恍惚、口渴、失眠等症。

麦冬 《神农本草经》

【来源】本品为百合科植物麦冬 *Ophiopogon japonicus*（L. f）Ker-Gawl. 的干燥块根。夏季采挖，反复曝晒、堆置，至七八成干，除去须根，干燥，打破生用。

【药性与功效】《神农本草经》："主心腹结气，伤中伤饱，胃络脉绝，羸瘦短气。"《本草汇言》："清心润肺之药。主心气不足，惊悸怔忡，健忘恍惚，精神失守；或肺热肺燥，咳声连发，肺痿叶焦，短气虚喘，火伏肺中，咯血咳血；或虚劳客热，津液干少；或脾胃燥涸，虚秘便难。"现代多认为麦冬味甘、微苦，微寒。归心、肺、胃经。具有养阴生津、润肺清心等作用。

【配伍应用】

1. **麦冬配伍人参、五味子**　麦冬为滋养清润之品，入肺、胃、心经，功善养阴润肺、益胃生津，又可补益心肺之气；人参功长大补元气，可补脾肺之气，而为治脾肺气虚之主药，又能生津止渴，用于热病气津两伤，身热口渴等；五味子功能温补脾肾，益胃生津止渴，又可益肺气，敛肺止咳。三药合用，既能养心益肺，又可益气生津止渴。常用于虚脱患者出汗过多、心跳过速、血压低等，以及久咳肺虚、咳嗽痰少、短气自汗等气阴两伤之证。方如生脉散（《医学启源》）。

2. **麦冬配伍生地黄**　麦冬性寒味甘苦，为滋养清润之品，功善养阴清热润肺、益胃生津；生地黄甘寒质润，苦寒清泄，为清热凉血、养阴生津润燥之要药。两药配伍，共奏生津润燥、清热养阴之效。常用于虚热烦渴、肠燥便秘等热灼津伤之证。方如增液汤

（《温病条辨》）。

3.**麦冬配伍桑叶**　麦冬功善养阴清热润肺，为滋养清润之品；桑叶功能疏散风热、清肺润燥，兼能止血，适用于风温犯肺，或燥热伤肺所引起的病证，以及燥咳咯血者。两药配伍，清肺润燥功效显著。常用于干咳少痰、咽干咽痒、劳嗽咯血等燥伤肺阴之证等。方如清燥救肺汤（《医门法律》）。

4.**麦冬配伍天冬**　二药均可清肺润燥，生津止渴。麦冬甘苦微寒，入肺、胃、心三经，功能养阴益胃生津、清心热、润肺燥、化痰热；天冬主入肺、肾二经，长于清肺火、润肺燥、滋肾水，为治肺肾阴虚有热之佳品。两药合用，滋阴清热，润肺止咳。常用于阴虚火旺之潮热盗汗、梦遗滑精，肺胃燥热之津枯口渴、烦热消渴、咽干燥咳、心烦不安、气逆甚则咯血等。方如天王补心丹（《校注妇人良方》）。

天冬《神农本草经》

【来源】本品为百合科植物天冬 *Asparagus cochinchinensis*（lour.）Merr. 的干燥块根。主产于贵州、四川、广西等地。秋冬二季采挖，洗净，除去茎基和须根，置沸水中煮或蒸至透心，趁热除去外皮，洗净，干燥，切片或段，生用。

【药性与功效】《神农本草经》："味苦，平。主诸暴风湿偏痹，强骨髓，杀三虫，去伏尸。久服轻身，益气延年。"《药性论》："主肺气咳逆，喘息促急。除热，通肾气，疗肺痿生痈吐脓……止消渴，去热中风，宜久服。"《本草汇言》："润燥滋阴，降火清肺之药也。统理肺肾火燥为病，如肺热叶焦，发为痿痹，吐血咳嗽，烦渴传为肾消，骨蒸热劳诸证，在所必需者也。"现代多认为天冬味甘、苦，性寒。归肺、肾、胃经。具有养阴润燥、清肺生津的作用。

【配伍应用】

1.**天冬配麦冬**　二药都有清肺润燥、生津止渴的效果。麦冬甘苦微寒，入肺胃心三经，功能养阴益胃生津，清心热、润肺燥、化痰热；天冬主入肺肾二经，长于清肺火、润肺燥、滋肾水，为治肺肾阴虚有热之佳品。两药合用，滋阴清热，润肺止咳。常用于阴虚火旺之潮热盗汗、梦遗滑精、津枯口渴、烦热消渴、咽干燥咳等。方如二冬膏（《摄生秘剖》）。

2.**天冬配生地黄、人参**　天冬性寒味甘苦，可滋肾养阴、清肺润燥、生津止渴；生地黄甘寒质润，为清热凉血、养阴生津之要药；人参善于大补元气，生津止渴。三药配伍，既能益气养阴，又可生津润燥。常用于阴虚内热燥咳、咽干咯血，以及热病后期气阴两伤之气短乏力等。方如三才汤。

3.**天冬配川贝母**　天冬功善滋肺肾两阴，清肺降火，润燥而化痰止咳，为治肺肾阴虚有热之佳品；川贝母长于润燥清热化痰，润肺止咳。两药配伍，共奏滋阴润肺、清热化痰之效。常用于肺肾阴虚有热，热病伤津及痰热互结碍肺之燥咳、痰黏难咳、咽干咯血等。方如天门冬丸（《证治准绳》）。

4.**天冬配熟地黄**　天冬甘寒滋阴，苦寒清泄，功善滋肾阴、清肺火、润肺燥、化痰热，可治疗燥咳痰黏、咽干咯血、虚劳咳嗽等；熟地黄为补血养阴、填精益髓之要药，可用于心肝血虚及肾阴不足之证。两药配伍，滋阴润燥之功显著增强。常用于肺肾阴虚生热之咽干口渴、劳嗽咯血、燥咳痰黏等。

鳖甲《神农本草经》

【来源】本品为鳖科动物鳖 *Trionyx sinensis* Wiegmann 的背甲。主产于湖北、湖南、安徽等地。全年均可捕捉，杀死后置沸水中烫至背甲上硬皮能剥落时取出，除去残肉，晒干，以砂炒后醋淬用。

【药性与功效】《神农本草经》："主心腹癥瘕坚积，寒热，去痞息肉……"《本草汇言》："除阴虚热疟，解劳热骨蒸之药也。厥阴血闭邪结，渐至寒热，为癥瘕，为痞胀，为疟疾，为淋沥，为骨蒸者，咸得主之。"现代多认为鳖甲味咸，微寒。归肝、肾经。具有滋阴潜阳、退热除蒸、软坚散结的作用。

【配伍应用】

1. **鳖甲配伍地骨皮**　鳖甲滋阴以除骨蒸，地骨皮凉血退虚热。二者合用，有滋阴凉血、除蒸退虚热之功效。用于治疗邪伏阴分之夜热早凉，或阴虚血热之骨蒸潮热。

2. **鳖甲配伍三棱**　鳖甲软坚散结，三棱破血行气。二者伍用，有破血散结、行气消积之功效。用于治疗气滞血瘀之癥瘕痞块或肝脾肿大等。

3. **鳖甲配伍桃仁**　鳖甲活血软坚散结，桃仁破血祛瘀。二者合用，有破血消瘀之功效。用于治疗血瘀经闭及胁下癥块等。

白石英《神农本草经》

【来源】氧化物类石英族矿物石英。采得后，挑选纯白的石英药用。

【药性与功效】《神农本草经》："白石英，味甘，微温。主消渴，阴痿不足，咳逆，胸膈间久寒，益气，除风湿痹。"《本草纲目》："治风虚冷痹，肾虚耳聋，惊悸善忘，石水肿坚。"现代多认为白石英味甘辛，性微温。归肺、肾、心经。具有温肺肾、安心神、利小便的功效。主治虚寒咳喘、阳痿、消渴、心神不安、惊悸善忘、小便不利、水肿。

第十四章　收涩药

以收敛固涩为主要功效，用于治疗各种滑脱病证的药物称为收涩药。

本类药物大多味酸涩，性温或平，主归肺、脾、肾、大肠经。可敛其耗散，固其滑脱，主要具有固表止汗、敛肺止咳、涩肠止泻、固精缩尿、固崩止带等作用，用于久病体虚、正气不固、脏腑功能衰退所致的自汗盗汗、久咳虚喘、久泻久痢、遗精滑精、遗尿尿频、崩带不止等滑脱不禁的病证。

五味子《神农本草经》

【来源】本品为木兰科植物五味子 *Schisandra chinensis*（Turcz.）Baill. 或华中五味子 *Schisandra sphenanehera* Rehd. et Wils. 的成熟果实。前者习称"北五味子"，后者习称"南五味子"。秋季果实成熟时采摘，晒干。生用或经醋、蜜拌蒸晒干用。

【药性与功效】《神农本草经》："主益气，咳逆上气，劳伤羸瘦，补不足，强阴，益男子精。"《本草备要》："性温，五味俱全，酸咸为多，故专收敛肺气而滋肾水，益气生津，补虚明目，强阴涩精，退热敛汗，止呕住泻，宁嗽定喘，除烦渴。"《医林纂要》："宁神，除烦渴，止吐衄，安梦寐。"现代多认为五味子味酸、甘，温。归肺、心、肾经。具有收敛固涩、益气生津、补肾宁心等作用。

【配伍应用】

1.五味子配伍肉豆蔻　五味子性味酸涩，甘温润补，可补益脾肾、固摄真元而涩肠止泻、涩精止遗；肉豆蔻辛温而涩，能暖脾胃、固大肠、止泄泻。两药相须为用，涩肠止泻功能显著增强。常用于脾肾两虚之久泻久痢。方如四神丸（《内科摘要》）。

2.五味子配伍五倍子　五味子酸温而能涩补，功善益气固表止汗、滋阴敛汗，为治自汗、盗汗的常用药；可益肺气、补肾气，而可治肺虚咳嗽或肺肾两虚之久嗽咳喘；能温补脾肾、涩肠止泻、涩精止遗，而为治脾虚或脾肾两虚久泻久痢、遗精、滑精之要药。五倍子性寒味酸涩，以收敛固涩见长，能敛肺、敛汗、涩肠止泻、收敛止血，且固精止遗，广泛用于多种滑脱不禁证。两药配伍，寒温相济，共奏收敛固涩、止血止汗之效。常用于各种滑脱不禁证。方如五味子汤（《杂病源流犀烛》）。

3.五味子配伍黄芪　二药都有固表止汗之功。五味子酸敛温补，偏于益气固表止汗，且能滋阴敛汗；黄芪甘温润补，长于补气升阳、益卫固表，对气虚体弱、肌表不固之自汗尤为适宜。两药配伍，既能滋阴敛汗，又可益气固表止汗。常用于自汗证。方如玉液汤（《医学衷中参西录》）。

禹余粮《神农本草经》

【来源】本品为氢氧化物类矿物褐铁矿，主含碱式氧化铁［FeO（OH）］。主产于浙江、广东等地。全年可采。采挖后，除去杂石，洗净泥土，干燥。醋煅用。

【药性与功效】《神农本草经》："味甘，寒。主咳逆，寒热烦满，下利赤白，血闭，癥瘕，大热。炼饵服之，不饥，轻身延年。"《本草纲目》："催生，固大肠。"又云："禹余粮，手足阳明血分重剂也。其性涩，故主下焦先后诸病。"现代多认为禹余粮味甘、涩，微寒。归胃、大肠经。具有涩肠止泻、收敛止血、止带的作用。

【配伍应用】

1. **禹余粮配伍石榴皮** 两药均性涩，能涩肠止泻、固崩止血，故常相须为用，增强收敛之力。然而禹余粮性平缓，可外用治皮肤溃疡；石榴皮酸涩性温，不仅可内服止崩带下，研末外用可止血，还长于杀虫，治虫积腹痛。

2. **禹余粮配伍赤石脂** 禹余粮味甘涩性平，能涩肠止泻；赤石脂甘温酸涩，能固肠胃，具有收敛之功。两药相须而用，用于久泻、久痢者。方如赤石脂禹余粮汤（《伤寒论》）。

3. **禹余粮配伍当归** 禹余粮固涩止带、止血；当归味甘质润，其气轻而辛，能补血活血、调经止痛。两药配伍，既能养血调经，又能活血固涩。适用于血虚烦热导致的月经过多、崩漏带下等。方如柏叶散（《太平圣惠方》）。

山茱萸《神农本草经》

【来源】本品为山茱萸科植物山茱萸 *Cornus officinalis* Sieb. et Zucc. 的成熟果肉。主产于浙江、安徽、河南、陕西、山西等地。秋末冬初采收。用文火烘焙或置沸水中略烫，及时挤出果核。晒干或烘干用。

【药性与功效】《神农本草经》："主心下邪气，寒热，温中，逐寒湿痹，去三虫。"《药性论》："止月水不定，补肾气，兴阳道，添精髓，疗耳鸣……止老人尿不节。"现代多认为山茱萸味酸、涩，微温。归肝、肾经。具有补益肝肾、收涩固脱等作用。

【配伍应用】

1. **山茱萸配伍补骨脂** 山茱萸酸温质润，入肝、肾经，既能益精，又可助阳，功善补益肝肾，为平补阴阳、固精止遗之要药；补骨脂性温苦辛，可补肾助阳、固精缩尿，为治腰膝冷痛、肾虚阳痿、遗尿尿频、遗精滑泄之常用药。两药配伍，可显著增强补肾遗精助阳、固精缩尿之功。常用于阳痿、遗精遗尿、腰膝冷痛等肝肾不足之证。

2. **山茱萸配伍人参** 山茱萸功善补益肝肾，收敛止汗；人参善大补元气，能扶危救脱，善治元气耗散、体虚欲脱、脉微欲绝之危重证候。两药配伍，能补肾强壮、固脱敛汗涩精。常用于正气欲脱，虚汗淋漓，肢冷，脉微等。

3. **山茱萸配伍当归、白芍** 山茱萸酸温，能涩善补，既能益精，又可助阳，功善补益肝肾、收敛止血、固精缩尿，为平补阴阳、固冲止漏之要药；白芍功能补血敛阴，调经止痛；当归功能养血补虚，活血调经。三药合用，能补肝益肾，固冲止漏。常用于阴血不足，月经过多，或冲任不固，营血失充，漏下不止，腰酸眩晕等。

第十五章　攻毒杀虫止痒药

凡以攻毒疗疮，杀虫止痒为主要作用的药物，分别称为攻毒药或杀虫止痒药。本类药物以外用为主。主要适用于某些外科皮肤及五官科病证，如疮痈疔毒，疥癣，湿疹，聤耳，梅毒及虫蛇咬伤，癌肿等。

雄黄《神农本草经》

【来源】本品为硫化物类矿物雄黄的矿石。主含二硫化二砷（As_2S_2）。主产于广东、湖南、湖北、贵州、四川等地。随时可采，采挖后除去杂质。研成细粉或水飞，生用。切忌火煅。

【药性与功效】《神农本草经》："味苦，平、寒。主寒热，鼠瘘，恶疮，疽痔，死肌，杀精物，恶鬼，邪气，百虫毒，胜五兵。"《日华子本草》："治疥癣，风邪癫痫，岚瘴，一切蛇虫、犬兽伤咬。"现代多认为雄黄辛，温。有毒。归肝、胃、大肠经。具有解毒、杀虫的作用。

【配伍应用】

1. 雄黄配乳香、没药　雄黄温燥有毒，攻毒疗疮力强；乳香、没药有活血行气、消肿止痛之功。诸药相配，共奏攻毒疗疮、活血消肿止痛之效。用于痈肿疮毒。方如醒消丸。

2. 雄黄配白矾　雄黄有解毒燥湿杀虫之功；白矾既能解毒杀虫，又能燥湿止痒。两药配伍，更增燥湿杀虫止痒之力。适用于湿疹瘙痒。方如二味拔毒散。

矾石《神农本草经》

【来源】本品又名白矾，为硫酸盐类矿物明矾石经加工提炼制成。主含含水硫酸铝钾［$KAl(SO_4)_2 \cdot 12H_2O$］。

【药性与功效】《神农本草经》："矾石，味酸，寒。主寒热，泄利，白沃，阴蚀，恶疮，目痛，坚筋骨齿。炼饵服之，轻身不老，增年。一名羽碍，生山谷。"《本草纲目》："吐下痰涎饮澼，燥湿解毒追涎，止血定痛，食恶肉，生好肉，治痈疽疔肿恶疮，癫痫疸疾，通大小便，口齿眼目诸病，虎犬蛇蝎百虫伤。"现代多认为白矾味酸、涩，寒。归肺、脾、肝、大肠经。外用解毒杀虫，燥湿止痒；内服止血止泻，祛除风痰。外治用于湿疹、疥癣、脱肛、痔疮、聤耳流脓；内服用于久泻不止、便血、崩漏、癫痫发狂。

【配伍应用】

1. **白矾配煅石膏**　白矾外用以收湿止痒见长，煅后尚有敛疮生肌之功；煅石膏长于收湿敛疮生肌。两药配伍，共奏收湿止痒、敛疮生肌之功。适用于湿疹瘙痒、湿疮等。

2. **白矾配儿茶**　两药皆味涩收敛，均有收敛止血、敛疮生肌之功。两药相配，可增强止血生肌之效。适用于吐衄下血、外伤出血等出血证。

3. **白矾配五倍子**　两药皆为酸涩之品，内服均有涩肠止泻、收敛止血之功。两药相伍，涩肠固脱而止泻痢，收敛止血，适用于久泻、久痢，也可用治便血、崩漏下血等出血证。方如玉关丸。

4. **白矾配郁金**　白矾酸涩性寒，内服有清热消痰功效，善化顽痰；郁金辛苦性寒，功善凉血清心，解郁开窍。两药相配，则能清心祛痰，开窍醒神。适用于痰热蒙蔽心窍之癫狂、癫痫等。方如白金丸。

蛇床子《神农本草经》

【来源】本品为伞形科植物蛇床 *Cnidium monnieri*（L.）Cuss. 的干燥成熟果实。夏、秋二季果实成熟时采收，除去杂质，晒干。本品气香，味辛凉、有麻舌感。以颗粒饱满、灰黄色、香气浓者为佳。生用。

【药性与功效】《神农本草经》："味苦，平。主妇人阴中肿痛，男子阳痿、湿痒，除痹气，利关节，癫痫恶疮。久服轻身。"《本草纲目》："苦，平，无毒。蛇床乃右肾命门、少阳三焦气分之药，神农列之上品，不独辅助男子，而又有益妇人。世人舍此而求补药于远域，岂非贱目贵耳乎？"现代多认为蛇床子味辛、苦，温。有小毒。归肾经。有杀虫止痒、燥湿、温肾壮阳的作用。

【配伍应用】

1. **蛇床子配菟丝子**　两药皆有温补肾阳之功。其中蛇床子性温燥，补肾阳之力较强；菟丝子补肾阳之力缓和，兼能益肾精。两药相伍，有补肾助阳益精之效。适用于阳痿、宫冷不孕。

2. **蛇床子配杜仲**　两药皆有温补肾阳之功。其中蛇床子辛苦温，兼能祛寒燥湿；杜仲甘温长于补益，兼能强筋骨。两药相伍，共收温肾散寒、祛湿除痹之功。适用于寒湿久痹兼肾虚者。

第十六章 其他药

其他类药物，如涌吐药具有涌吐毒物、宿食、痰涎的作用。主要适用于误食毒物，停留胃中，未被吸收。或宿食停滞不化，尚未入肠，胃脘胀痛。或痰涎壅盛，阻于胸膈或咽喉，呼吸急促。或痰浊上涌，蒙蔽清窍，癫痫发狂等证；拔毒化腐生肌药外用能够拔毒化腐，生肌敛疮。主要适用于痈疽疮疡溃后脓出不畅，或溃后腐肉不去，新肉难生，伤口难以生肌愈合之证，以及癌肿，梅毒。

瓜蒂《神农本草经》

【来源】本品为葫芦科植物甜瓜 *Cucumis melo* L. 的果蒂。全国各地多有栽培。夏季甜瓜盛产时，将尚未成熟的果实摘下，切取瓜蒂，阴干。生用。以色棕黄、味苦者为佳。

【药性与功效】《神农本草经》："瓜蒂，味甘，寒。主青盲，明目除邪，利大小便，去寒热。久服，益气力，不饥，轻身。一名马苋。"《本草纲目》："苦，寒，有毒。吐风热痰涎，治风眩头痛，癫痫喉痹，头目有湿气。"现代多认为瓜蒂苦，寒；有毒。归胃经。具有涌吐痰食、祛湿退黄的功效。用于治疗痰火郁于胸中、宿食停滞胃脘、湿热黄疸等。

【配伍应用】

1. 瓜蒂配赤小豆 两者均有祛湿退黄之功。瓜蒂长于涌吐痰食，赤小豆尚能利水消肿。两药相伍，共奏涌吐痰食、利湿退黄之功。用于热痰壅滞胸膈、宿食停滞胃脘、误食毒物不久，以及湿热黄疸、水肿等。方如瓜蒂散。

2. 瓜蒂配甘草 瓜蒂长于涌吐痰食、毒物；甘草有清热解毒之功，为解药食中毒要药。两药相伍，则有涌吐毒物、清热解毒作用。用于药食中毒。方如救死丹。

3. 瓜蒂配川芎 瓜蒂有涌吐痰食、祛湿之功，能去头风湿气；川芎长于祛风止痛，为治头痛之要药。两药相伍，可增强祛风除湿止痛作用。用于湿家头痛、头目昏眩等。

铅丹《神农本草经》

【来源】本品为纯铅加工制成的铅的氧化物（Pb_3O_4）。主产于河南、广东、福建、云南等地。生用或炒用。又名广丹、黄丹。

【药性与功效】《神农本草经》："味辛。微寒。主治咳逆，胃反，惊痫，癫疾，除热，下气，炼化还成九光。"《本草纲目》："辛，微寒，无毒。能解热拔毒，长肉去瘀，故治恶疮肿毒，及人膏药，为外科必用之物也。"现代多认为铅丹味辛，微寒；有毒。

归心、肝经。可拔毒生肌，杀虫止痒。外用治疮疡溃烂、湿疹瘙痒、疥癣、狐臭、酒齄鼻；内服治惊痫癫狂、疟疾。

【配伍应用】

1. **铅丹配煅石膏** 铅丹辛散，长于拔毒化腐生肌；煅石膏性涩收敛，长于敛疮生肌。两药配伍，拔毒化腐、敛疮生肌之功兼备。适用于痈疽溃后不敛。方如桃花散。

2. **铅丹配黄明胶** 铅丹辛、微寒，外用拔毒生肌；黄明胶散痈肿，调脓止痛，护膜生肌。两者合用，治疮疡初起红肿或脓成未溃者。

3. **铅丹配轻粉** 治狐臭及皮肤多汗，可与轻粉各少许，水调频搽腋下。

下篇 方 剂

第十七章 解表剂

凡以解表药为主组成，具有发汗、解肌、透疹等作用，用以治疗表证的方剂，统称解表剂。本类方剂是根据《素问·阴阳应象大论》"其在皮者，汗而发之""因其轻而扬之"的理论立法，属于"八法"中的"汗法"。

解表剂是为六淫之邪侵袭人体肌表、肺卫所致的各种表证而设。此时邪未深入，病势轻浅，可用辛散轻宣的药物使外邪从肌表而出。如果失时不治或治不如法，病邪不从外解，必转而深入，变生他证。所以《素问·阴阳应象大论》指出："善治者，治皮毛，其次治肌肤，其次治筋脉，其次治六腑，其次治五脏。治五脏者，半死半生也。"强调外感六淫初起，若及时运用解表剂治疗，使邪从外解，则能早期治愈，防止传变。

解表剂主要用治表证，故凡风寒所伤或温病初起，以及麻疹、疮疡、水肿、痢疾等病初起之时，见恶寒、发热、头痛、身痛、无汗或有汗、苔薄白、脉浮等表证者，均可用解表剂治疗。

表证病性有寒热之异，患者体质有虚实之差别。表寒者当辛温解表；表热者当辛凉解表；兼气、血、阴、阳不足者，尚需结合补益法以扶正祛邪。因此解表剂分为辛温解表剂、辛凉解表剂、扶正解表剂等三类。另外，解表剂是针对六淫外邪侵袭肌表的病变而设，故本教材其他章节中具有疏散外风、轻宣外燥、祛风胜湿功效的方剂，亦属解表剂范畴。

解表剂多用辛散轻扬之品组方，不宜久煎，以免药性耗散、作用减弱而影响疗效。在服法上一般宜温服，服药后宜避风寒，或加衣被，或辅之以粥，以助汗出。取汗程度以遍身微汗为佳，不可发汗太过，也不能发汗不彻。若汗出不彻，则病邪不解；汗出太过，易耗气伤津，甚则出现亡阴亡阳的危重证候。汗出病瘥，即当停服，不必尽剂。若表邪未尽，而又见里证者，一般应先解表，后治里；表里并重者，则当表里双解。若外邪已经入里，或麻疹已透，或疮疡已溃，或虚证水肿，或吐泻伤津等，均不宜适用。服用解表剂时，饮食宜清淡，以素食为主，应注意禁生冷、油腻之品，以免影响药物的吸收及药效的发挥。

第一节　辛温解表

辛温解表剂，适用于外感风寒表证。外感风寒之邪侵袭人体，肌肤毛窍闭塞，肺气不宣，卫气不得外达，营气为寒邪束缚涩而不畅。症见恶寒发热、头项强痛、肢体酸痛、口不渴、舌苔薄白、脉浮紧或浮缓等。临床常用辛温解表药如麻黄、桂枝、荆芥、防风、苏叶等为主组成方剂。因寒邪束表，每致营阴郁滞，肺失宣降，故此类方剂多配伍活血通脉的桂枝、川芎及宣降肺气的杏仁、桔梗等。代表方如麻黄汤、桂枝汤、小青龙汤等。

麻黄汤《伤寒论》

【组成】麻黄去节，三两（9g）　桂枝去皮，二两（6g）　杏仁去皮尖，七十个（6g）　甘草炙，一两（3g）

【方歌】麻黄汤中用桂枝，杏仁甘草四般施；发热恶寒头项痛，喘而无汗服之宜。

【用法】上四味，以水九升，先煮麻黄，减二升，去上沫，内诸药，煮取二升半，去滓，温服八合。覆取微似汗，不须啜粥，余如桂枝法将息（现代用法：水煎服，温覆取微汗）。

【功用】发汗解表，宣肺平喘。

【主治】外感风寒表实证。恶寒发热，头身疼痛，无汗而喘，舌苔薄白，脉浮紧。

【方解】本方证乃外感风寒，营卫郁滞，肺失宣降所致。风寒之邪外袭肌表，使卫阳被遏，腠理闭塞，营阴郁滞，经脉不通，故见恶寒、发热、无汗、头身痛；肺主气属卫，外合皮毛，寒邪外束于表，影响肺气的宣肃下行，则上逆为喘；舌苔薄白、脉浮紧皆是风寒在表之征。治当发汗解表，宣肺平喘。方中麻黄苦辛性温，归肺与膀胱经，善开腠发汗，祛在表之风寒，且宣肺平喘，开闭郁之肺气，故本方用以为君药。由于本方证属卫郁营滞，单用麻黄发汗，只能解卫气之闭郁，所以又用透营达卫的桂枝为臣药，解肌发表，温通经脉，既助麻黄解表，使发汗之力倍增；又畅行营阴，使疼痛之症得解。二药相须为用，是辛温发汗的常用组合。杏仁降利肺气，与麻黄相伍，一宣一降，以恢复肺气之宣降，加强宣肺平喘之功，是为宣降肺气的常用组合，为佐药。炙甘草既能调和麻、杏之宣降，又能缓和麻、桂相合之峻烈，使汗出不致过猛而耗伤正气，是使药而兼佐药之用。四药配伍，表寒得散，营卫得通，肺气得宣，则诸症可愈。

本方配伍特点有二：一为麻、桂相须，发卫气之闭以开腠理，透营分之郁以畅营阴，则发汗解表之功益彰；二为麻、杏相使，宣降相因，则宣肺平喘之效甚著。

【运用】

1. 辨证要点　本方是治疗外感风寒表实证之基础方。临床应用以恶寒发热，无汗而喘，脉浮紧为辨证要点。

2. 加减变化　若肺郁生痰，见咳痰清稀、胸闷气急者，加苏子、橘红等以祛痰平喘；若外感风寒较轻，见头身疼痛不甚者，可去桂枝，或加苏叶、荆芥以辛散解表；若鼻塞流涕重者，加苍耳子、辛夷以宣通鼻窍；若夹湿邪而兼见骨节酸痛，加苍术、薏苡仁以祛风除湿；兼里热之烦躁、口干，酌加石膏、黄芩以清泄郁热。本方除桂枝、杏仁，名甘草麻黄汤，治里水，重复取汗。

3. **现代运用** 本方常用于感冒、流行性感冒、急性支气管炎、支气管哮喘、荨麻疹等属风寒表实证者。

4. **使用注意** 本方为辛温发汗之峻剂，故《伤寒论》对"疮家""淋家""衄家""亡血家"，以及外感表虚自汗、血虚而脉兼"尺中迟"、误下而见"身重心悸"等，虽有表寒证，亦皆禁用；风热、温热所致的风热表证，或表寒误治，邪郁化热入里，而见发热口渴、苔黄脉数者，亦非本方所宜；本方君药麻黄含有麻黄碱，有收缩血管及升压作用，故临床高血压和心脏病患者慎用。麻黄汤药味虽少，但发汗力强，不可过服；否则，汗出过多必伤人正气。正如柯琴指出："此乃纯阳之剂，过于发散，如单刀直入之将，投之恰当，一战成功。不当则不戢而召祸。故用之发表，可一而不可再。"（《伤寒来苏集·伤寒附翼》卷上）

【附方】

1. **麻黄加术汤**（《金匮要略》） 麻黄去节，三两（9g） 桂枝去皮，二两（6g） 甘草炙，一两（3g） 杏仁去皮尖，七十个（6g） 白术四两（12g） 上五味，以水九升，先煮麻黄，减二升，去上沫，内诸药，煮取二升半，去滓，温服八合，覆取微似汗。功用：发汗解表，散寒除湿。主治：风寒夹湿痹证。外感寒湿，恶寒发热，身体烦疼，无汗不渴，苔白腻，脉浮紧者。

2. **麻黄杏仁薏苡甘草汤**（《金匮要略》） 麻黄去节，汤泡，半两（6g） 杏仁去皮尖，炒，十个（6g） 薏苡仁半两（12g） 甘草炙，一两（3g） 上锉麻豆大，每服四钱匕（12g）。以水一盏半，煮八分，去滓，温服。有微汗，避风。功用：发汗解表，祛风除湿。主治：风湿在表，湿郁化热证。一身尽疼，发热，日晡所剧者。

3. **大青龙汤**（《伤寒论》） 麻黄去节，六两（12g） 桂枝去皮，二两（6g） 甘草炙，二两（6g） 杏仁去皮尖，四十枚（6g） 石膏如鸡子大，碎（12g） 生姜切，三两（9g） 大枣十二枚，擘（3g） 上七味，以水九升，先煮麻黄，减二升，去上沫，内诸药，煮取三升，去滓，温服一升。取微似汗，汗出多者，温粉粉之；一服汗者，停后服；若复服，汗多亡阳，遂虚，恶风烦躁，不得眠也。功用：发汗解表，清热除烦。主治：外感风寒，里有郁热证。恶寒发热，身疼痛，无汗烦躁，脉浮紧。

4. **文蛤汤**（《金匮要略》） 文蛤五两（15g） 麻黄三两（9g） 甘草三两（9g） 生姜三两（9g） 石膏五两（15g） 杏仁五十个（8.5g） 大枣十二枚 上七味，以水六升，煮取二升，温服一升，汗出即愈。功用：解表散邪，清胃止渴。主治：外感风寒，兼内有胃热证。渴欲饮水，饮水不解，渴而贪饮，头痛，发热，恶风寒，无汗，苔薄，脉紧或数等。

5. **三拗汤**（《太平惠民和剂局方》） 麻黄不去节 苦杏仁不去皮尖 甘草不炙，各等分（30g） 上为粗末，每服五钱（15g），水一盏半，姜五片，同煎至一盏，去渣，通口服。以衣被盖覆睡，取微汗为度。功用：宣肺解表。主治：外感风寒，肺气不宣证。鼻塞声重，语音不出，咳嗽胸闷。

6. 华盖散（《博济方》） 紫苏子炒 麻黄去根、节 杏仁去皮尖 陈皮去白 桑白皮 赤茯苓去皮，各一两（30g） 甘草炙，半两（15g） 上药同为粗末，每服二钱（6g），水一盏，煎至六分，食后温服。功用：宣肺解表，化痰止咳。主治：素体痰多，外感风寒证。咳嗽上气，呀呷有声，吐痰色白，胸膈痞闷，鼻塞声重，恶寒发热，苔白润，脉浮紧。

麻黄加术汤与麻黄杏仁薏苡甘草石膏汤均由麻黄汤加减而成，均是治疗外感风寒夹湿的方剂。但前方证属素体痰多，又外感风寒，表寒及身疼较后方为重，故用麻黄、桂枝与白术相配，以发汗解表、散寒祛湿。然发汗祛湿又不宜过汗，方中麻黄得白术虽发汗而不致太过，白术得麻黄则能尽去表里之湿，相辅相成，深得配伍之妙。后方证不仅表寒及身疼比较轻，且日晡潮热加剧，有化热之倾向，故而不用桂枝、白术，改用薏苡仁渗利清化。全方用量尤轻，亦为微汗之用。

大青龙汤系由麻黄汤重用麻黄，再加石膏、生姜、大枣组成。主治风寒表实重证而兼里有郁热者。方中倍用麻黄，故其发汗之力尤峻。其烦躁为郁热在里，故加石膏清热除烦；生姜合麻黄、桂枝则散风寒以解表邪，合大枣、甘草则益脾胃以滋汗源，使汗出表解，寒热烦躁并除。文蛤汤系麻黄汤减桂枝，加文蛤、生姜、石膏、大枣而成，其解表散邪，清胃止渴，适用于外感风寒，兼内有胃热证。

三拗汤与华盖散皆为麻黄汤去桂枝，故功用重在宣散肺中风寒，主治风寒犯肺之咳喘证。但三拗汤为宣肺解表的基础方，主治风寒袭肺的咳喘轻证；华盖散主治素体痰多而风寒袭表证，故加苏子、陈皮、桑白皮、赤茯苓以降气祛痰，加强化痰止咳的作用。

桂枝汤《伤寒论》

【组成】桂枝去皮，三两（9g） 芍药三两（9g） 甘草炙，二两（9g） 生姜切，三两（9g） 大枣擘，十二枚（3枚）

【方歌】桂枝汤治太阳风，芍药甘草姜枣同；解肌发表调营卫，表虚有汗此为功。

【用法】上五味，㕮咀，以水七升，微火煮取三升，适寒温，服一升。服已须臾，啜热稀粥一升余，以助药力。温覆令一时许，遍身漐漐微似有汗者益佳，不可令如水流漓，病必不除。若一服汗出病瘥，停后服，不必尽剂；若不汗，更服，依前法；又不汗，后服小促其间，半日许令三服尽。若病重者，一日一夜服，周时观之，服一剂尽，病证犹在者，更作服；若汗不出，乃服至二三剂。禁生冷、黏滑、肉、面、五辛、酒酪、臭恶等物（现代用法：水煎服，温覆取微汗）。

【功用】解肌发表，调和营卫。

【主治】外感风寒表虚及营卫不和证。头痛发热，汗出恶风，鼻鸣干呕，苔白不渴，脉浮缓或浮弱。

【方解】本方证为外感风寒，卫强营弱，营卫不和所致。风寒伤人肌表，本应恶寒发热而无汗，今汗自出而发热恶风者，是虽外感风寒，而以风邪为主之故。盖风为阳邪，其性开泄。风邪伤卫，腠理不固，卫气外泄，营阴不得内守，故汗出而发热恶风不解，即所谓的"营卫不和"。卫得风而强，营不守而弱，故《伤寒论》谓之太阳中风，其病机为"卫强营弱"。然卫强而不能固护，汗出而营阴受损，所以本证的本质实为"营卫俱弱",习惯上称其为外感风寒表虚证。外感风邪,风性开泄,卫气因之失其固护之性,"阳强而不能密",不能固护营阴,致令营阴不能内守而外泄,故恶风发热、汗出头痛、脉浮缓等;风寒侵袭,肺气失宣,胃气不和,则鼻鸣干呕。风寒在表,应辛温发散以解表,但本方证属表虚,腠理不固,故当解肌发表,调和营卫,即祛邪扶正兼顾为治。方中桂枝为君,助卫阳,通经络,解肌发表而祛在表之风邪。芍药为臣,益阴敛营,敛固外泄之营阴。桂芍等量合用,寓意有三:一为针对卫强营弱,体现营卫同治,邪正兼顾;二为相辅相成,桂枝得芍药,使汗而有源,芍药得桂枝,则滋而能化;三为相制相成,散中有收,汗中寓补。此为本方外可解肌发表,内调营卫、阴阳的基本结构。生姜辛温,既助桂枝辛散表邪,又兼和胃止呕;大枣甘平,既能益气补中,且可滋脾生津。姜枣相配,是为补脾和胃、调和营卫的常用组合,共为佐药。炙甘草调和药性,合桂枝"辛甘化阳"以实卫,合芍药"酸甘化阴"以和营,功兼佐使之用。综观本方,药虽五味,但配伍严谨,发中有补,散中有收,邪正兼顾,阴阳并调。柯琴誉桂枝汤为"仲景群方之冠,乃滋阴和阳,调和营卫,解肌发汗之总方也"(《伤寒来苏集·伤寒附翼》)。

本方证中已有汗出,何以又用桂枝汤发汗?盖本方证之自汗,是由风寒外袭,卫阳不固,营阴失守,津液外泄所致。故外邪不去,营卫不和,则汗不能止。桂枝汤虽曰"发汗",实寓解肌发表与调和营卫双重用意,外邪去而肌表固密,营卫和则津不外泄。故如法服用本方,于遍身微汗之后,则原证之汗出自止。为了区别两种汗出的不同性质,近贤曹颖甫称外感风寒表虚证之汗出为"病汗",谓服桂枝汤后之汗出为"药汗",并鉴别指出:"病汗常带凉意,药汗则带热意,病汗虽久,不足以去病,药汗瞬时,而功乃大著,此其分也。"(《经方实验录·卷上》)

本方的治疗范围,从《伤寒论》与《金匮要略》及后世医家的运用情况来看,不仅用于外感风寒表虚证,而且还运用于病后、产后、体弱等因营卫不和所致的病证。这是因为桂枝汤本身具有调和营卫、阴阳的作用,而许多疾病在其病变过程中,多可出现营卫、阴阳失调的病理状态。正如徐彬所说:"桂枝汤,外证得之,解肌和营卫;内证得之,化气调阴阳。"(《金匮要略论注·卷上》)

麻黄汤和桂枝汤同属辛温解表剂,都可用治外感风寒表证。麻黄汤中麻、桂并用,佐以杏仁,发汗散寒力强,又能宣肺平喘,为辛温发汗之重剂,主治外感风寒所致恶寒发热而无汗喘咳之表实证;桂枝汤中桂、芍并用,佐以姜、枣,发汗解表之力逊于麻黄汤,但有调和营卫之功,为辛温解表之和剂,主治外感风寒所致恶风发热而有汗出之表虚证。

【运用】

1. **辨证要点** 本方为治疗外感风寒表虚证的基础方,又是调和营卫、调和阴阳治法的代表方。临床应用以恶风、发热、汗出、脉浮缓为辨证要点。

2. **加减变化** 恶风寒较甚者,宜加防风、荆芥、淡豆豉以疏散风寒;兼见咳喘者,宜加杏仁、苏子、桔梗以宣肺止咳平喘;体质素虚者,可加黄芪益气,以扶正祛邪。

3. **现代运用** 本方常用于感冒、流行性感冒、上呼吸道感染等属外感风寒表虚者;

亦可用于原因不明的低热、产后及病后的低热、经前产后诸症、妊娠呕吐、神经衰弱、多形红斑、冻疮、过敏性鼻炎、荨麻疹等属营卫不和者。

4.使用注意 凡外感风寒表实无汗，或表寒里热，不汗出而烦躁者；温病初起，见发热口渴、咽痛脉数者，以及中焦湿热，见舌苔黄腻者，皆不宜使用本方。服药期间禁食生冷、黏腻、酒肉、臭恶等物。《伤寒论》对本方服法的要求也极为讲究，首先是"适寒温"服之，"服已须臾，啜热稀粥"，借水谷之精气，温养中焦，不但易为酿汗，更可使外邪速去而不致重感。同时，"温覆令一时许"，即是避风助汗之意，待其"遍身漐漐，微似有汗"，是脾胃之气已和，津液得通，营卫和谐，腠理复固，故云"益佳"。至于服后汗出病瘥，停后服，不效，再服，"乃服至二三剂"，以及禁食生冷黏腻、酒肉臭恶等，尤其是"不可令如水流漓，病必不除"，是服解表剂应该注意的通则。

【附方】

1. **桂枝加葛根汤**（《伤寒论》） 葛根四两（12g） 桂枝去皮，二两（6g） 芍药二两（6g） 甘草二两（6g） 生姜切，三两（9g） 大枣擘，十二枚（6g） 上六味，以水八升，煮取三升，去滓，温服一升，覆取微似汗，不须啜粥，余如桂枝法将息禁忌。功用：解肌发表，升津舒经。主治：太阳中风兼太阳经气不舒证。太阳病，项背强几几，汗出恶风者。

2. **桂枝加厚朴杏子汤**（《伤寒论》） 桂枝去皮，三两（9g） 芍药三两（9g） 甘草炙，二两（9g） 生姜切，三两（9g） 大枣擘，十二枚（6g） 厚朴炙，去皮，二两（6g） 杏仁去皮尖，五十个（6g） 上七味，以水七升，微火煮取三升，去滓，温服一升，覆取微似汗。功用：解肌发表，降气平喘。主治：素有喘疾，又感风寒而见桂枝汤证者；或风寒表证误用下剂后，表证未解而微喘者。

3. **桂枝加桂汤**（《伤寒论》） 桂枝五两，去皮（15g） 芍药三两（9g） 生姜切，三两（9g） 甘草炙，二两（6g） 大枣擘，十二枚（6g） 上五味，以水七升，煮取三升，去滓，温服一升。功用：温通心阳，平冲降逆。主治：心阳虚奔豚证。太阳病误用温针或因发汗过多而发奔豚，气从少腹上冲心胸，起卧不安，有发作性者。

4. **桂枝加芍药汤**（《伤寒论》） 桂枝三两（9g） 芍药六两（18g） 甘草炙，二两（6g） 大枣擘，十二枚（6g） 生姜切，三两（9枚） 上五味，煮取三升，去渣，温分三服。功用：调和气血，缓急止痛。主治：太阳病误下，邪陷太阴，腹满时痛者。

5. **桂枝加大黄汤**（《伤寒论》） 桂枝去皮，三两（9g） 大黄一两（3g） 芍药六两（18g） 生姜切，三两（9g） 甘草炙，二两（6g） 大枣擘，十二枚（6g） 上六味，以水七升，煮取三升，去滓，温服一升，日三服。功用：解表攻下。主治：太阳病误下，邪陷太阴，腹满大实痛者。

上述五方皆为桂枝汤类方，其证之病机以营卫不和或气血阴阳失调为共性，故用桂枝汤和营卫、调阴阳。前二方主治证以外感风寒表虚为基本病机，桂枝加葛根汤主治外感风寒，太阳经气不舒，津液不能敷布，经脉失去濡养之恶风汗出、项背强而不舒，故用桂枝汤加葛根以解肌发表，升津舒经；桂枝加厚朴杏子汤主治风寒表虚证兼见肺失肃降之喘逆，故加厚朴、杏仁降气平喘。后二方因药量之变化，已由治表之剂变为治里之方，其中桂枝加桂汤主治太阳病发汗太过，耗损心阳，心阳不能下蛰于肾，肾中寒水之气上犯凌心所致的奔豚病，故加桂二两以加强温通心阳、平冲降逆的作用；桂枝加芍药汤是由桂枝汤原方倍芍药而成，主治太阳病误下伤中、邪陷太阴、土虚木乘之腹痛，故用桂枝汤通阳温脾，倍芍药以柔肝缓急止痛；桂枝加大黄汤即桂枝加芍药汤再加大黄组成，主治太阳病误下，邪陷太阴，脾伤气滞络瘀，郁滞较甚之腹满大实痛者。

6.**桂枝麻黄各半汤**（《伤寒论》）　桂枝去皮，一两十六铢（5.2g）　芍药　生姜切　甘草炙　麻黄去节，各一两（各3g）　杏仁汤浸，去皮尖及两仁者，二十四枚（4g）　上作一服，水二盏，生姜五片，大枣二枚，煎至一盏，不拘时服。功用：发汗解肌，调和营卫。主治：太阳伤寒轻证。太阳病，发热恶寒，热多寒少，症如疟状，一日二三度发，面赤，身痒无汗，舌淡苔薄白，脉浮或紧。

7.**桂枝二麻黄一汤**（《伤寒论》）　桂枝一两十七铢（5.4g）　芍药一两六铢（3.7g）　麻黄去节，十六铢（2.1g）　甘草一两二铢（3.2g）　杏仁去皮尖，十六个（2.5g）　生姜一两六铢（4g）　大枣擘，五枚　上七味，以水五升，先煮麻黄一二沸，去上沫，内诸药，煮取二升，去滓，温服一升，日再服。本云，桂枝汤二分，麻黄汤一分，合为二升，分再服。今合为一方，将息如前法。功用：解肌散邪，微发其汗。主治：太阳中风轻证。发热恶寒，形似疟状，一日再发，汗出，舌淡苔薄，脉浮或缓或弱。

8.**桂枝二越婢一汤**（《伤寒论》）　桂枝去皮　芍药　麻黄　甘草炙，各十八铢（各2.3g）　石膏碎，绵裹，二十四铢（3g）　大枣擘，四枚　生姜切，一两二铢（3.3g）　上七味，以水五升，煮麻黄一二沸，去上沫，内诸药，煮取二升，去滓，温服一升，日再服。功用：解表散邪，清透郁热。主治：太阳病发热恶寒，热多寒少，脉微弱者。

桂枝麻黄各半汤、桂枝二麻黄一汤与桂枝二越婢一汤三方证的病机均为表郁邪微，症状均有发热恶寒，热多寒少，治用辛温微汗。但桂麻各半汤证为表郁稍重，表现为寒热一日二三度发，治以小发其汗；桂枝二麻黄一汤证，表郁较轻，表现为寒热一日再发，治以微发其汗；桂枝二越婢一汤证，属表郁兼内热，除寒热并见外，尚有轻微里热烦躁，治以辛温小汗，兼清郁热。

9.**桂枝新加汤**（《伤寒论》）　桂枝去皮，三两（9g）　芍药四两（12g）　甘草炙，二两（6g）　人参三两（9g）　生姜切，四两（12g）　大枣擘，十二枚　上六味，以水一斗二升，煮取三升，去滓，温服一升。功用：调和营卫，益气和营。主治：太阳中风兼气营不足证。发汗后，身疼痛，脉沉迟者。

10.**栝楼桂枝汤**（《金匮要略》）　栝楼根二两（6g）　桂枝三两（9g）　芍药三两（9g）　甘草炙，二两（6g）　生姜三两（9g）　大枣四枚　上六味，以水九升，煎取三升，分温三服，取微汗。汗不出，食顷，啜热粥发之。功用：解肌散邪，育阴生津。主治：柔痉。太阳病，其证备，身体强，几几然，脉反沉迟者。

桂枝新加汤与栝楼桂枝汤同可疗表里兼证，即在表是太阳中风证，在里是阴津不足证。但桂枝新加汤主治病证重在营（血）阴不足，肌肉失养之身疼痛；而栝楼桂枝汤主治病证重在阴津失荣，筋脉肌肉之强几几。可见二者，一在于除疼痛为主，一在于止强几几为主。

11.**桂枝加龙骨牡蛎汤**（《金匮要略》）　桂枝　芍药　生姜各三两（各9g）　甘草二两

（6g） 大枣十二枚　龙骨　牡蛎各三两（各9g）　上七味，以水七升，煮取三升，分三次温服。功用：调和阴阳，潜阳涩精。主治：虚劳病阴阳两虚证。夜梦遗精，少腹弦急，阴头寒，目眩发落，脉象极虚芤迟，或芤动微紧。亦治下焦虚寒，少腹拘急，脐下动悸之遗尿证。

本方证为久病遗精患者，精液耗损，阴损及阳，阴阳两虚所致。本方虽为桂枝汤加味，但主治已与表证无涉，方取桂枝汤，意不在解肌散邪，而在资助营卫以调补阴阳，并加龙骨、牡蛎潜镇摄纳，使阳固阴守，精不外泄。

12.**桂枝去芍药汤**（《伤寒论》）　桂枝去皮，三两（9g）　甘草炙，二两（6g）　生姜切，三两（9g）　大枣擘，十二枚　上四味，以水七升，煮取三升，去滓，温服一升，日三服。功用：解肌祛风，温通心阳。主治：外感风寒兼胸阳不振证。发热，恶风寒，汗出，胸满，脉促等。

13.**桂枝去芍药加附子汤**（《伤寒论》）　桂枝去皮，三两（9g）　甘草炙，二两（6g）　生姜切，三两（9g）　大枣擘，十二枚　附子炮，去皮，破八片，一枚（5g）　上五味，以水七升，煮取三升，去滓，温服一升。功用：解肌祛风，温经复阳。主治：外感风寒兼胸阳受损证。发热，恶风寒，汗出，胸闷，心悸，气短，或背恶寒重，舌淡苔白，脉微。

桂枝去芍药汤与桂枝去芍药加附子汤的组成均有桂枝汤去芍药，两证均系表证误下，表邪不解，邪陷胸中而胸满。但桂枝去芍药汤证脉促，为胸阳郁遏为主，治疗以辛甘发散、宣通阳气为主要目的；桂枝去芍药加附子汤证脉微，以胸阳被遏、阳气不足为主要病机，故治疗以辛甘通阳、温经复阳为目的。

14.**桂枝甘草汤**（《伤寒论》）　桂枝去皮，四两（12g）　甘草炙，二两（6g）　上二味，以水三升，煮取一升，顿服。功用：温通心阳。主治：心阳虚悸证。发汗过多，其人叉手冒心，心下悸，欲得按者。

15.**桂枝甘草龙骨牡蛎汤**（《伤寒论》）　桂枝去皮，一两（3g）　甘草炙，二两（6g）　牡蛎熬，二两（6g）　龙骨二两（6g）　上四味，以水五升，煮取二升半，去滓，温服八合，日三服。功用：温通心阳，潜镇安神。主治：心阳虚烦躁证。心悸，烦躁，汗出，乏力，或失眠，或精神萎靡，舌淡，苔白，脉弱或虚或迟。

16.**桂枝去芍药加蜀漆牡蛎龙骨救逆汤**（《伤寒论》）　桂枝去皮，三两（9g）　甘草炙，二两（6g）　生姜切，三两（9g）　大枣擘，十二枚　牡蛎熬，五两（15g）　蜀漆洗去腥，三两（9g）　龙骨二两（6g）　上七味，以水一斗二升，先煮蜀漆，减二升，内诸药，煮取三升，去滓，温服一升。功用：温通心阳，潜镇安神，兼以涤痰。主治：心阳虚惊狂证。伤寒脉浮，误用火迫发汗，以致心阳外亡，惊悸发狂，卧起不安者。

桂枝甘草汤、桂枝甘草龙骨牡蛎汤和桂枝去芍药加蜀漆牡蛎龙骨救逆汤，均是由桂枝汤变化而来，皆能治疗心阳虚之证，但证情有轻重兼夹之不同。桂枝甘草汤证以心悸、欲得按为主证，属单纯心阳虚且轻者；桂枝甘草龙骨牡蛎汤证以烦躁为主证，属心阳虚且有心神浮动者；而桂枝去芍药加蜀漆牡蛎龙骨救逆汤证以惊狂、卧起不安为主证，心神浮越的程度更重，并兼有痰浊扰心。

17.**葛根汤**（《伤寒论》）　葛根四两（12g）　麻黄去节，二两（6g）　桂枝二两（6g）　芍药二两（6g）　甘草炙，二两（6g）　生姜切，二两（6g）　大枣十二枚　上七味，以水一斗，先煮麻黄、葛根，减二升，去沫，内诸药，煮取三升，温服一升，覆取微似汗。功用：解表发汗，升津舒筋。主治：太阳伤寒兼经输不利证。发热，恶风寒，头痛，无汗，项背强几几，舌淡，苔薄白，脉浮紧。

18. **葛根加半夏汤**（《伤寒论》）　葛根四两（12g）　麻黄去节，二两（6g）　桂枝二两（6g）　芍药二两（6g）　甘草炙，二两（6g）　生姜切，二两（6g）　大枣十二枚　半夏洗，半升（9g）　上八味，以水一斗，先煮麻黄、葛根，减二升，去沫，内诸药，煮取三升，去滓，温服一升，覆取微似汗。功用：发汗解表，降逆止呕。主治：太阳阳明合病，不下利但呕者。

葛根汤与桂枝葛根汤均能治疗项背强几几证，但桂枝加葛根汤所主是太阳中风卫强营弱证，病以汗出为特点；而葛根汤所主是太阳伤寒卫闭营郁证，病以无汗为特点。

葛根加半夏汤是由葛根汤加半夏组成，两方均有发汗解表之功。但葛根汤尚能升津舒筋，故适用于太阳伤寒兼经输不利证；葛根加半夏汤尚能降逆止呕，故适用于太阳阳明合病而有呕逆之证者。

小青龙汤《伤寒论》

【组成】麻黄去节，三两（9g）　芍药三两（9g）　细辛三两（6g）　干姜三两（6g）　甘草炙，三两（6g）　桂枝去皮，三两（9g）　五味子半升（6g）　半夏洗，半升（9g）

【方歌】小青龙汤桂芍麻，干姜辛夏草味加；外束风寒内停饮，散寒蠲饮效堪夸。

【用法】上八味，以水一斗，先煮麻黄，减二升，去上沫，内诸药，煮取三升，去滓，温服一升（现代用法：水煎温服）。

【功用】解表散寒，温肺化饮。

【主治】**外感风寒，水饮内停证。**恶寒发热，头身疼痛，无汗，喘咳，痰涎清稀而量多，胸痞，或干呕，或痰饮喘咳，不得平卧，或身体疼重，头面四肢浮肿，舌苔白滑，脉浮。

【方解】本方乃素有寒饮，复感风寒所致。素有寒饮之人，机体阳弱不能布化，津液停聚，则脾肺之气必虚。若外感风寒，水寒相搏，则皮毛闭塞，肺气益困，转输不利。风寒束表，皮毛闭塞，卫阳被遏，营阴郁滞，故见恶寒发热、无汗、身体疼痛。素有水饮之人，一旦感受外邪，每致表寒引动内饮。《难经·四十九难》曰："形寒饮冷则伤肺。"水寒相搏，内外相引，饮动不居，水寒射肺，肺失宣降，故咳喘痰多而稀；水停心下，阻滞气机，故胸痞；饮动则胃气上逆，故干呕；水饮溢于肌肤，故浮肿身重；舌苔白滑、脉浮为外寒里饮之征。对此外寒内饮之证，若不疏表而徒治其饮，则表邪难解；不化饮而专散表邪，则水饮不除。故治宜解表与化饮配合，内外合治，表里双解。方中麻黄、桂枝相须为君，发汗散寒以解表邪，且麻黄又能宣发肺气而平喘咳，桂枝化气行水以利里饮之化。干姜、细辛为臣，温肺化饮，兼助麻、桂解表祛邪。然而素有痰饮，脾肺本虚，若纯用辛温发散，恐耗伤肺气，故佐以五味子敛肺止咳、芍药和营养血，二药与辛散之品相配，一散一收，既可增强止咳平喘之功，又可制约诸药辛散温燥太过之弊；半夏燥湿化痰，和胃降逆，亦为佐药。炙甘草兼为佐使之药，既可益气和中，又能调和辛散酸收之品。八味相伍，散中有收，开中有合，使风寒解，水饮去，肺气复舒，宣降有权，则诸症自平。

本方配伍特点有二：一是解表化饮，表里同治；二是主以辛温发散，兼以温肺化饮，佐以酸收，使全方温通发散而不伤气液。

【运用】

1. 辨证要点　本方是治疗外寒里饮证之常用方。临床应用以恶寒发热，无汗，喘咳，痰多而稀，舌苔白滑，脉浮为辨证要点。

2. 加减变化　若外寒证轻者，可去桂枝，麻黄改用炙麻黄；外寒证重者，可重用麻黄、桂枝；若鼻塞，清涕多者，加辛夷、苍耳子以宣通鼻窍；兼有热象而出现烦躁者，加生石膏、黄芩以清郁热；郁热伤津兼口渴者，去半夏，加栝楼根以生津止渴；兼喉中痰鸣，加杏仁、射干、款冬花以化痰降气平喘；兼水肿者，加茯苓、猪苓以利水消肿。

3. 现代运用　本方常用于支气管炎、支气管哮喘、肺炎、老年性肺气肿、百日咳、肺心病、肺水肿、胸膜炎、过敏性鼻炎、卡他性中耳炎等属于外寒内饮证者。

4. 使用注意　本方辛散温化之力较强，应以确属水寒相搏于肺者，方宜使用，且视患者体质强弱酌定剂量。因本方多温燥之品，故阴虚干咳无痰或痰热证者，不宜使用。

【附方】

1. 射干麻黄汤（《金匮要略》）　射干十三枚（9g）　麻黄四两（12g）　生姜四两（12g）　细辛三两（9g）　紫菀三两（9g）　款冬花三两（9g）　大枣七枚（3枚）　半夏大者洗，半升（12g）　五味子半升（12g）　上九味，以水一斗二升，先煮麻黄两沸，去上沫，内诸药，煮取三升，分温三服。功用：宣肺祛痰，下气止咳。主治：寒饮郁肺之气逆咳喘证。咳而上气，喉中有水鸡声者。

2. 厚朴麻黄汤（又名厚朴石膏汤）（《金匮要略》）　厚朴五两（15g）　麻黄四两（12g）　石膏如鸡子大（48g）　杏仁半升（9g）　半夏半升（9g）　干姜二两（6g）　细辛二两（6g）　小麦一升（30g）　五味子半升（9g）　上九味，以水一斗二升，先煮小麦熟，去滓，内诸药，煮取三升，温服一升，日三服。功用：散饮除热，止咳平喘。主治：寒饮夹热，饮邪上逆之咳喘证。咳嗽喘逆，胸满，烦躁，口渴，倚息不得平卧，咽喉不利，痰声辘辘，苔白滑，脉浮数或浮紧。

3. 小青龙加石膏汤（《金匮要略》）　麻黄去节　桂枝去皮　细辛　芍药　甘草　干姜各三两（6g）　半夏　五味子各半升（9g）　石膏二两（6g）　上九味，以水一斗，先煮麻黄去上沫，内诸药，煮取三升。强人服一升，羸者减之，日三服，小儿服四合。功用：解表化饮，清热除烦。主治：外寒内饮夹热之咳喘证。肺胀，咳而上气，烦躁而喘，脉浮，心下有水气。

射干麻黄汤与小青龙汤均用麻黄、细辛、半夏、五味子，均有温肺散寒、止咳平喘之功，皆能治疗寒饮喘咳。但射干麻黄汤尚有射干、紫菀、款冬花、生姜、大枣，化痰止咳功胜，适用于饮重于寒或无表证；小青龙汤中尚有桂枝、芍药、干姜、甘草，解表散寒力强，适用于寒重于饮且多兼表证。

射干麻黄汤与厚朴麻黄汤均可治疗肺有寒饮证，但厚朴麻黄汤功除温肺化饮外，更有宽胸，对兼有郁热之胸满，胸闷而有心烦证者为宜；而射干麻黄汤温肺化饮、利咽之功专，但无清郁热之功。

厚朴麻黄汤与小青龙加石膏汤同可疗肺有寒饮夹热证。但从热象上来看，厚朴麻黄汤所主邪热比小青龙加石膏汤要明显。从症状上来看，厚朴麻黄汤所主病证重在胸满，并有口干欲饮水；而小青龙加石膏汤所主病证重在喘咳，并有口干不欲饮水。

第二节　辛凉解表

辛凉解表剂，适用于外感风热或温病初起的表证。症见发热，头痛，有汗，微恶风寒，口渴，咽痛，咳嗽，舌苔薄白或兼微黄，脉浮数等。常用辛凉解表药如薄荷、牛蒡子、桑叶、菊花、葛根等为主组成方剂。由于温热病邪为患，具有发病急、传变快、易于壅结成毒的特点，加之温邪上受，首先犯肺，多致肺失宣降，故此类方剂，每常配伍清热解毒之金银花、连翘及宣降肺气之桔梗、杏仁等。代表方如麻黄杏仁甘草石膏汤。

麻黄杏仁甘草石膏汤《伤寒论》

【组成】麻黄去节，四两（9g）　杏仁去皮尖，五十个（9g）　甘草炙，二两（6g）　石膏碎，绵裹，半斤（18g）

【方歌】伤寒麻杏甘石汤，汗出而喘法度良；辛凉宣泄能清肺，定喘除热效力彰。

【用法】上四味，以水七升，煮麻黄，减二升，去上沫，内诸药，煮取二升，去滓。温服一升。

【功用】辛凉疏表，清肺平喘。

【主治】外感风邪，邪热壅肺证。身热不解，有汗或无汗，咳逆气急，甚则鼻扇，口渴，舌苔薄白或黄，脉浮而数。

【方解】本方证是由风热袭肺，或表邪入里化热，壅遏于肺，肺热壅盛，肺失宣降所致。风热袭表，表邪不解而入里，或风寒之邪郁而化热入里，邪热充斥内外，故身热不解、汗出、口渴、苔黄、脉数；热壅于肺，肺失宣降，故咳逆气急，甚则鼻扇；若表邪未尽，可因卫气被郁，毛窍闭塞而无汗；苔薄白，脉浮亦是表证未尽之征。治当辛凉透邪，清肺平喘。方中麻黄辛温，一方面开宣肺气以透热，取"火郁发之"之义；另一方面开腠解表以散邪。石膏辛甘大寒，清泄肺热以生津，辛散解肌以透邪。二药一辛温，一辛寒；一以宣肺为主，一以清肺为主，且俱能透邪于外，合用则相反之中寓有相辅之意，既消除致病之因，又调理肺之宣发功能，共用为君。石膏倍于麻黄，使本方不失为辛凉之剂。麻黄得石膏，宣肺平喘而不助热；石膏得麻黄，清解肺热而不凉遏，又是相制为用。杏仁味苦，降利肺气而平喘咳，与麻黄相配则宣降相因，与石膏相伍则清肃协同，是为臣药。炙甘草既能益气和中，又与石膏相合而生津止渴，更能调和于寒温宣降之间，为佐使药。四药合用，解表与清肺并用，以清为主；宣肺与降气结合，以宣为主。共成辛凉疏表、清肺平喘之功。本方配伍严谨，用量亦经斟酌，学时应用心体会。

本方配伍特点有二：一是开肺透表，使肺热得以宣泄，有"火郁发之"之义；二是温清宣降并用，清泄肺热而无凉遏之弊，复肺气宣降而相得益彰。

《伤寒论》原用本方治疗太阳病，发汗未愈，风寒入里化热，"汗出而喘"者。后世用于风寒化热，或风热犯肺，以及内热外寒，但见邪热壅肺之身热喘咳、口渴脉数，无论有汗、无汗，皆可以本方加减而获效。对于麻疹已透或未透而出现身热烦躁、咳嗽气粗而喘属疹毒内陷，肺热炽甚者，亦可以本方加味。

麻杏甘石汤与麻黄汤俱用麻黄、杏仁、甘草而治喘咳。但前方主治之喘咳，证属表邪入里化热，壅遏于肺，故以麻黄配石膏，清热宣肺为主，兼以解表祛邪；后方主治之喘咳系风寒束表，肺气失宣所致，故以麻黄配桂枝，相须为用，发汗解表为主，兼以宣肺平喘。二方仅一药之差，功用及主治证病机却大相径庭。仲景精于遣药配伍，于此可窥其一斑。

【运用】

1. **辨证要点**　本方为治疗表邪未解，邪热壅肺之喘咳证之基础方。因石膏倍麻黄，其功重在清宣肺热，不在发汗。临床应用以发热、喘急、苔薄黄、脉数为辨证要点。

2. **加减变化**　若在表的风热不解，微恶风寒者，加金银花、薄荷以辛凉解表；在表的风寒未尽，无汗恶寒者，加荆芥、豆豉以辛温解表。临床常根据肺热和表郁之轻重，调整麻黄与石膏的比例，若肺热甚，壮热汗出者，宜加重石膏用量以清泄肺热；表邪偏重或表郁不畅，无汗而恶寒者，宜增麻黄量。痰多气急，可加葶苈子、枇杷叶以降气化痰；痰黄稠而胸闷者，宜加栝楼、贝母、黄芩、桔梗以清热化痰，宽胸利膈；热甚伤津，烦热渴饮者，加知母、芦根以清热生津。

3. **现代运用**　本方常用于急性支气管炎、支气管肺炎、大叶性肺炎、支气管哮喘、感冒、上呼吸道感染、麻疹合并肺炎等属表证未尽，热邪壅肺者。

4. **使用注意**　风寒咳喘，虚证喘逆及痰热壅盛者，非本方所宜。

【附方】

1. **越婢汤**（《金匮要略》）　麻黄六两（18g）　石膏半斤（24g）　生姜切，三两（9g）　甘草二两（6g）　大枣擘，十五枚（5枚）　上五味，以水六升，先煮麻黄，去上沫，内诸药，煮取三升，分温三服。恶风者，加炮附子一枚；风水，加术四两。功用：散寒清热，发越水气。主治：风水夹热证。恶风，一身悉肿，脉浮不渴，续自汗出，无大热者。

2. **越婢加术汤**（《金匮要略》）　麻黄六两（18g）　石膏半斤（24g）　生姜切，三两（9g）　甘草二两（6g）　大枣擘，十五枚（5枚）　白术四两（12g）　上六味，以水六升，先煮麻黄，去上沫，内诸药，煮取三升，分温三服。

功用：发散水气，兼清郁热。

主治：皮水夹热证。一身面目肿甚，小便不利，舌苔白滑，脉沉。

3. **越婢加半夏汤**（《金匮要略》）　麻黄六两（18g）　石膏半斤（24g）　生姜切，三两（9g）　大枣擘，十五枚（5枚）　甘草二两（6g）　半夏半升（12g）　上六味，以水六升，先煮麻黄，去上沫，内诸药，煮取三升，分温三服。功用：宣肺泄热，化饮降逆。主治：饮热迫肺之肺胀证。上气喘咳，甚者憋胀，胸满气促，两目胀突如脱，舌红苔黄，脉浮大。

4. **甘草麻黄汤**（《金匮要略》） 甘草二两（6g） 麻黄四两（12g） 上二味，以水五升，先煮麻黄，去上沫，内甘草，煮取三升，温服一升，重覆汗出，不汗，再服。慎风寒。功用：宣散水气。主治：皮水证。一身面目肿甚，无汗，口不渴，小便不利，苔白滑，脉沉。

越婢汤与麻杏石甘汤所治之证皆有汗，均用麻黄配石膏清泄肺热。越婢汤证以一身悉肿为主，是水在肌表，故加大麻黄用量，并配生姜以发泄肌表之水湿；用大枣、甘草益气健脾，意在培土制水；不喘，故去杏仁。麻杏石甘汤证以咳喘为主，因肺失宣降，故用麻黄配杏仁、甘草宣降肺气，止咳平喘。

越婢加术汤是在越婢汤的基础上加白术组成，其发散水气，兼清郁热，适用于皮水夹热证，症见一身面目肿甚，小便不利等。越婢加半夏汤是在越婢汤的基础上加一味半夏，宣肺泄热，化饮降逆，适用于饮热迫肺之肺胀证，症见上气喘咳，甚者憋胀，两目胀突如脱等。

越婢加术汤与甘草麻黄汤均能治疗皮水属表实之证。但越婢加术汤发散水气，兼清郁热，适用于皮水夹热证；而甘草麻黄汤功在宣散水气，适宜于皮水无里热之证。

第三节 扶正解表

扶正解表剂，适用于体质素虚又感外邪的表证。此时既要解表，又虑正虚，必须邪正兼顾。若单纯解表，则正虚而不堪发散；单纯补虚，则易于补而留邪。人体之虚，又有阴阳气血之不同侧重，故常以解表药分别配伍益气、助阳、滋阴、养血药物组成方剂，使表证得解，正气不伤。代表方如麻黄细辛附子汤、竹叶汤。

麻黄细辛附子汤《伤寒论》

【组成】麻黄去节，二两（6g） 细辛二两（6g） 附子炮，去皮，破八片，一枚（5g）

【方歌】麻黄附子细辛汤，太少兼证常用方；发热恶寒脉反沉，温阳解表效非常。

【用法】上三味，以水一斗，先煮麻黄，减二升，去上沫，内诸药，煮取三升，去滓。温服一升，日三服。

【功用】温壮阳气，解表散寒。

【主治】

1. 素体阳虚，外感风寒证。发热，恶寒甚剧，虽厚衣重被，其寒不解，神疲欲寐，脉沉微。

2. 暴哑。突发声音嘶哑，甚至失音不语，或咽喉疼痛，恶寒发热，神疲欲寐，舌淡苔白，脉沉无力。

【方解】本方是为素体阳虚，复感风寒之证而设。阳虚之体，应不发热，今反发热，并见恶寒甚剧，虽厚衣重被，其寒不解，是外受风寒，邪正相争所致；表证脉当浮，今脉反沉微，兼见神疲欲寐，可知阳气已虚。此阳虚外感，表里俱寒之证，若纯以辛温发散，则因阳虚而无力作汗，或虽得汗必致阳随液脱，治当助阳与解表并行。方中麻黄辛温，发汗解表，为君药；附子辛热，温肾助阳，为臣药。麻黄行表以开泄皮毛，逐邪于外；附子温里以振奋阳气，鼓邪达外。二药配合，相辅相成，为助阳解表的常用组合。细辛归肺、肾二经，芳香气浓，性善走窜，通彻表里，既能祛风散寒，助麻黄解表，又可鼓动肾中真阳之气，协附子温里，为佐药。三药并用，补散兼施，使外感风寒之邪得以表散，在里之阳气得以维护，则阳虚外感可愈。

喉为肺系之门户，少阴肾经亦循喉咙至舌根。若为暴哑，乃大寒直犯肺肾，上窒窍隧，下闭肾气所致。方中麻黄散寒宣肺，附子温壮肾阳，细辛协二药辛通上下，合用则具宣上温下、开窍启闭之功。此为以表里同治之方，易作上下同治之剂，乃灵活运用，异病同治之体现。

【运用】

1. **辨证要点**　本方既是主治少阴阳虚，外感风寒证之基础方，又是治疗大寒客犯肺肾所致咽痛声哑之常用方。临床应用以恶寒重、发热轻，神疲欲寐，脉沉为辨证要点。

2. **加减变化**　若证为阳气虚弱而见面色苍白、语声低微、肢冷等，宜加人参、黄芪合附子以助阳益气；兼咳喘吐痰者，宜加半夏、杏仁以化痰止咳平喘；兼湿滞经络之肢体酸痛者，宜加独活、苍术以祛湿通络止痛。

3. **现代运用**　本方常用于感冒、流行性感冒、支气管炎、风湿性关节炎、过敏性鼻炎、暴盲、暴哑、喉痹、皮肤瘙痒等属阳虚感寒者。

4. **使用注意**　外感风热及阴虚外感者，均非本方所宜。若少阴阳虚而见下利清谷、四肢厥冷、脉微欲绝等症，则应遵仲景"先温其里，乃攻其表"的原则，否则误发其汗，必致亡阳危候。

【附方】

1. **麻黄附子甘草汤**（《伤寒论》）　麻黄去节，二两（6g）　甘草炙，二两（6g）　附子炮，去皮，破八片，一枚（5g）　上三味，以水七升，先煮麻黄一两沸，去上沫，内诸药，煮取三升，去滓。温服一升，日三服。功用：温补阳气，解表散寒。主治：① 太阳伤寒证与阳气不足证相兼。发热，恶风寒，无汗，心悸，胸满，腰酸腿软，小便清白而多，舌淡，苔薄白，脉沉等。② 亦治心肾阳虚水气证。身重而少气，心烦，心悸，甚则身躁，不得卧，或喘，或阴肿，舌淡苔薄白，脉沉或脉迟等。

2. **桂枝加附子汤**（《伤寒论》）　桂枝去皮，三两（9g）　芍药三两（9g）　甘草炙，二两（6g）　生姜三两（9g）　大枣擘，十二枚　附子炮，去皮，破八片，一枚（5g）　上六味，以水七升，煎取三升，去滓，温服一升。功用：扶阳解表，调和营卫。主治：太阳病发汗，遂漏不止，其人恶风，小便难，四肢微急，难以屈伸者。

麻黄细辛附子汤、麻黄附子甘草汤与桂枝加附子汤均有扶阳解表之功。但麻黄细辛附子汤证病重势急，外寒与里寒均较重，以麻黄与附子、细辛相配伍，温壮阳气，解表散寒，使表里之邪速解，适宜于素体阳虚，复感风寒者；麻黄附子甘草汤证病轻势缓，故用麻、附配甘草，助阳益气而微发汗，使表里之邪缓解。此正是"病有轻重，治有缓急"之义。桂枝加附子汤以桂枝汤调和营卫，以附子温经复阳，适宜于表证未罢，阳气虚弱，阴亦不足者。

竹叶汤《金匮要略》

【组成】竹叶一把（10g）　葛根三两（10g）　防风　桔梗　桂枝　人参　甘草各一两（各10g）　附子二两（10g）　大枣十五枚　生姜五两（10g）

【方歌】竹叶附桂防葛根，人参生姜草枣梗。

【用法】上十味，以水一斗，煮取二升半，分温三服。温覆使汗出。颈项强，用大附子一枚，破之如豆大，煮取扬之沫；呕者，加半夏半升，洗。

【功用】温阳益气，疏风解表。

【主治】产后中风兼阳虚证。产后中风，发热面赤，喘而头痛，舌淡苔白而润，脉虚浮。

【方解】竹叶汤证乃因产后气血大虚，卫外不固，复感外邪，形成正虚邪实之证。方中竹叶甘淡轻清为君，辅以葛根、桂枝、防风、桔梗疏风解表，人参、附子温阳益气，甘草、生姜、大枣调和营卫。诸药合用，共奏扶正祛邪、表里兼顾之功。方后注明"温覆使汗出"，说明本证外有风邪，服用本方注意加衣被温覆，使之汗出方能奏效。

【运用】

1. 辨证要点　本方为治疗产后中风兼阳虚证之常用方。临床应用以产后中风，发热面赤，舌淡苔白而润，脉虚浮为辨证要点。

2. 加减变化　若兼咳喘吐痰者，宜加半夏、杏仁以化痰止咳平喘；若为阳气虚弱而见面色苍白、语声低微、肢冷等，宜加人参、黄芪合附子以助阳益气；呕者，加半夏以降逆止呕。

3. 现代运用　本方常用于产后感冒、术后发热等属阳虚感寒者。

小　结

解表剂主要适用于外感六淫所致的表证。本章共选正方6首，根据其功效不同，分为辛温解表、辛凉解表和扶正解表三类。

1. 辛温解表　此类方剂适用于外感风寒表证，其中麻黄汤麻、桂并用，发汗散寒力强，又能宣肺平喘，为辛温发汗之重剂，适用于外感风寒、恶寒发热、无汗而喘之表实证。桂枝汤中桂、芍并用，发汗解表之力逊于麻黄汤，但有调和营卫之功，为辛温解表之和剂，适用于外感风寒、发热有汗而恶风之表虚证，以及一切营卫不和的杂病。小青龙汤长于解表散寒，温肺化饮，适用于素有寒饮又感风寒之恶寒发热、咳喘痰多清稀、胸膈满闷者。

2. 辛凉解表　此类方剂适用于外感风热或风温初起的表证。麻黄杏仁甘草石膏汤长于辛凉宣肺，清热平喘，适用于外邪入里化热所致的肺热咳喘证，应用时当根据发热轻重与汗之有无而酌定麻黄与石膏的用量。

3. 扶正解表　此类方剂适用于正虚而感受外邪之证。麻黄细辛附子汤温壮阳气，解表散寒，适用于素体阳虚，外感风寒证；亦可用于大寒直犯肺肾之暴哑证。竹叶汤温阳益气，疏风解表，适用于产后中风兼阳虚证。

第十八章　泻下剂

　　凡以泻下药为主组成，具有通导大便、排除胃肠积滞、荡涤实热，或攻逐水饮、寒积等作用，治疗里实证的方剂，统称泻下剂。本类方剂是根据《素问·阴阳应象大论》"其下者，引而竭之；中满者，泻之于内"的理论立法，属于"八法"中的"下法"。

　　形成里实证的原因不一，有因热而结者，有因燥而结者，有因水而结者，人体体质有虚实之异，故治法、用药亦随之而不同。因热结者，宜寒下；因寒结者，宜温下；因燥结者，宜润下；因水结者，宜逐水；邪实而正虚者，又当攻补兼施。因而泻下剂相应地分为寒下、温下、润下、逐水和攻补兼施五类。本章仅涉及仲景的寒下、温下、润下、逐水四类方剂。

　　泻下剂是为里实证而设，用于表证已解，里实已成之时。若表证未解，里实虽成，亦不可纯用泻下剂，以防表邪随下法内陷而变生他证，应权衡表证与里实证之轻重缓急，或先解表后攻里，或表里双解，方能切合病情。若兼瘀血、虫积、痰浊，则宜配合活血化瘀、驱虫、化痰等法。对于年老体弱、孕妇、产后或正值经期、病后伤津或亡血者，均应慎用或禁用，必要时配伍补益扶正之品，以其攻邪不忘扶正。泻下剂大都易伤胃气，使用时应得效即止，慎勿过剂。同时，服药期间应注意调理饮食，少食或忌食油腻或不易消化的食物，以免重伤胃气。

第一节　寒　下

　　寒下剂，适用于里热积滞实证。症见大便秘结，脘腹胀满或疼痛拒按，甚或潮热谵语，苔黄脉实等。常以苦寒或咸寒泻下药如大黄、芒硝等为主组成方剂。由于实热积滞于肠胃，易致气机升降阻滞，甚则导致气滞血瘀，故常配伍行气与活血祛瘀药如厚朴、枳实、木香、桃仁、牡丹皮等。代表方如大承气汤、大陷胸汤等。

大承气汤《伤寒论》

【**组成**】大黄酒洗，四两（12g）　厚朴去皮，炙，半斤（24g）　枳实炙，五枚（12g）　芒硝三合（9g）

【**方歌**】大承气汤用硝黄，配伍枳朴泻力强；痞满燥实四症见，峻下热结宜此方。

【**用法**】上四味，以水一斗，先煮二物，取五升，去滓，内大黄，更煮取二升，去滓，内芒硝，更上微火一二沸，分温再服。得下，余勿服（现代用法：水煎，先煎厚朴、枳实，后下大黄，芒硝溶服）。

【功用】峻下热结。

【主治】

1. 阳明腑实证。大便不通，频转矢气，脘腹痞满，腹痛拒按，按之则硬，甚或潮热谵语，手足濈然汗出，舌苔黄燥起刺，或焦黑燥裂，脉沉实。

2. 热结旁流证。下利清水，色纯青，其气臭秽，脐腹疼痛，按之坚硬有块，口舌干燥，脉滑实。

3. 里热实证之热厥、痉病或发狂等。

【方解】本方在《伤寒论》中为治阳明腑实证之主方，系由伤寒之邪内传阳明之腑，入里化热，或温病热邪入里，与肠中燥屎相结，壅结肠胃，灼伤津液，腑气不通所致。实热内结，胃肠气滞，腑气不通，故大便秘结不通、频转矢气、脘腹痞满胀痛；燥屎结聚肠中，则腹痛拒按，按之坚硬；里热炽盛，上扰神明，故谵语；四肢皆禀气于阳明，阳明经气旺于申酉之时，热结于里，郁蒸于外，故潮热、手足濈然汗出；舌苔黄燥或焦黑燥裂、脉沉实是热盛津伤，燥实内结之征。前人将本方证的证候特点归纳为"痞、满、燥、实"四字。所谓"痞"，即自觉胸脘闷塞不通，有压重感；"满"，是脘腹胀满，按之有抵抗感；"燥"，是肠中燥屎干结不下；"实"，是实热内结，腹痛拒按，大便不通，或下利清水而腹痛不减，以及潮热谵语、脉实等。至于"热结旁流"证，乃燥屎坚结于里，胃肠欲排不能，逼迫津液从燥屎之旁流下所致。热厥、痉病、发狂等，皆因实热内结，或气机阻滞，阳气受遏，不能外达于四肢；或热盛伤津劫液，筋脉失养而挛急；或胃肠浊热上扰心神，神明昏乱等所造成。证候表现虽然各异，然其病机则同，皆是里热结实之重证。法当峻下热结，釜底抽薪，急下存阴。方中大黄苦寒通降，泄热通便，荡涤胃肠实热积滞，是为君药；芒硝咸寒润降，泄热通便，软坚润燥，以除燥坚，用以为臣。硝、黄配合，相须为用，泻下热结之功益峻。实热内阻，腑气不行，故佐以厚朴下气除满、枳实行气消痞，合而用之，既能消痞除满，又使胃肠气机通降下行以助泻下通便。四药相合，共奏峻下热结之功。本方峻下热结，承顺胃气之下行，故名"大承气"。吴瑭《温病条辨》说："承气者，承胃气也……曰大承气者，合四药而观之，可谓无坚不破，无微不入，故曰大也。"

热结旁流，治以大承气汤，是因"旁流"为现象，燥屎坚结才是本质，故用峻下，使热结得去，"旁流"可止，乃属"通因通用"之法。

热厥，治以大承气汤，是因四肢厥冷为假象，里实热结是本质，所谓"热深者，厥亦深"，四肢虽厥寒，但必见大便秘结、腹痛拒按、口干舌燥、脉滑实等实热证候，故用寒下，使热结得下，气机宣畅，阳气敷布外达，而厥逆可回。这种用寒下之法治厥冷之证，亦称为"寒因寒用"。

本方煎服方法为先煎枳、朴，后下大黄，芒硝溶服。因大黄生用、后下则泻下之力峻，久煎则泻下之力缓，正如《伤寒来苏集·伤寒附翼》所说："生者气锐而先行，熟者气钝而和缓。"

【运用】

1. 辨证要点　本方为治疗阳明腑实证的基础方，又是寒下法的代表方。临床应用以

"痞、满、燥、实"四症，以及舌红苔黄、脉沉实为辨证要点。

2. 加减变化 若兼阴津不足者，宜加玄参、生地黄等以滋阴润燥；兼气虚者，宜加人参以补气，以防泻下气脱；痞满较重者，可重用厚朴；痞满较轻，可酌减厚朴。

3. 现代运用 本方常用于急性单纯性肠梗阻、粘连性肠梗阻、蛔虫性肠梗阻、急性胆囊炎、急性胰腺炎、幽门梗阻、急性菌痢，以及某些热性病过程中出现高热、神昏谵语、惊厥、发狂而见大便不通、苔黄脉实者。

4. 使用注意 本方为泻下峻剂，凡气虚阴亏、燥结不甚、表证未解者，以及年老、体弱等均应慎用。孕妇禁用。注意中病即止，以免耗损正气。

【附方】

1. **小承气汤**（《伤寒论》） 大黄四两，酒洗（12g） 厚朴二两，去皮，炙（6g） 枳实三枚，大者，炙（9g） 上三味，以水四升，煮取一升二合，去滓，分温二服。初服汤，当更衣，不尔者，尽饮之；若更衣者，勿服之。功用：轻下热结。主治：阳明腑实证。谵语，潮热，大便秘结，胸腹痞满，舌苔老黄，脉滑而疾。

2. **调胃承气汤**（《伤寒论》） 大黄四两，去皮，清酒洗（12g） 甘草二两，炙（6g） 芒硝半升（12g） 以水三升，煮二物至一升，去滓，内芒硝，更上微火一二沸，温顿服之，以调胃气。功用：缓下热结。主治：阳明病胃肠燥热。大便不通，口渴心烦，蒸蒸发热，或腹中胀满，或为谵语，舌苔正黄，脉滑数。

上述二方皆为大承气汤类方，三个承气汤均用大黄以荡涤胃肠积热。大承气汤硝、黄并用，大黄后下，且加枳、朴，故攻下之力颇峻，为"峻下剂"，主治"痞、满、燥、实"四症俱全之阳明热结重证；

不用芒硝，且同煎，枳、朴用量亦减，故攻下之力较轻，称为"轻下剂"，主治痞、满、实而燥不明显之阳明热结轻证；调胃承气汤不用枳、朴，虽后纳芒硝，但大黄与甘草同煎，故泻下之力较前二方缓和，称为"缓下剂"，主治阳明燥热内结，有燥、实而无痞、满之证。

大陷胸汤《伤寒论》

【组成】大黄去皮，六两（10g） 芒硝一升（10g） 甘遂一钱匕（1g）

【方歌】大陷胸汤用硝黄，甘遂为末共成方；专治热实结胸证，泄热逐水效非常。

【用法】上三味，以水六升，先煮大黄，取二升，去滓，内芒硝，煮一两沸，内甘遂末，温服一升，得快利，止后服（现代用法：水煎，溶芒硝，冲甘遂末服）。

【功用】泄热逐水。

【主治】水热互结之结胸证。心下疼痛拒按，按之硬，或心下至少腹硬满疼痛，手不可近，大便秘结，日晡小有潮热，或短气烦躁，舌上燥而渴，舌红，苔黄腻或兼水滑，脉沉紧或沉迟有力。

【方解】本方证乃因表证未解而误下，或因误下而邪气内陷，邪热与水饮搏结于胸中所致，为大结胸证。水热内结，弥漫上下，气不得通，故轻则但见心下硬满而痛，甚则从心下至少腹硬满而痛不可近，短气烦躁；腑气不通，故大便秘结；邪热与水饮互结，津液不得上承，故舌燥口渴；此时燥热已累及阳明，但因水热互结，故只表现为"日晡小有潮热"；因邪盛而正不虚，故脉沉紧，按之有力。本证水热内结，故当泄热逐水。方中甘遂善攻逐水饮，泄热破结，为君药。大黄、芒硝荡涤肠胃，泻结泄热，润燥软坚，为臣佐之用。综观全方，药虽三味，但泄热与逐水并施，使水热之邪从大便而去，且药简量大，力专效宏，为泄热逐水之峻剂。

本方煎法为大黄先煮，乃取其"治上者治宜缓"之意。

大陷胸汤与大承气汤虽同为寒下峻剂，皆用大黄、芒硝以泄热攻下，但二方主治证之病因、病位不同，故其配伍及用法均有差异。尤在泾曾说："大陷胸与大承气，其用有心下、胃中之分。以愚观之，仲景所云心下者，正胃之谓，所云胃中者，正大小肠之谓也。胃为都会，水谷并居，清浊未分，邪气入之，夹痰杂食，相结不解，则成结胸。大小肠者，精华已去，糟粕独居，邪气入之，但与秽物结成燥粪而已。大承气专主肠中燥粪，大陷胸并主心下水食；燥粪在肠，必借推逐之力，故须枳朴；水饮在胃，必兼破饮之长，故用甘遂。且大承气先煮枳、朴，而后纳大黄，大陷胸先煮大黄而后内诸药。夫治上者制宜缓，治下者制宜急，而大黄生则行速，熟则行迟，盖即一物，而其用又不同如此。"（《伤寒贯珠集》）

【运用】

1.辨证要点　本方为治疗大结胸证之常用方。临床应用以心下硬满，疼痛拒按，大便秘结，舌燥而渴，苔黄，脉沉有力为辨证要点。

2.现代运用　本方常用于急性胰腺炎、急性肠梗阻、胆囊炎、渗出性胸膜炎、肝脓疡、胆石症等属于水热互结者。

3.使用注意　本方力专效宏，为泄热逐水散结之峻剂，宜中病即止，故原书用法指出："得快利，止后服。"以免过剂伤正。此外，如平素虚弱，或病后不任攻伐者，禁用本方。方中甘遂不宜入煎，宜冲服。

【附方】

大陷胸丸（《伤寒论》）　大黄半斤（15g）　葶苈子熬，半升（15g）　芒硝半升（15g）　杏仁去皮尖，熬黑，半升（15g）　上四味，捣筛二味，内杏仁、芒硝，合研如脂，和散，取如弹丸一枚，别捣甘遂末一钱匕，白蜜二合，水二升，煮取一升，温顿服之。一宿乃下，如不下，更服，取下为效。功用：泄热逐水。主治：结胸证。胸中硬满而痛，项强如柔痉状。

大陷胸丸是在大陷胸汤的基础上加入葶苈子、杏仁、白蜜而成。二方均有泄热逐水的作用，均治水热互结之结胸证。但大陷胸汤证以从心下至少腹硬满而痛不可近为主，病位居中，剂量大而泻下力峻猛，见效迅速，故方后有"得快利，止后服"的注说。大陷胸丸则以胸中硬满而痛，项强如柔痉状为主，病位偏上，剂量小而泻下作用较缓，故称"一宿乃下"；还适用于水热互结而患者身体较弱，不宜峻下者。

第二节 温 下

温下剂，适用于里寒积滞实证。症见大便秘结，脘腹胀满，腹痛喜温，手足不温，甚或厥冷，脉沉紧等。寒邪非温不化，积滞非下不除，故常用泻下药大黄、巴豆等与温里药附子、干姜、细辛等配伍，变寒下药为温下之用，以达温散寒结、通下里实之功。若寒积兼有脾气不足者，宜适当配伍补气之品如人参、甘草等；若暴病邪盛，寒实壅积，又当以辛热峻下药巴豆为主，猛攻急下。代表方如大黄附子汤、三物备急丸等。

大黄附子汤《金匮要略》

【组成】大黄三两（9g） 附子炮，三枚（9g） 细辛二两（3g）

【方歌】大黄附子细辛汤，胁下寒凝便秘方；冷积内结成实证，温下寒实效非常。

【用法】以水五升，煮取二升，分温三服。若强人煮取二升半，分温三服。服后如人行四五里，进一服（现代用法：水煎服）。

【功用】温里散寒，通便止痛。

【主治】寒积里实证。便秘腹痛，或胁下偏痛，发热，手足不温，舌苔白腻，脉弦紧。

【方解】本方证因寒邪与积滞互结于肠道，阳气不运所致。寒为阴邪，其性收引，寒邪内侵，阳气失于温通，气血被阻，故见腹痛；寒邪阻于肠道，传导失职，故大便不通；寒邪凝聚于厥阴，则胁下偏痛；积滞留阻，气机被郁，故发热；阳气不能布达四肢，则手足厥逆；舌苔白腻，脉弦紧为寒实之征。根据"寒者热之""结者散之""留者攻之"的原则，治宜温散寒凝以开闭结，通下大便以除积滞，立温阳通便之法。本方意在温下，故重用辛热之附子，温里散寒，止腹胁疼痛；以苦寒泻下之大黄，泻下通便，荡涤积滞，共为君药。细辛辛温宣通，散寒止痛，助附子温里散寒，是为臣药。大黄性味虽属苦寒，但配伍附子、细辛之辛散大热之品，则寒性被制而泻下之功犹存，为"去性取用"之法。三药相伍，而成温散寒凝、苦辛通降之剂，合成温下之功。

附子与细辛相配是仲景方中治疗寒邪伏于阴分的常用组合，如麻黄细辛附子汤中是与麻黄同用，意在助阳解表；本方是与苦寒泻下之大黄同用，重在制约大黄寒性，以温下寒积，意在温阳通便。一药之异，即变助阳解表而为温下之法，且方中附子用至3枚，远比麻黄细辛附子汤为大，此中轻重，大有深意，临证用药当细心体会。

【运用】

1.辨证要点 本方是治疗冷积便秘实证的常用方，亦为温下法的代表方。临床应用以腹痛便秘，手足厥冷，苔白腻，脉弦紧为辨证要点。

2.加减变化 若里寒重，腹痛甚喜温者，加肉桂以温里祛寒止痛；腹胀满者，可加厚朴、木香以行气导滞；体虚气血虚弱者，加党参、当归以益气养血；体虚或积滞较轻，可用制大黄，以减缓泻下之功。

3.现代运用 本方常用于急性阑尾炎、急性肠梗阻、胆囊炎、胆绞痛、胆囊术后综合征、睾丸肿痛、慢性痢疾、尿毒症等属寒积里实者。

4.**使用注意** 服本方后，若大便通利，则可转危为安；若药后大便不通，反见呕吐、肢冷、脉细，为病势恶化之征，应予以注意。

三物备急丸《金匮要略》

【组成】大黄—两（30g） 干姜—两（30g） 巴豆去皮心，熬，外研如脂，一两（30g）

【方歌】三物备急巴豆研，干姜大黄不需煎；猝然腹痛因寒积，速投此方急救先。

【用法】先捣大黄、干姜为末，研巴豆纳中，合治一千杵，用为散，蜜和丸亦佳，密器中贮之，勿令泄。用时以暖水若酒服大豆许三四丸，或不下，捧头起，灌令下咽，须臾当瘥；如未瘥，更与三丸，当腹中鸣，即吐下便瘥；若口噤，亦须折齿灌之（现代用法：上药共为散，成人每服 0.6～1.5g，小儿酌减，用米汤或温开水送下；若口噤不开者，可用鼻饲法给药）。

【功用】攻逐寒积。

【主治】寒实冷积。卒然心腹胀痛，痛如锥刺，气急口噤，大便不通。

【方解】本方治证由饮食不节，冷食积滞，阻结胃肠，或暴饮暴食之后，又复感寒邪，以致气机不畅，甚则气机逆乱所为。此时非大辛大热之品，不能开结散寒；非用急攻峻下之品，不能祛其积滞。方用巴豆辛热峻下，"荡涤脏腑，开通闭塞"，为君药；干姜性味辛温，温中暖脾兼能散结，助巴豆辛热峻下，攻逐肠胃冷积，为臣药；大黄性味苦寒泻下，荡涤胃肠积滞，推陈致新，且能监制巴豆辛热之毒，为佐使药。三药合用，力猛效捷，共奏攻逐寒积之功，为温下之峻剂。服后便通积去，寒消阳复，则诸症可愈。

方中巴豆大辛大热，毒性较大，对胃肠的刺激较强，须根据病情的轻重，适当掌握用量。服后若泻下过多，可服冷粥止之；若不下或下之过少，可服热粥助泻，若仍下之不快，病情不减，可适当加量。本方药峻力猛，以备暴急寒实之证应用。《医方集解》说："三药峻厉，非急莫施。故曰'备急'。"

【运用】

1.**辨证要点** 本方专为寒实冷积，暴急之证而设。以卒然心腹胀痛，大便不通，苔白，脉沉实为证治要点。

2.**现代运用** 可用于食物中毒、急性单纯性肠梗阻属寒实内结者。

3.**使用注意** 本方巴豆大辛大热，力猛毒剧，孕妇、年老体弱，以及热邪或暑热时疫所致的心腹卒痛，均当忌用。若服后泻下不止，可喝冷粥止之。

三物白散《伤寒论》

【组成】桔梗三分（9g） 巴豆去皮心，熬黑，研如脂，一分（3g） 贝母三分（9g）

【方歌】三物白散巴豆研，只须一分守成规；定加桔贝均三分，寒实结胸细辨医。

【用法】上三味为散，内巴豆，更于臼中杵之，以白饮和服，强人半钱匕，羸者减之。病在膈上必吐，在膈下必利，不利进热粥一杯，利过不止，进冷粥一杯（现代用法：为散，每服 0.5g，温开水调服）。

【功用】温下寒实，涤痰破结。

【主治】寒实结胸证。胸中或心下硬满疼痛，或胸部闷痛，喘息咳唾，不发热，口不渴，大便秘结，苔白滑，脉沉弦。

【方解】寒实结胸是结胸证的一种类型，是因寒邪与痰水等有形之邪相结于胸膈脘腹，以硬满疼痛为特征的病证。由于方中三味药物其色皆白，且为散剂，故名。方以巴豆之辛热，温通寒实，攻逐痰水；贝母涤痰散结，桔梗开泄肺闭。全方药性峻猛，巴豆辛热有毒，攻泻甚烈，且能催吐，故病势偏上者，邪实因吐而减；病势偏下者，邪结因利而解。三药合用，组成温下寒实、涤痰开结之剂。用"白饮"和服保胃气，减轻巴豆对胃肠道的刺激。

寒实结胸，与热实结胸相对，乃寒邪与水饮痰浊相搏结于心胸膈间，其性属寒属实，是故心胸膈间痞硬胀满疼痛、脉来沉紧、大便闭结等，是其相同征象；而舌白苔滑、无热不渴、肢冷恶寒等，则是其与热实结胸之鉴别要点。

【运用】

1.辨证要点　本方专为寒实结胸证之常用方剂。临床应用以胸中或心下硬满疼痛，或胸部闷痛，喘息咳唾，大便秘结，苔白滑，脉沉弦为辨证要点。

2.现代运用　可用于支气管炎、渗出性胸膜炎、肺脓疡、食物中毒等属寒实内结者。

3.使用注意　本方巴豆大辛大热，力猛毒剧，孕妇、年老体弱，以及热邪或暑热时疫所致的心腹卒痛，均当忌用。若服后泻下不止，可喝冷粥止之。

第三节　润　下

润下剂，适用于肠燥津亏，大便秘结之证。症见大便秘结，小便短赤，舌苔黄燥，脉滑数；或大便秘结，小便清长，面色青白，腰膝酸软，手足不温，舌淡苔白，脉迟。前者属胃肠燥热之"热秘"，常用润下药如麻子仁、杏仁、郁李仁等，适当配伍寒下药如大黄、芒硝及滋阴养血药如白芍、当归等组成方剂。后者为肾气虚弱之"虚秘"，常用温肾益精、养血润肠药如肉苁蓉、牛膝、当归之类为主，配伍升清降浊之品如升麻、枳壳、泽泻等组成方剂。代表方如麻子仁丸。

麻子仁丸《伤寒论》

【组成】麻子仁二升（500g）　芍药半斤（240g）　枳实炙，半斤（240g）　大黄去皮，一斤（180g）　厚朴炙，去皮　尺（250g）　杏仁去皮尖，熬，别作脂　升（250g）

【方歌】麻子仁丸治脾约，枳朴大黄麻杏芍；胃燥津枯便难解，润肠泄热功效卓。

【用法】上六味，蜜和丸，如梧桐子大，饮服十丸，日三服，渐加，以知为度（现代用法：上药为末，炼蜜为丸，每次 9g，每日 1～2 次，温开水送服。亦可按原方用量比例酌减，改汤剂煎服）。

【功用】润肠泄热，行气通便。

【主治】**胃肠燥热，脾约便秘证**。大便干结，小便频数，苔微黄少津，脉浮涩。

【方解】本方在《伤寒论》中为脾约便秘证而设，称之为"脾约"证，乃因胃肠燥热内结，脾约不能布津，肠失濡润所致。成无己说："约者，约结之约，又约束也。《经》曰：'脾主为胃行其津液者也。'今胃强脾弱，约束津液不得四布，但输膀胱，致小便数而大便硬，故曰其脾为约。"（《伤寒明理论》）《素问·经脉别论》曰："饮入于胃，游溢精气，上输于脾；脾气散精，上归于肺；通调水道，下输膀胱。水精四布，五经并行。"《素问·厥论》曰："脾主为胃行其津液者也。"今胃中燥热，脾受约束，津液不得四布，但输膀胱，而致小便频数；燥热伤津，胃肠失于濡润，则见大便秘结；苔微黄少津，脉浮涩，乃津亏胃热之征。根据"燥者润之""留者攻之"的原则，故当润肠泄热、行气通便，宜泻下药与润肠药并用。方中麻子仁性味甘平，质润多脂，功能润肠通便，是为君药。杏仁上肃肺气，下润大肠；白芍养血敛阴，缓急止痛为臣。大黄、枳实、厚朴即小承气汤，以轻下热结、除胃肠燥热为佐。蜂蜜甘缓，既助麻子仁润肠通便，又可缓和小承气汤攻下之力，以为佐使。综观本方，虽用小承气以泻下泄热通便，而大黄、厚朴用量俱从轻减，更取质润多脂之麻仁、杏仁、芍药、白蜜等，一则益阴增液以润肠通便，使腑气通，津液行；二则甘润，减缓小承气攻下之力。本方具有下不伤正、润而不腻、攻润相合的特点，以达润肠、通便、缓下之功，使燥热去，阴液复，而大便自调。

本方泻而不峻，且制丸如梧桐子大，而且只服十丸，不效渐加，均意在"缓下"，润肠通便。

【运用】

1.**辨证要点**　本方为治疗胃肠燥热、脾津不足之"脾约"证的常用方，又是润下法的代表方。临床应用以大便秘结，小便频数，舌苔微黄少津为辨证要点。

2.**加减变化**　若痔疮出血属胃肠燥热者，可酌加槐花、地榆以凉血止血；痔疮便秘者，可加桃仁、当归以养血和血，润肠通便；燥热伤津较甚者，可加生地黄、玄参、石斛以增液通便；热结较甚者，可重用大黄，或加芒硝以泄热通便。

3.**现代运用**　本方常用于习惯性便秘、虚人及老人肠燥便秘、痔疮便秘、产后便秘、肛肠术后便秘等属胃肠燥热者。

4.**使用注意**　本方虽为润肠缓下之剂，但因含有攻下破滞之品，故年老体虚，津亏血少者不宜常服；孕妇慎用。

第四节　逐　水

逐水剂，适用于水饮壅盛于里之实证。症见胸胁引痛或水肿腹胀，二便不利，脉实有力等。此时非一般淡渗利湿治法所能胜任，只宜峻下逐水，使体内积水通过大小便排出，以达消除积水肿胀之目的。常用峻下逐水药如芫花、甘遂、大戟、牵牛子等为主组成方剂。因此类药物逐水之力峻猛，有一定的毒性，故常须配伍养胃扶正之品如大枣等。代表方如十枣汤。

十枣汤《伤寒论》

【组成】芫花熬　甘遂　大戟各等份

【方歌】十枣逐水效甚夸，大戟甘遂与芫花；悬饮内停胸胁痛，大腹肿满用无恙。

【用法】三味等份，各别捣为散。以水一升半，先煮大枣肥者十枚，取八合去滓，内药末。强人服一钱匕，羸人服半钱，温服之，平旦服。若下后病不除者，明日更服，加半钱，得快下利后，糜粥自养（现代用法：上3味等份为末，或装入胶囊，每服0.5～1g，每日1次，以大枣10枚煎汤送服，清晨空腹服。得快下利后，糜粥自养）。

【功用】攻逐水饮。

【主治】

1. 悬饮。咳唾胸胁引痛，心下痞硬胀满，干呕短气，头痛目眩，或胸背掣痛不得息，舌苔滑，脉沉弦。

2. 水肿。一身悉肿，尤以身半以下为重，腹胀喘满，二便不利。

【方解】本方证因水饮壅盛于里，停于胸胁，或水饮泛溢肢体所致。水停胸胁，气机阻滞，故胸胁作痛；水饮上迫于肺，肺气不利，故咳唾引胸胁疼痛，甚或胸背掣痛不得息。饮为阴邪，随气流动，停留心下，气结于中，故心下痞硬胀满、干呕短气；饮邪上扰清阳，故头痛目眩；饮邪结聚，胸胁疼痛，故脉沉弦；水饮泛溢肢体，内聚脘腹，三焦水道受阻，故一身悉肿、腹胀喘满、二便不利。本方证为水饮壅盛之实证，治宜攻逐水饮，使水邪速下。方中甘遂善行经隧水湿，是为君药；大戟善泄脏腑水湿，芫花善消胸胁伏饮痰癖，均为臣药。三药峻烈，各有专攻，合而用之，则经隧、脏腑、胸胁积水皆能攻逐，且逐水之力愈著。然三药峻猛有毒，易伤正气，故以大枣十枚为佐，煎汤送服，寓意有三：缓和诸药毒性；益气护胃，减少药后反应；培土制水，邪正兼顾。

【运用】

1. 辨证要点　本方为泻下逐水的代表方，又是治疗悬饮及阳水实证的常用方。临床应用以咳唾胸胁引痛，或水肿腹胀，二便不利，脉沉弦为辨证要点。

2. 现代运用　本方常用于渗出性胸膜炎、结核性胸膜炎、肝硬化、慢性肾炎所致的胸水、腹水或全身水肿，以及晚期血吸虫病所致的腹水等属于水饮内停里实证者。

3. 使用注意　本方作用峻猛，只可暂用，不宜久服。若精神、胃纳俱好，而水饮未尽去者，可再投本方；若泻后精神疲乏，食欲减退，则宜暂停攻逐；若患者体虚邪实，又非攻不可者，可用本方与健脾补益剂交替使用，或先攻后补，或先补后攻。使用本方应注意五点：一是三药为散，大枣煎汤送服；二是于清晨空腹服用，从小量开始，以免量大下多伤正，若服后下少，次日加量；三是服药得快利后，宜食糜粥以保养脾胃；四是年老体弱者慎用，孕妇忌服；五是忌与甘草同用。

【附方】

1. **大黄甘遂汤**（《金匮要略》）　大黄四两（12g）　甘遂二两（6g）　阿胶二两（6g）　上三味，以水三升，煮取一升，顿服之，其血当下。功用：破血逐水。主治：产后水血并结血室证。少腹满痛拒按，甚则突起如敦状，小便微难，口不渴，或下肢浮肿，或手足心热，脉沉弦而涩者。

2.**甘遂半夏汤**（《金匮要略》）　甘遂大者三枚　半夏十二枚（以水一升，煮取半升，去滓）　芍药五枚　甘草炙，如指大一枚　上四味，以水二升，煮取半升，去滓，以蜜半升，和药汁煎取八合，顿服之。功用：攻下逐水。主治：留饮欲去证。留饮欲去，病者脉伏，其人欲自利，利反快，虽利，心下续坚满。

3.**泽漆汤**（《金匮要略》）　半夏半升（12g）　紫参一作紫菀，五两（15g）　泽漆三斤，以东流水五斗，煮取一斗五升（150g）　生姜五两（15g）　白前五两（15g）　甘草　黄芩　人参　桂枝各三两（各9g）　上药九味，㕮咀，内泽漆汁中，煮取五升，温服五合，至夜尽。功用：逐水通阳，止咳平喘。主治：水饮内停，咳而脉沉者。

己椒苈黄丸《金匮要略》

【组成】防己　椒目　葶苈熬　大黄各一两（各3g）

【方歌】己椒苈黄金匮方，水走肠间辘辘响；分消水饮通二便，肠间饮聚服之康。

【用法】上四味药，为末，蜜丸，如梧桐子大，先食饮服一丸，日三服，稍增，口中有津液。渴者，加芒硝半两。

【功用】通利二便，分消水饮。

【主治】**肠间饮聚成实证**。水饮停积，走于肠道，辘辘有声，腹满便秘，口舌干燥，但不欲饮，二便不利，脉沉弦。

【方解】本方证乃脾胃运化失职，肺气不能通调水道，使水饮留聚肠间所致。水邪留滞肠间，故腹中胀满而沥沥有声，二便不利；水饮不化，津液不能上承，则口干舌燥，但不欲饮；脉沉弦为水饮停聚之征。治宜宣上运中，导水下行，前后分消。方中防己苦泄，渗透肠间水气；椒目辛散，除心腹留饮。二药合用，导水气从小便而出。葶苈开宣肺气，通利肠道；大黄荡涤肠胃。二药合用，逐水从大便而出。诸药合用，前后分消，共奏攻坚逐饮、化气行水、通利二便之功，使饮邪一去，气机复常，津液上承，则"口中有津液"，此为饮去病解之征。

【运用】

1.**辨证要点**　本方适用于肠间饮聚成实证。临床应用以肠道辘辘有声，腹满便秘，口舌干燥，二便不利为辨证要点。

2.**加减变化**　若服药后反增口渴，此为饮阻气结，热滞肠道，宜加芒硝以软坚破结，促其下泄。

3.**现代运用**　本方常用于肝硬化腹水、肺源性心脏病、心包炎、胸膜炎、哮喘、急性肾功能衰竭、幽门梗阻等属饮邪内结，痰热壅滞之实证者。

4.**使用注意**　脾虚饮停者不宜使用本方。

【附方】

牡蛎泽泻散（《伤寒论》）　牡蛎熬　泽泻　蜀漆暖水洗，去腥　葶苈子熬　商陆根熬　海藻洗，去咸　瓜蒌根各等份（各6g）　上七味，异捣，下筛为散，更于臼中治之。白饮和服方寸匕，日三服。小便利，止后服。功用：逐水清热，软坚散结。主治：湿热壅盛，水蓄于下证。大病愈后，水气停聚，腰以下浮肿，小便不利，脉沉实有力者。

本方证乃因湿热壅盛，膀胱不利，水蓄于下所致。方中泽泻、商陆根泻水利小便以治水肿；蜀漆、葶苈子开凝逐饮；牡蛎、海藻软坚以消癖；瓜蒌根滋润津液而利血脉之滞。七药合用，共奏逐水清热、软坚散结之功。

小　结

泻下剂主要适用于里实证。本章共选正方 8 首。按其功效不同，可分为寒下、温下、润下、逐水四类。

1. **寒下**　大承气汤、大陷胸汤均能泻下热结。但前者以峻下热结而通便为主，为治疗胃肠实热积滞而致之大便燥结的主要方剂；大陷胸汤则以泻结逐水为主，是治疗水热互结之结胸证，从心下至少腹硬满而痛的主要方剂。

2. **温下**　大黄附子汤和三物备急丸均能泻下寒积。但大黄附子汤并能温经散寒，主治素体阳虚，寒实内结所致的便秘；三物备急丸则专于峻下寒积，攻逐力大，为治疗寒实冷结内停，卒然心腹胀痛，二便不通之急救方剂。三物白散温下寒实、涤痰破结，主治因寒邪与痰水等有形之邪相结于胸膈脘腹，以硬满疼痛为特征的寒实结胸证。

3. **润下**　麻子仁丸能润肠通便，并能泻下热结，主要用治胃肠燥热，大便秘结之证。

4. **逐水**　十枣汤和己椒苈黄丸均能泻下逐水。但十枣汤逐水之中兼有培土扶正作用，主治水肿腹胀实证及悬饮；己椒苈黄丸通利二便，分消水饮，适用于肠间饮聚成实证。

第十九章　和解剂

　　凡具有和解少阳、调和肝脾、调和肠胃等作用，治疗伤寒邪在少阳、肝脾不和、寒热错杂，以及表里同病的方剂，统称和解剂。和解剂属于"八法"中"和法"的范畴。

　　和解剂原为治疗伤寒邪入少阳而设，少阳属胆，位于表里之间，既不宜发汗，又不宜吐下，唯有和解一法最为适宜。然胆附于肝，与肝相表里，胆经发病影响及肝，肝经发病也可影响及胆，且肝胆疾病又可累及脾胃，导致脾胃不和；若中气虚弱，寒热互结，又可导致肠胃不和。故和解剂除和解少阳病证外，还包括调和肝脾以治肝郁脾虚、肝脾不和证；调和肠胃以治肠胃不和。所以本章分为和解少阳、调和肝脾、调和肠胃三类。

　　和解剂组方配伍较为独特，往往既祛邪又扶正，既透表又清里，既疏肝又治脾，既温里又清热，性质平和，作用和缓，照顾全面，体现出和法的组方思路。张介宾曾言："和方之制，和其不和者也。凡病兼虚者，补而和之；兼滞者，行而和之；兼寒者，温而和之；兼热者，凉而和之。和之为义甚广矣，亦犹土兼四气，其与补泻温凉之用无多不及，务在调平元气"（《景岳全书·新方八略》）。因此，本类方剂应用范围较广，主治病证较为复杂。

　　然而，和解剂虽性质平和，但毕竟以祛邪为主，平调中也多有侧重。凡邪不在半表半里者，或纯虚纯实者，或外感疾病，表邪未解，或邪已入里，阳明热甚者，或由劳倦内伤、饮食停滞、气血不足而见寒热者，均不宜使用本类方剂。若误用和解剂，轻者贻误病情，迁延难愈，甚者引邪入里，或变生他证。临证使用药辨清表里、上下、气血及寒热虚实的多少而恰当配伍药物，以适应病情的需要。另外，七情内伤，肝脾不和者，治宜配合思想开导方法。

第一节　和解少阳

　　和解少阳剂适用于伤寒邪在少阳的病证。症见往来寒热，胸胁苦满，心烦喜呕，默默不欲饮食，以及口苦、咽干、目眩、脉弦等。由于邪在少阳半表半里之间，既要透解半表之邪，又要清泄半里之邪，还要防邪深入，所以常用柴胡或青蒿与黄芩相配为主，佐以益气扶正之品；兼有湿邪者，佐以通利泻浊之品，导邪下泄。代表方如小柴胡汤。

小柴胡汤《伤寒论》

【组成】柴胡半斤（24g）　黄芩三两（9g）　人参三两（9g）　甘草炙，三两（9g）　半夏洗，半

升（9g）　生姜切，三两（9g）　大枣擘，十二枚（4枚）

【方歌】小柴胡汤和解功，半夏人参甘草从；更加黄芩生姜枣，少阳百病此为宗。

【用法】上七味，以水一斗二升，煮取六升，去滓，再煎，取三升，温服一升，日三服（现代用法：水煎服）。

【功用】和解少阳。

【主治】

1. 伤寒少阳证。往来寒热，胸胁苦满，默默不欲饮食，心烦喜呕，口苦，咽干，目眩，舌苔薄白，脉弦者。

2. 热入血室证。妇人伤寒，经水适断，寒热发作有时。

3. 黄疸、疟疾及内伤杂病而见少阳证者。

【方解】本方为和解少阳的代表方剂。少阳经脉循胸布胁，位于太阳、阳明表里之间。伤寒邪犯少阳，邪正相争，正胜欲拒邪出于表，邪胜欲入里并于阴，故往来寒热；足少阳之脉起于目锐眦，其支者，下胸中，贯膈，络肝，属胆，循胁里；邪在少阳，经气不利，郁而化热，胆火上炎，而致胸胁苦满、心烦、口苦、咽干、目眩；胆热犯胃，胃失和降，气逆于上，故默默不欲饮食而喜呕；若妇人经期，感受风邪，邪热内传，热与血结，血热瘀滞，疏泄失常，故经水不当断而断、寒热发作有时。邪在表者，当从汗解；邪入里者，则当吐下。今邪既不在表，又不在里，而在表里之间，则非汗、吐、下所宜，故唯宜和解之法。方中柴胡苦平，入肝胆经，透泄少阳之邪，并能疏泄气机之郁滞，使少阳半表之邪得以疏散，为君药。黄芩苦寒，清泄少阳半里之热，为臣药。柴胡之升散，得黄芩之降泄，两者配伍，是和解少阳的基本结构。胆气犯胃，胃失和降，佐以半夏、生姜和胃降逆止呕；邪从太阳传入少阳，缘于正气本虚，故又佐以人参、大枣益气健脾，一者取其扶正以祛邪，一者取其益气以御邪内传，俾正气旺盛，则邪无内向之机。炙甘草助参、枣扶正，且能调和诸药，为使药。诸药合用，以和解少阳为主，兼补胃气，使邪气得解，枢机得利，胃气调和，则诸症自除。原方"去滓再煎"，使药性更为醇和，药汤之量更少，减少了汤液对胃的刺激，避免停饮致呕。

本方配伍特点：以祛邪为主，兼顾正气；以和解少阳为主，兼和胃气；疏透与清泄并用，胆胃兼顾。

热入血室，指妇人伤寒，适月经已来，血海空虚，邪热乘虚而入，热与血结，致月经不当断而断，寒热发作有时的病证。疟疾病，主见往来寒热；黄疸病，病位主涉及肝胆，见胸胁胀满、食欲不振、心烦呕恶。上述诸病证，病机均涉及少阳，故均可用本方治之。

小柴胡汤为和剂，一般服药后不经汗出而病解，但也有药后得汗而愈者，这是正复邪却，胃气调和所致。正如《伤寒论》所说："上焦得通，津液得下，胃气因和，身濈然汗出而解。"若少阳病证经误治损伤正气，或患者素体正气不足，服用本方，亦可见到先寒战后发热而汗出的"战汗"现象，这种情况表明正虚较甚，病情较重，应严密观察，防其虚脱。

【运用】

1. 辨证要点　本方为治疗伤寒少阳证的主方，又是和解少阳法的代表方。临床应用以往来寒热，胸胁苦满，默默不欲饮食，心烦喜呕，口苦，咽干，苔白，脉弦为辨证要点。临证只需抓住前四者中的一二主症，便可用本方治疗，不必证候悉具。正如《伤寒论》所说："伤寒中风，有柴胡证，但见一证便是，不必悉具。"

2.**加减变化** 若不渴，外有微热，是表邪仍在，宜去人参，加桂枝以解表；胸中烦而不呕，为热聚于胸，去半夏、人参，加瓜蒌以清热理气宽胸；渴者，是热伤津液，去半夏，加天花粉以生津止渴；腹中痛，是肝气乘脾，宜去黄芩，加芍药以柔肝缓急止痛；胁下痞硬，是气滞痰郁，去大枣，加牡蛎以软坚散结；心下悸，小便不利，是水气凌心，宜去黄芩，加茯苓以利水宁心；咳者，是素有肺寒留饮，宜去人参、大枣、生姜，加五味子、干姜以温肺止咳；胆热犯肺，见咳嗽胁胀者，加芦根、桑叶以清肺止咳；热入血室，加牡丹皮、赤芍、桃仁以凉血祛瘀；黄疸加茵陈、山栀以清热利湿退黄；疟疾加常山、草果以燥湿截疟。

3.**现代运用** 本方常用于感冒、流行性感冒、疟疾、慢性肝炎、肝硬化、急慢性胆囊炎、胆结石、胆汁反流性胃炎、胃溃疡、急性胰腺炎、急性乳腺炎、胸膜炎、中耳炎、产褥热、睾丸炎等属少阳证者。

4.**使用注意** 因方中柴胡升散，芩、夏性燥，故对阴虚血少者慎用。

【附方】

1.**柴胡桂枝汤**（《伤寒论》） 桂枝去皮，一钱半（4.5g） 黄芩一钱半（4.5g） 人参一钱半（4.5g） 甘草炙，一钱（3g） 半夏二钱半（7.5g） 芍药一钱半（4.5g） 大枣擘，6枚 生姜一钱半（4.5g） 柴胡半钱（1.5g） 上九味，用水七升，煮取三升，去滓温服一升。功用：和解少阳，兼以解表。主治：伤寒六七日，发热微恶寒，肢节烦痛，微呕，胸胁心下微满，舌苔薄白，脉浮弦。

本方所治之证乃少阳兼表证，为小柴胡汤、桂枝汤各用半量之合剂而成。以桂枝汤调和营卫，解肌辛散，以治太阳之表；以小柴胡汤和解少阳，宣展枢机，以治半表半里。本方属太少表里双解之轻剂。

2.**柴胡桂枝干姜汤**（《伤寒论》） 柴胡半斤（24g） 桂枝去皮，三两（24g） 干姜二两（6g） 栝楼根四两（12g） 黄芩三两（9g） 牡蛎熬，三两（9g） 甘草炙，二两（6g） 上七味，以水一斗二升，煮取六升，去滓，温服一升，日三服。初服微烦，复服，汗出便愈。功用：和解少阳，温化水饮。主治：伤寒五六日，已发汗而复下之，胸胁满微结，小便不利，渴而不呕，但头汗出，往来寒热，心烦者。

本方所治乃少阳病兼水饮内结之证，属小柴胡汤的化裁方。方中保留了小柴胡汤中的柴胡、黄芩、甘草三味，以和解少阳；又加桂枝、干姜通阳散寒，温阳化饮；牡蛎软坚散结，栝楼根清热化痰，生津止渴；不呕，故去半夏、生姜；胸胁满微结，水饮内结，故去人参、大枣之壅滞。方后注云："初服微烦"者，是正气得药力之助，与邪相争，郁阳得伸，但气机暂时还未通畅所致；"复服汗出愈"，是续服药后，气机得以宣通，郁阳得伸，表里得和，故周身汗出，邪祛病解，阳气畅达而愈。

3.**柴胡加龙骨牡蛎汤**（《伤寒论》） 柴胡四两（12g） 龙骨 黄芩 生姜切 铅丹 人参 桂枝去皮 茯苓各一两半（各4.5g） 半夏洗，二合半（6g） 大黄二两（12g） 牡蛎熬，一两半（4.5g）　大枣擘，六枚　上十二味，以水八升，煮取四升，内大黄，切如棋子，更煮一两沸，去滓，温服一升。本云柴胡汤，今加龙骨等。功用：和解少阳，通阳泄热，镇惊安神。主治：伤寒八九日，下之，胸满烦惊，小便不利，谵语，一身尽重，不可转侧者。

本方即小柴胡汤去甘草，加龙骨、牡蛎、桂枝、茯苓、铅丹、大黄而成，所治之证乃邪犯少阳，枢机不利，表里三焦为病，主以少阳邪郁而出现神志症状较为突出。因邪入少阳，故用小柴胡汤和解少阳，宣畅气机，扶正祛邪。加桂枝通达郁阳；加大黄泄热和胃；加龙骨、牡蛎、铅丹重镇安神；加茯苓淡渗利水，宁心安神；去甘草，免其甘缓留邪。诸药合用，寒温并用，攻补兼施，安内攘外，使表里错杂之邪得以速解。

第二节　调和肝脾

调和肝脾剂，适用于肝脾不和证。其证多由肝气郁结，横犯脾土，或因脾虚不充，肝失疏泄，而肝木乘脾，以致脘腹胸胁胀痛、神疲食少、月经不调、腹痛泄泻，以及手足不温等。常用疏肝理气药如柴胡、枳壳、陈皮等，与健脾药如白术、茯苓、甘草等配伍组方。代表方如四逆散。

四逆散《伤寒论》

【组成】甘草炙　枳实破，水渍，炙干　柴胡　芍药各十分（各6g）

【方歌】四逆散里用柴胡，芍药枳实甘草须；此是阳郁成厥逆，疏肝理脾奏效奇。

【用法】上四味各十分，捣筛，白饮和服方寸匕，日三服（现代用法：作汤剂，水煎服）。

【功用】透邪解郁，疏肝理脾。

【主治】

1. 阳郁厥逆证。手足不温，或身微热，或咳，或悸，或小便不利，脉弦。

2. 肝脾气郁证。胁肋胀闷，脘腹疼痛，或泄利下重，脉弦。

【方解】本方原为伤寒"阳郁厥逆"证而设。四逆者，乃手足不温也。其证缘于外邪传经入里，气机为之郁遏，肝失疏泄，脾气被困，清阳不能达于四末，而见手足不温。此种"四逆"与阳衰阴盛的四肢厥逆有本质区别。正如李中梓云："此证虽云四逆，必不甚冷，或指头微温，或脉不沉微，乃阴中涵阳之证，惟气不宣通，是为逆冷。"（《医宗金鉴·订正仲景全书》）阳郁不达，热郁心胸，故可见心胸烦热。肝经郁滞，则胁肋胀闷。因本证属阳气郁遏，气机不畅，故可见诸多或然症。若阳气郁遏，肺寒气逆，则为咳；心阳不足，则为悸；气化不行，则小便不利；阳虚中寒，则腹中痛；兼中寒气滞，则泄利下重。脉弦乃为肝气不和之征。故治宜透邪解郁，调畅气机为法。方中取柴胡入肝胆经升发阳气，疏肝解郁，透邪外出，为君药。白芍敛阴养血柔肝为臣，与柴胡合用，以补养肝血，条达肝气，可使柴胡升散而无耗伤阴血之弊。佐以枳实理气解郁，泄热破结，与柴胡为伍，一升一降，加强舒畅气机之功，并奏升清降浊之效；与白芍相配，又能理气和血，使气血调和。使以甘草，调和诸药，益脾和中。综合四药，共奏透邪解郁、疏肝理脾之效，使邪去郁解，气血调畅，清阳得伸，四逆自愈。原方用白饮（米汤）和服，亦取中气和则阴阳之气自相顺接之意。由于本方有疏肝理脾之功，所以后世常以本方加减治疗肝脾气郁所致胁肋脘腹疼痛诸症。

本方配伍特点有二：一是肝脾同治，气血并调；二是散收互用，升降并施。

本方与小柴胡汤同为和解剂，同用柴胡、甘草。但小柴胡汤用柴胡配黄芩，解表清热作用较强；四逆散则柴胡配枳实，升清降浊，疏肝理脾作用较著。故小柴胡汤为和解少阳的代表方，四逆散则为调和肝脾的基础方。

【运用】

1. **辨证要点**　本方原治阳郁厥逆证，后世多用作疏肝理脾之基础方。临床应用以手足不温，或胁肋、脘腹疼痛，脉弦为辨证要点。

2. **加减变化**　若咳者，加五味子、干姜以温肺散寒止咳；悸者，加桂枝以温心阳；小便不利者，加茯苓以淡渗利湿；腹中痛者，加炮附子以温里散寒；泄利下重者，加薤白以通阳散结；气郁甚者，加香附、郁金以理气解郁；有热者，加栀子以清泄内热。

3. **现代运用**　本方常用于慢性肝炎、胆囊炎、胆石症、胆道蛔虫症、肋间神经痛、胃溃疡、胃炎、胃肠神经官能症、附件炎、输卵管阻塞、急性乳腺炎等属肝胆气郁，肝脾（或胆胃）不和者。

4. **使用注意**　热深厥亦深之热厥和阳微阴盛之寒厥，忌用本方。

第三节　调和肠胃

调和肠胃剂，适用于肠胃不和之寒热错杂、虚实夹杂、升降失常证。症见心下痞满，恶心呕吐，肠鸣下利等。常用辛温药与苦寒药如干姜、生姜、半夏、黄连、黄芩等为主组成寒热并用、辛开苦降的方剂，兼伍人参、大枣、甘草等益气和中之品。代表方如半夏泻心汤等。

半夏泻心汤《伤寒论》

【组成】半夏洗，半升（12g）　黄芩　干姜　人参各三两（各9g）　黄连一两（3g）　大枣擘，十二枚（4枚）　甘草炙，三两（9g）

【方歌】半夏泻心黄连芩，干姜草枣人参行；辛开苦降治虚痞，法在降阳与和阴。

【用法】上七味，以水一斗，煮取六升，去滓，再煎，取三升，温服一升，日三服（现代用法：水煎服）。

【功用】寒热平调，消痞散结。

【主治】寒热错杂之痞证。心下痞，但满而不痛，或呕吐，肠鸣下利，舌苔腻而微黄。

【方解】此方所治之痞，原系小柴胡汤证误行泻下，损伤中阳，少阳邪热乘虚内陷，以致寒热错杂，而成心下痞。痞者，痞塞不通，上下不能交泰之谓；心下即是胃脘，属脾胃病变。脾胃居中焦，为阴阳升降之枢纽，今中气虚弱，寒热错杂，遂成痞证；脾为阴脏，其气主升，胃为阳腑，其气主降，中气既伤，升降失常，故上见呕吐，下则肠鸣下利。本方证病机较为复杂，既有寒热错杂，又有虚实相兼，以致中焦失和，升降失常。治当调其寒热，益气和胃，散结除痞。方中以辛温之半夏为君，散结除痞，又善降逆止呕。臣以干姜之辛热温中散寒，以黄芩、黄连之苦寒泄热开痞。以上四味相伍，具有寒热平调、辛开苦降之用。然寒热错杂，又缘于中虚失运，故方中又以人参、大枣甘温益气，以补脾虚，为佐药。使以甘草补脾和中而调诸药。诸药相合，使寒去热清，气机得畅，升降复常，则痞满可除、呕利自愈。

本方配伍特点：寒热互用以和其阴阳，苦辛并进以调其升降，补泻兼施以顾其虚实。本方即小柴胡汤去柴胡、生姜，加黄连、干姜而成。因无半表证，故去解表之柴胡、生姜，痞乃寒热错杂而成，故加寒热平调之黄连、干姜，变和解少阳之剂而为调和肠胃之方。后世师其法，随症加减，广泛应用于中焦寒热错杂、升降失调诸证。

【运用】

1. 辨证要点　本方为治疗中气虚弱，寒热错杂，升降失常而致肠胃不和的常用方；又是体现调和寒热、辛开苦降治法的代表方。临床应用以心下痞满，呕吐泻利，苔腻微黄为辨证要点。

2. 加减变化　湿热蕴积中焦，呕甚而痞，中气不虚，或舌苔厚腻者，可去人参、甘草、大枣、干姜，加枳实、生姜以下气消痞止呕。

3. 现代运用　本方常用于急慢性胃肠炎、胃及十二指肠溃疡、消化不良、神经性呕吐、妊娠呕吐、慢性结肠炎、慢性肝炎、早期肝硬化等属中气虚弱，寒热互结者。

4. 使用注意　本方主治虚实互见之证，若因气滞、食积或痰浊所致的心下痞满，不宜使用。

【附方】

1. 生姜泻心汤（《伤寒论》）　生姜切，四两（12g）　甘草炙，三两（9g）　人参三两（9g）　干姜一两（3g）　黄芩三两（9g）　半夏洗，半升（9g）　黄连一两（3g）　大枣十二枚（4枚）　上八味，以水一斗，煮取六升，去渣，再煎，取三升，温服一升，日三服。功用：和胃消痞，宣散水气。主治：水热互结痞证。心下痞硬，干噫食臭，腹中雷鸣下利等。

2. 甘草泻心汤（《伤寒论》）　甘草四两（12g）　黄芩　人参　干姜各三两（各9g）　黄连一两（3g）　大枣十二枚（4g）　半夏半升（9g）　上七味，水一斗，煮取六升，去滓，再煎，温服一升，日三服。功用：和胃补中，降逆消痞。主治：胃气虚弱痞证。下利日数十行，谷不化，腹中雷鸣，心下痞硬而满，干呕，心烦不得安。

3. 附子泻心汤（《伤寒论》）　大黄二两（6g）　黄连一两（3g）　黄芩一两（3g）　附子一枚去皮，破，别煮取汁（15g）　上四味，切三味，以麻沸汤渍之，须臾，绞去滓，内附子汁，分温再服。功用：泄热消痞，扶阳固表。主治：热痞兼阳虚证。心下痞，按之濡，心烦口渴，恶寒汗出，舌红苔黄，脉微数。

4. 黄连汤（《伤寒论》）　黄连　甘草炙　干姜　桂枝各三两（各9g）　人参二两（6g）　半

夏洗，半升（9g）　大枣擘，十二枚（4枚）　上七味，以水一斗，煮取六升，去渣，温服一升，日三服，夜二服。功用：寒热并调，和胃降逆。主治：上热下寒证。胸中有热，胃中有邪气，腹中痛，欲呕吐者。

　　上四方均是由半夏泻心汤加减变化而成。生姜泻心汤即半夏泻心汤减干姜二两，加生姜四两而成。方中重用生姜，取其和胃降逆、宣散水气而消痞满，配合辛开苦降、补益脾胃之品，故能用治水热互结于中焦，脾胃升降失常所致的痞证。甘草泻心汤即半夏泻心汤加重炙甘草用量而成，方中重用炙甘草调中补虚，配合辛开苦降之品，故能用治胃气虚弱、寒热错杂所致的痞证。附子泻心汤即半夏泻心汤减半夏、干姜、人参、大枣、甘草，加附子、大黄而成，功可泄热消痞，扶阳固表，适用于热痞兼阳虚证。黄连汤即半夏泻心汤加黄连二两，并以黄芩易桂枝而成。本方证为上热下寒，上热则欲呕，下寒则腹痛，故用黄连清上热，干姜、桂枝温下寒，配合半夏和胃降逆，参、草、枣补虚缓急。全方温清并用、补泻兼施，使寒散热清、上下调和、升降复常，则腹痛呕吐自愈。

　　5. 干姜黄芩黄连人参汤（《伤寒论》）　干姜　黄芩　黄连　人参各三两（各9g）　上药四味，以水六升，煮取二升，去滓。分温再服。功用：清胃温脾。主治：上热下寒之寒热格拒证。食入则吐，下利便溏，可伴见口渴、口臭，食少乏力，腹胀腹痛，喜暖喜按，舌边尖红，苔黄白。

　　本方即由半夏泻心汤减半夏、甘草、大枣而成。方中黄芩、黄连苦寒以清胃热，干姜辛热温脾以散寒，人参甘温扶脾以益中气。上热清则呕吐止，下寒消则下利除，中气复则升降有序。诸药合用，清上温下，调和脾胃，而诸症自消。

　　本方与黄连汤皆属上热下寒证，但黄连汤证胃热尚轻，脾虚较甚，故见欲呕吐，方中只用一味黄连清热，加用桂枝、炙甘草、大枣以通阳扶脾；本方证因胃热较甚，以食入即吐为主，脾虚较轻，故方中用黄连、黄芩以清胃热，单用干姜散寒，人参扶脾。

　　6. 麻黄升麻汤（《伤寒论》）　麻黄去节，二两半（7.5g）　升麻一两一分（3.5g）　当归一两一分（3.5g）　知母十八铢（2.2g）　黄芩十八铢（2.2g）　萎蕤一作菖蒲，十八铢（2.2g）　芍药六铢（0.8g）　天门冬去心，六铢（0.8g）　桂枝去皮，六铢（0.8g）　茯苓六铢（0.8g）　甘草炙，六铢（0.8g）　石膏碎，绵裹，六铢（0.8g）　白术六铢（0.8g）　干姜六铢（0.8g）　上十四味，以水一斗，先煮麻黄一两沸，去上沫，内诸药，煮取三升，去滓，分温三服，相去如炊三斗米顷，令尽，汗出愈。功用：清肺温脾，发越郁阳。主治：正虚阳郁，上热下寒证。伤寒六七日，大下后，寸脉沉而迟，手足厥逆，下部脉不至，咽喉不利，吐脓血者。

　　本方证与干姜黄芩黄连人参汤证皆为上热下寒证。但本方证以阳郁为主，肺热脾寒为辅；而干姜黄芩黄连汤证不仅没有阳气内郁，上热也不是在肺而是在胃，以资鉴别。

　　综上诸方，或一二味之差，或药量有异，虽辛开苦降、寒热并调之旨不变，而其主治却各有侧重。正如王旭高所说："半夏泻心汤治寒热交结之痞，故苦辛平等；生姜泻心汤治水与热结之痞，故重用生姜以散水气；甘草泻心汤治胃虚气结之痞，故加重甘草以补中气而痞自除。"至于黄连汤寒热并调、和胃降逆，则治上热下寒的腹痛欲呕之证；干姜黄芩黄连人参汤清胃温脾，则治上热下寒之寒热格拒证；麻黄升麻汤清肺温脾、发越郁阳，则治正虚阳郁、上热下寒证。由此可见，方随法变，药因证异，遣药组方必先谨守病机，方能应手取效。

小 结

和解剂共选正方 3 首，按功用分为和解少阳、调和肝脾、调和肠胃三类。

1. **和解少阳** 适用于邪在少阳的病证。小柴胡汤为和解少阳的主方，主治伤寒少阳病而致往来寒热，胸胁苦满，默默不欲饮食，心烦喜呕等症。

2. **调和肝脾** 适用于肝脾不和的病证。四逆散有透邪解郁、疏肝理脾之功，主治阳气内郁而致手足不温，以及肝脾不和所致的脘腹疼痛等症。

3. **调和肠胃** 适用于肠胃不和之寒热错杂、虚实夹杂、升降失常证。半夏泻心汤和胃降逆、开结消痞，主治中气虚弱，寒热互结于中焦而致的痞、呕、下利。

第二十章 清热剂

凡以清热药物为主组成，具有清热、泻火、凉血、解毒及养阴清热、滋阴透热等作用，用以治疗里热证的方剂统称清热剂。本类方剂是根据《素问·至真要大论》"热者寒之""温者清之"的理论立法，属于"八法"中的"清法"。

温、热、火三者为同一属性。温盛为热，热极为火，其区别只是程度不同，故统称为热。

火热为病，甚为常见，究其病因，不外内伤和外感两方面。因于外感者，或表邪入里化热，或温热火毒为病；因于内伤者，则多由脏腑偏盛，五志过极化火所致。

里热证的范围甚广，病情变化亦颇为复杂。就其性质而言，有实热、虚热之分；就其病因、病位而言，外感病有在气、在营、在血之别，内伤病有在脏、在腑之异；加之热盛成毒，充斥内外，气血同病等因素，因而临床表现证候繁多。故因证立法，清热剂可相应地分为清气分热、清营凉血、气血两清、清热解毒、清脏腑热、养阴清热和清虚热7类。

临床运用清热剂应注意：① 应用清热剂，应以外无表证、内无积滞之里热证为其适应证。若热邪在表，当先解表；里热成实，应予攻下；如表证未解而里热已盛，则应表里双解。② 辨别里热证之虚实，热证之真假，热证之脏腑。③ 对于服清热剂入口即吐者，可于方中少佐辛温之姜汁，或采用凉药热服的方法，以防格拒。④ 本章方剂均以寒凉药为主组成，重用、久用易损伤阳气，伤脾胃，故应适度，不可过量、过剂。

第一节 清气分热

清气分热剂，具有清热除烦、生津止渴等作用，适用于热在气分证。邪入气分，一般是指表邪已罢，里热渐盛，所以有发热、不恶寒反恶热、多汗、口渴、脉洪大等症，实即《伤寒论》的阳明经证。邪在气分的治疗，以清热保津而立法，常用辛甘大寒的石膏与苦寒质润的知母等为主组方；对于热病之后，气分余热不清、气阴两伤者，除用石膏之外，并用清热除烦的竹叶，与益气养阴的人参、麦冬等配伍。代表方如白虎汤、竹叶石膏汤。

白虎汤《伤寒论》

【组成】石膏碎，一斤（50g） 知母六两（18g） 甘草炙，二两（6g） 粳米六合（9g）

【方歌】白虎汤清气分热，石膏知母草米用；热渴汗出脉洪大，加入人参气津充。

【用法】上四味，以水一斗，煮米熟，汤成去滓，温服一升，日三服。

【功用】清热生津。

【主治】气分热盛证。壮热面赤，烦渴引饮，汗出恶热，脉洪大有力。

【方解】本方证乃里热炽盛，热灼津伤所致。本方原为治阳明经证的主方，后世温病学家又以此为治气分热盛的代表方剂。凡伤寒化热内传阳明之经，或温邪由卫及气，皆能出现本证。里热炽盛，故壮热不恶寒；胃热津伤，乃见烦渴引饮；里热蒸腾，逼津外泄，则大汗出；邪热盛于经，鼓动脉道，故脉洪大有力。气分热盛，但未致阳明腑实，故不宜攻下；热盛津伤，又不能苦寒直折。唯以清热生津法最宜。方中君药生石膏，辛甘大寒，入肺、胃二经，功善清解，透热出表，以除阳明气分之热。臣药知母，苦寒质润，一以助石膏清肺胃之热，一以滋阴润燥救已伤之阴津。石膏与知母相须为用，可增强清热生津之功。佐以粳米、炙甘草益胃生津，亦可防止大寒伤中之弊。炙甘草兼以调和诸药为使。四药相配，共奏清热生津、止渴除烦之功，使其热清津复诸症自解。

本方配伍特点：全方清透、滋养、护中并用，即石膏与知母同用，既可大清气分之热，又可滋阴保津；再配以甘草、粳米益胃护津，使邪去而不伤正。

【运用】

1. **辨证要点**　本方为治阳明气分热盛证的基础方。临床应用以"四大"症状即身大热，汗大出，口大渴，脉洪大为辨证要点。

2. **加减变化**　若温热病气血两燔，引动肝风，见神昏谵语、抽搐者，加羚羊角、水牛角以凉肝息风；若兼阳明腑实，见神昏谵语、大便秘结、小便赤涩者，加大黄、芒硝以泄热攻积；消渴病而见烦渴引饮，属胃热者，可加天花粉、芦根、麦冬等以增强清热生津之力。

3. **现代运用**　本方常用于感染性疾病，如感冒高热不退、大叶性肺炎、流行性乙型脑炎，流行性出血热，牙龈炎及小儿夏季热、糖尿病、风湿性关节炎等属气分热盛者。

4. **使用注意**　表证未解的无汗发热、口不渴者，脉见浮细或沉者，血虚发热、脉洪不胜重按者，真寒假热的阴盛格阳证等均不可误用。

【附方】

1. **白虎加人参汤**（《伤寒论》）　知母六两（18g）　石膏碎，绵裹，一斤（50g）　甘草炙，二两（6g）　粳米六合（9g）　人参三两（10g）　上五味，以水一斗，米熟，汤成去滓，温服一升，日三服。功用：清热，益气，生津。主治：汗、吐、下后，里热炽盛，而见四大症者。白虎汤证见有背微恶寒，或饮不解渴，或脉浮大而芤，以及暑热病见有身大热属气津两伤者。

2. **白虎加桂枝汤**（《金匮要略》）　知母六两（18g）　甘草炙，二两（6g）　石膏一斤（50g）　粳米二合（6g）　桂枝去皮，三两（5~9g）　为粗末，每用五钱，水一盏半，煎至八分，去滓温服，汗出愈。功用：清热，通络，和营卫。主治：温疟，其脉如平，身无寒但热，骨节疼烦，时呕；以及风湿热痹，症见壮热，气粗烦躁，关节肿痛，口渴苔白，脉弦数。

以上二方均由白虎汤加味而成，皆有清气分热之功用。白虎加人参汤是清热与益气生津并用的方剂，壮火可以食气，热盛可以伤津，所以清热与益气生津并用；暑热每多伤气，大汗易伤阴津，故本方对暑温热盛津伤证亦可使用。白虎加桂枝汤是清热、通络、和营卫的主剂，用治温疟，或风湿热痹证。

竹叶石膏汤《伤寒论》

【组成】竹叶二把（6g）　石膏一斤（50g）　半夏洗，半升（9g）　麦冬去心，一升（20g）　人参二两（6g）　甘草炙，二两（6g）　粳米半升（10g）

【方歌】竹叶石膏汤人参，麦冬半夏甘草存；再加粳米同煎服，清热益气养阴津。

【用法】上七味，以水一斗，煮取六升，去滓，内粳米，煮米熟，汤成去米，温服一升，日三服。

【功用】清热生津，益气和胃。

【主治】伤寒、温病、暑病余热未清，气津两伤证。身热多汗，心胸烦闷，气逆欲呕，口干喜饮，或虚烦不寐，舌红苔少，脉虚数。

【方解】本方证乃热病后期，余热未清，气津两伤，胃气不和所致。热病后期，高热虽除，但余热留恋气分，故见身热有汗不解、脉数；余热内扰，故心胸烦闷；气短神疲，脉虚是气虚之征；胃失和降，乃致气逆欲呕；口干喜饮、虚烦不寐、舌红少苔、脉数是阴伤之兆。气分余热宜清，气津两伤宜补。治当清热生津，益气和胃。方中竹叶配石膏清透气分余热，除烦止渴为君；人参配麦冬补气养阴生津为臣；半夏降逆和胃以止呕逆为佐；甘草、粳米和脾养胃以为使。诸药配伍，共奏清热生津、益气和胃之功，使余热得清，气津两复，胃气得和，诸症自愈。

本方配伍特点：清热与益气养阴并用，祛邪扶正兼顾，清而不寒，补而不滞。本方实为一首清补两顾之剂，使热清烦除、气津得复，诸症自愈。正如吴谦说："以大寒之剂，易为清补之方。"（《医宗金鉴》）

本方由白虎汤化裁而来。白虎汤证为热盛而正不虚，本方证为热势已衰，余热未尽而气津两伤。热既衰且胃气不和，故去苦寒质润的知母，加人参、麦冬益气生津，竹叶除烦，半夏和胃。其中半夏虽温，但配入清热生津药中，则温燥之性去而降逆之用存，且有助于输转津液，使参、麦补而不滞，此善用半夏者也。

本方在《伤寒论》中治"伤寒解后，虚羸少气，气逆欲吐"证。在实际运用中，凡热病过程中见气津已伤、身热有汗不退、胃失和降等均可使用。对于暑温病发热气津已伤者，尤为适合。

【运用】

1. 辨证要点　本方为治疗热病后期，余热未清，气阴耗伤的常用方。临床应用以身热多汗，气逆欲呕，烦渴喜饮，舌红少津，脉虚数为辨证要点。

2. 加减变化　若胃阴不足，胃火上逆，口舌糜烂，舌红而干，可加石斛、天花粉等以清热养阴生津；胃火炽盛，消谷善饥，舌红脉数者，可加知母、天花粉以增强清热生津之效；气分热犹盛，可加知母、黄连，增强清热之力。

3.现代运用　本方常用于流脑后期、夏季热、中暑等属余热未清，气津两伤者。糖尿病的干渴多饮属胃热阴伤者，亦可应用。

4.使用注意　正盛邪实，大热未衰者不宜使用；湿热中阻，胸闷干呕，苔黄腻者，忌用本方。本方清凉质润，如内有痰湿，或阳虚发热，均应忌用。

第二节　清营凉血

清营凉血剂，具有清营透热、凉血散瘀、清热解毒的作用。适用于邪热传营，热入血分诸证。入营之证见有身热夜甚，神烦少寐，时有谵语，或外布隐隐斑疹等；入血之证见有出血、发斑、如狂、谵语、舌绛起刺等。本类方剂的组合，入营、入血均用犀角（水牛角代）、生地黄以清营凉血为主，其中由于入营邪热多由气分传来，故配用金银花、连翘、竹叶促其透热转气；入血邪热每多迫血妄行而致出血、发斑，而且络伤血溢每易留瘀，热与血结亦可成瘀，故配用牡丹皮、芍药等，既能散瘀，又能凉血，以止血而不留瘀。清营的代表方为清营汤，凉血的代表方如犀角地黄汤。

升麻鳖甲汤《金匮要略》

【组成】升麻二两（6g）　当归一两（3g）　蜀椒炒，去汗，一两（3g）　甘草二两（6g）　雄黄研，半两（1.5g）　鳖甲炙，手指大一片（10g）

【方歌】赤斑咽痛毒为阳，鳖甲周围一指量；半两雄黄升二两，椒归一两草同行。

【用法】上六味，以水四升，煮取一升，顿服之，老小再服，取汗。

【功用】散邪解毒，凉血祛瘀。

【主治】阳毒证。面赤斑斑如锦纹，咽喉痛，唾脓血，舌红或紫或有瘀点，脉数。

【方解】本方证乃时疫温毒，壅结营血所致。这里的"阴阳"，非表里之谓，非虚实之谓，亦非极寒极热之谓，乃是指疫毒在阴分、阳分而言。疫毒在阳分者，可见面部起红斑著明如锦纹之阳征，谓之阳毒；疫毒在阴分者，则见面目暗青之阴征，故谓之阴毒。所谓"毒"者，邪气蕴郁不解之意也。然无论阴毒、阳毒，总宜散邪解毒、活血祛瘀为治。本方重用升麻，借其升散之力以达透邪解毒之功，故《本经》谓其"主解百毒"。鳖甲既可行血散瘀，又可领诸药入阴分以搜毒。蜀椒既可解毒止痛，又可领诸药出阳分而透邪。当归活血，雄黄、甘草解毒，共为治阳毒之主方。

【运用】

1.辨证要点　本方为治疗阳毒之常用方。临床应用以面赤斑斑如锦纹，咽痛，唾脓血，舌红，脉数为辨证要点。

2.加减变化　若面目青，身痛如被杖，咽喉痛，舌红，脉数者，宜去雄黄、蜀椒。

3.现代运用　本方常用于系统性红斑狼疮、慢性扁桃体肿大、猩红热、风湿热、荨麻疹、血小板无力症、血小板减少性紫癜、多发性肌炎、多发性皮肌炎等属于阳毒为病者。

【附方】

升麻鳖甲去雄黄蜀椒汤（《金匮要略》）　升麻二两（6g）　当归一两（3g）　甘草二两

（6g） 鳖甲炙，手指大一片（10g） 上四味，以水四升，煮取一升，顿服之，老小再服，取汗。功用：解毒清热，凉血化瘀。主治：阴毒。面目青，身痛如被杖，咽喉痛，舌红，脉数。

升麻鳖甲汤与升麻鳖甲去雄黄蜀椒汤相比较，前方在解毒凉血化瘀的同时，更有通阳；后方则重在解毒泄热，凉血化瘀。

第三节　清热解毒

清热解毒剂，具有清热、泻火、解毒的作用，适用于温疫、温毒或疮疡疔毒等证。若三焦火毒炽盛，症见烦热、错语、吐衄、发斑及外科的疔毒痈疡等；胸膈热聚，可见身热面赤、胸膈烦热、口舌生疮、便秘溲赤等症。本类方剂常以黄芩、黄连、连翘、金银花、蒲公英等清热解毒泻火药物为主组成。若便秘溲赤，可配伍芒硝、大黄等以导热下行；疫毒发于头面红肿者，可在清热解毒药中配伍辛凉疏散之品，如牛蒡子、薄荷、僵蚕等；热在气分则配伍泻火药；热在血分则配伍凉血药。代表方如泻心汤。

泻心汤《金匮要略》

【组成】大黄二两（6g） 黄连 黄芩各一两（各3g）

【方歌】泻心汤内有三黄，清热泻火效力强；火热上攻出血证，胃脘热痞均能降。

【用法】上三味，以水三升，煮取一升，顿服之。

【功用】清热泻火止血。

【主治】邪火内炽，迫血妄行，以致吐血衄血、秘结溲赤等；或湿热内蕴而为黄疸，见胸痞烦热、舌苔黄腻；或积热上冲而致目赤且肿、口舌生疮；或外科疮疡，见有心胸烦热、大便干结等。舌红苔黄，脉数有力。

【方解】本方证乃因火热内盛，迫血妄行所致。方以大黄既可泻火消痞，又可导热下行，尚具"以泻代清"之意，且使血止而不留瘀；黄连、黄芩苦寒直泻，直折上炎之火。三药合用，效宏力专，共奏清热泻火止血之功。泻心即泻火之意。

【运用】

1.辨证要点　本方为治疗邪火内炽证之基础方。临床应用以吐血或衄血，血色鲜红，伴口渴心烦，溲赤便秘，舌红苔黄，脉数有力为辨证要点。

2.加减变化　若呕吐者，加陈皮、生姜以降逆止呕；若腹痛者，加芍药、延胡索以活血止痛；若出血明显者，加棕榈、生地黄、玄参以清热凉血，收敛止血；若食少者，加山楂、生麦芽以消食和胃。

3.现代运用　本方常用于出血类疾病属热邪内盛者。

【附方】

1.大黄黄连泻心汤（《伤寒论》） 大黄二两（6g） 黄连一两（3g） 上二味，以麻沸汤二升渍之，须臾绞去渣，分温再服。功用：泄热，消痞，和胃。主治：心下痞，按之濡，其脉关上浮者。

2. 大黄甘草汤（《金匮要略》） 大黄四两（12g） 甘草一两（3g） 上二味，以水三升，煮取一升，分温再服。功用：泄热涤实，和胃降逆。主治：胃热气逆证。口干，口渴，口苦，食已即吐，或大便干，或心烦，舌红，苔黄，脉滑或数。

泻心汤、大黄黄连泻心汤和大黄甘草汤均有泄热之功。泻心汤清热泻火止血，适用于火热内盛所致的出血证；大黄黄连泻心汤泄热、消痞、和胃，适用于因胃热所致之心下痞等证；大黄甘草汤泄热涤实、和胃降逆，适用于胃热气逆证。

第四节　清脏腑热

清脏腑热剂，适用于邪热偏盛于某一脏腑所产生的火热证。本类方剂多按所治脏腑火热证候之不同，分别使用相应的清热药物。如心经热盛，用黄连、栀子、木通、莲子心等以泻火清心；肝胆实火，用龙胆草、夏枯草、青黛等以泻火清肝；肺中有热，用黄芩、桑白皮、石膏、知母等以清泄肺热；热在脾胃，用石膏、黄连等以清胃泄热；热在大肠，用白头翁、黄连、黄柏等以清肠解毒。此外，尚需针对病证的兼夹配伍适当药物。如热盛伤阴，配生地黄、阿胶、麦冬、石斛等养阴生津；壮火食气者，当配人参、黄芪、山药等以补气扶正。兼夹湿热，配泽泻、车前子、木通等以清利湿热；如兼气滞血瘀，配当归、木香、槟榔等以行气活血。如火热内郁，根据"火郁发之"之理，配藿香、羌活、防风等以发散郁火；如恐寒凉伤阳，可配少许吴茱萸、肉桂等以为佐制。代表方如白头翁汤等。

白头翁汤《伤寒论》

【**组成**】白头翁二两（15g） 黄柏三两（12g） 黄连三两（6g） 秦皮三两（12g）

【**方歌**】白头翁汤治热痢，黄连黄柏与秦皮；味苦性寒能凉血，解毒坚阴功效奇。

【**用法**】上药四味，以水七升，煮取二升，去滓，温服一升，不愈再服一升（现代用法：水煎服）。

【**功用**】清热解毒，凉血止痢。

【**主治**】**热毒痢疾**。腹痛，里急后重，肛门灼热，下痢脓血，赤多白少，渴欲饮水，舌红苔黄，脉弦数。

【**方解**】本方证乃因瘟毒邪热深陷血分，下迫大肠所致。热毒熏灼肠胃气血，化为脓血，而见下痢脓血，赤多白少；热毒阻滞气机则腹痛里急后重；渴欲饮水、舌红苔黄、脉弦数皆为热邪内盛之象。治宜清热解毒，凉血止痢。俾热毒解，则痢止而后重自除。故方用苦寒而入血分的白头翁为君，清热解毒，凉血止痢。黄连苦寒，泻火解毒，燥湿厚肠，为治痢要药；黄柏清下焦湿热。两药共助君药清热解毒，尤能燥湿治痢，共为臣药。秦皮苦涩而寒，清热解毒而兼以收涩止痢，为佐使药。本方集苦寒清热解毒药于一方，清解中兼以凉血、收涩，共奏清热解毒、凉血止痢之功。

本方与芍药汤同为治痢之方。但本方主治热毒血痢，乃热毒深陷血分，治以清热解毒、凉血止痢，使热毒解，痢止而后重自除；芍药汤治下痢赤白，属湿热痢，而兼气血失调证，故治以清热燥湿与调和气血并进，且取"通因通用"之法，使"行血则便脓自愈，调气则后重自除"。两方主要区别在于：白头翁汤是清热解毒兼凉血燥湿止痢，芍药汤是清热燥湿与调和气血并用。

【运用】

1.辨证要点　本方为治疗热毒血痢之常用方。临床应用以下痢赤多白少，腹痛，里急后重，舌红苔黄，脉弦数为辨证要点。

2.加减变化　若外有表邪，恶寒发热者，加葛根、连翘、金银花以透表解热；里急后重较甚，加木香、槟榔、枳壳以调气；脓血多者，加赤芍、牡丹皮、地榆以凉血和血；夹有食滞者，加焦山楂、枳实以消食导滞；用于阿米巴痢疾，配合吞服鸦胆子（桂圆肉包裹），疗效更佳。

3.现代运用　本方常用于阿米巴痢疾、细菌性痢疾属热毒偏盛者。

【附方】

1.白头翁加甘草阿胶汤（《金匮要略》）　白头翁　甘草　阿胶各二两（各6g）　秦皮　黄连　柏皮各三两（各9g）　上六味，以水七升，煮取二升半，内胶，令消尽，分温三服。功用：清热止痢，益气养血。主治：产后热痢伤阴证。产后痢疾，发热腹痛，里急后重，肛门灼热，便下脓血黏液，口干喜饮，面色苍白或萎黄，肌肤失泽，舌淡，苔薄黄，脉细数或虚数。

2.紫参汤（《金匮要略》）　紫参半斤（24g）　甘草三两（9g）　上二味，以水五升，先煮紫参，取二升，内甘草，煮取一升半，分温三服。功用：清热祛湿，行气止痛。主治：下痢腹痛证。下利，利下便脓血，腹痛剧烈而拒按，身热较著，或胸痛，舌红，苔黄，脉数。

白头翁汤与白头翁加甘草阿胶汤皆可治疗热痢证，但是白头翁汤治疗热痢而偏实，证为一派实热现象；而白头翁加甘草阿胶汤所主治之热痢而有虚证，以面色苍白或不荣、四肢困倦为特征。紫参汤清热祛湿、行气止痛，主治下痢腹痛证。

黄芩汤《伤寒论》

【组成】黄芩三两（9g）　芍药二两（9g）　甘草炙，二两（3g）　大枣十二枚（4枚）

【方歌】黄芩汤中芍草枣，清热止利效非常。

【用法】上四味，以水一斗，煮取三升，去滓，温服一升，日再夜一服。

【功用】清热止利，和中止痛。

【主治】热痢。身热口苦，腹痛下利，肛门灼热，或里急后重，小便黄赤，舌红苔黄，脉弦数。

【方解】本方证是太少合病，邪热不从少阳之枢外出，反从枢内陷，以少阳胆热下迫大肠为主要病机的病证。治当清热止利，和中止痛。方中以黄芩为主，苦寒坚阴而清里热；芍药味酸微苦，敛阴和营，缓急止痛。芩芍配伍，酸苦相济，调中存阴以止利，是治热利之要药。甘草、大枣益气和中，调补正气。诸药合用，共奏清热止利、缓急止痛之功。汪昂《医方集解》称本方为"万世治痢之祖方"，后世治痢名方芍药汤，即由本方演化而来。

【运用】

1. **辨证要点** 本方为治疗热痢之基础方。临床应用以身热，腹痛下利，肛门灼热，舌红苔黄，脉弦数为辨证要点。

2. **加减变化** 若呕者，加半夏、生姜以降逆止呕。

3. **现代运用** 本方常用于细菌性痢疾、阿米巴痢疾、急性胃肠炎等属热者。

【附方】

黄芩加半夏生姜汤（《伤寒论》） 黄芩三两（9g） 芍药二两（9g） 甘草炙，二两（3g） 大枣十二枚（4枚） 半夏洗，半升（12g） 生姜切，一两半（4.5g） 上六味，以水一斗，煮取三升，去滓，温服一升，日再夜一服。功用：清热和中，降逆止呕。主治：热痢兼呕逆证。身热口苦，腹痛下利，肛门灼热，呕吐，舌红苔黄，脉数。

黄芩汤与黄芩加半夏生姜汤均治热痢。但本方的清热燥湿功用较逊，多用治湿热泄泻、大便不畅、口苦兼身热之证；黄芩加半夏生姜汤清热和中、降逆止呕，适用于热痢兼呕逆证。

第五节 养阴清热

养阴清热剂，具有养阴清热、宁心安神或补虚降逆等作用，适用于阴虚内热所引起的虚热扰心，心神不宁，以及虚火上炎，肺胃气逆等病证。属于八法中"补法"和"清法"的范畴。阴虚内热之证当以养阴清热为法，阴津充足，虚热自平。临证应根据所治病证的不同，辅佐适当的药物。代表方如百合地黄汤等。

百合地黄汤《金匮要略》

【组成】百合擘，七枚（24g） 地黄汁一升（24g）

【方歌】百合地黄养阴方，不经汗下吐诸伤；地汁一升百合七，阴柔最是化阳刚。

【用法】以水洗百合，渍一宿，当白沫出，去其水，更以泉水二升，煎取一升，去滓，纳地黄汁，煎取一升五合，分温再服。中病，勿更服。大便当如漆（现代用法：水煎服）。

【功用】养心润肺，益阴清热。

【主治】百合病。意欲饮食复不能食，时而欲食，时而恶食；沉默寡言，欲卧不能卧，欲行不能行，如有神灵；如寒无寒，如热无热，口苦，小便赤；舌红少苔，脉微数。

【方解】本方证乃因心肺阴虚内热，百脉失和，使心神不安及饮食行为失调所致。百合病多发于热病之后，为心肺阴液被热耗损，或余热未尽所致；或因情志不遂，日久郁结化火销铄阴液而成。阴虚内热，扰乱心神，故沉默寡言，欲卧不能卧，欲行不能行，如有神灵；情志不遂致脾失健运，故意欲饮食复不能食，时而欲食，时而恶食；阴虚生内热，故如寒无寒，如热无热，口苦，小便赤；舌脉亦为阴虚有热之象。治宜养心润肺，益阴清热。方中百合甘寒色白入肺，养肺阴而清气分之热；生地黄甘润色黑入肾，益心营而清血分之热。如同陈灵石所言："皆取阴柔之品，以化阳刚，为泄热救阴法也。"泉水清下热气，利小便，用以煎百合增强其清热之效。诸药合用，心肺同治，阴复热退，百脉因之调和，病自可愈。服药后"大便当如漆"，即大便呈漆黑色，为地黄汁本色。本方为甘润之法，使阴足热平，心神得安。

【运用】

1. **辨证要点**　本方为治疗百合病之心肺阴虚内热证之常用方。临床应用以心神不安，饮食行为失调，口苦，小便赤，脉微数为辨证要点。

2. **加减变化**　若肺燥或肺热咳嗽者，加麦冬、沙参、贝母、甘草等润肺止咳；心神不安者，加夜交藤、炒枣仁等宁心安神。

3. **现代运用**　本方常用于神经官能症、癔症、自主神经功能紊乱、更年期综合征、肺结核等属心肺阴虚内热者。

4. **使用注意**　实热者不宜使用。

【附方】

1. **百合知母汤**（《金匮要略》）　百合七枚（24g）　知母切，三两（9g）　上先以水洗百合，渍一宿，当白沫出，去其水，再以泉水二升，煎取一升，去滓；别以泉水二升煎知母，取一升，去滓；后合和，煎取一升五合，分温再服。功用：清热补虚，养阴润燥。主治：百合病心肺阴虚内热证。百合病，发汗后，心烦口渴者。

2. **滑石代赭汤**（《金匮要略》）　百合擘，七枚（14g）　滑石碎，绵裹，三两（9g）　代赭石碎，绵裹，如弹丸大枚一枚（15g）　上先以水洗百合，渍一宿，当白沫出，去其水，更以泉水二升，煎取一升，去滓；别以泉水二升煎滑石、代赭，取一升，去滓；后合和重煎，取一升五合，分温服。功用：养阴清热，利水降逆。主治：百合病心肺阴虚内热气逆夹湿证。百合病本证未愈，又见小便短涩不利，呕吐呃逆等症。

3. **百合鸡子黄汤**（《金匮要略》）　百合擘，七枚（14g）　鸡子黄一枚　上先以水洗百合，渍一宿，当白沫出，去其水，更以泉水二升，煎取一升，去滓，内鸡子黄，搅匀，煎五分，温服。功用：养阴除烦和中。主治：百合病本证未愈，又见虚烦不眠、胃中不和等症。

4. **百合洗方**（《金匮要略》）　百合一升（24g）　上以百合一升，以水一斗，渍之一宿，以洗身，洗已，食煮饼，勿以盐豉也。功用：养阴清热润燥。主治：百合病一月不解，变成渴者。

5. **百合滑石散**（《金匮要略》）　百合炙，一两（3g）　滑石三两（9g）　上为散，饮服方寸匕，日三服。当微利者，止服，热则除。功用：养阴润肺，清热利水。主治：百合病未愈，又见发热，小便不利等。

6. **栝楼牡蛎散**（《金匮要略》）　栝楼根　牡蛎熬，等份　上为细末，饮服方寸匕，日三服。功用：清热生津，润燥止渴。主治：百合病，渴不差者。

小　结

　　清热剂共选正方 7 首，按功用分为清气分热、清营凉血、清热解毒、清脏腑热、养阴清热五类。

　　1.清气分热　白虎汤与竹叶石膏汤俱为清气分热的代表方剂。前者功用是清热生津，主治阳明（气分）热盛，症见壮热汗出、烦渴、脉洪大；后者功用是清热兼以益气养阴、降逆和胃，主治热病后期，气阴皆伤，余热未尽，症见身热多汗、心胸烦闷、气逆欲呕等。

　　2.清营凉血　升麻鳖甲汤散邪解毒、凉血祛瘀，适用于面赤斑斑如锦纹之阳毒证。

　　3.清热解毒　泻心汤清热泻火止血，适用于邪火内炽，迫血妄行之出血证。

　　4.清脏腑热　白头翁汤具有清热解毒之功，但兼能凉血止痢，主治热毒血痢，赤多白少之证；黄芩汤清热止利、和中止痛，适用于太少合病之热痢证。

　　5.养阴清热　百合地黄汤具有养心润肺、益阴清热之功，主治百合病，症见心神不安、饮食行为失调、口苦、小便赤、脉微数等。

第二十一章　温里剂

　　凡以温热药为主组成，具有温里助阳、散寒通脉等作用，以祛除脏腑经络间寒邪，用于治疗里寒证的方剂，统称温里剂。温里剂属于"八法"中的"温法"。

　　寒邪致病引起的寒证有表里之分。外感寒邪，邪在肌表，为风寒表证，当解表散寒，用解表剂治疗。寒在脏腑、经络为里寒证，临床多以但寒不热，喜温畏寒，神疲肢冷，口淡不渴，小便清长，舌淡苔白，脉沉紧、沉弦或沉迟为表现特征。治当温里散寒，用温里剂治疗。寒邪易伤阳气，阳虚易生内寒，寒愈盛则阳愈虚，而阳愈虚则寒愈盛，二者常相因为病。里寒证以寒盛为主，不同程度涉及阳虚；如以阳虚为主者，则属虚寒证，当用补阳剂治疗。温里剂是根据《素问·至真要大论》"寒者热之""寒淫所胜，平以辛热""寒淫于内，治以甘热"等原则而立法组方的。

　　里寒证的成因，有因素体阳虚，寒从中生者，有因外寒直中，深入脏腑经络者，有因误治邪陷，表邪乘虚入里者，有因过服寒凉，损伤阳气者，但总不外乎寒从内生与外寒直中两个方面。前者多为虚寒，宜"治以甘热"，多用辛热药与甘温补气药配伍组方，温补并重；后者多为实寒，宜"治以辛热"，多用大辛大热药为主组方，或配伍少量补气药，以防辛散伤正，是以温为主。

　　里实证有虚实轻重之别，部位有脏腑、经络之异，方剂分为温中祛寒、回阳救逆、温经散寒三类。

　　温里剂多由辛温燥热之品组成。运用时一要注意辨别寒热、真假、虚实，勿为假象所迷惑。若真热假寒者禁用，否则如火上浇油；二是注意素体阴虚内热，失血伤阴者，虽有寒象，也须慎用，不可过剂，以免重伤其阴或引起动血之弊；三是四时寒暑变迁，地土方隅高下，病情轻重缓急，亦须作为药量大小之参考；四是阴寒太盛，服热药入口即吐者，可少佐寒凉之品，如猪胆汁等，或热药冷服，以防格拒不纳。若素体阳虚有寒，经温里剂治疗，里寒去而阳气仍虚者，可另谋温补之方，详见补益剂。

第一节　温中祛寒

　　温中祛寒剂，适用于中焦虚寒证。脾胃属土，位居中州，主运化而司升降。若脾胃阳气虚弱，则运化无权，升降失职，势必导致寒湿内生，出现脘腹胀痛，肢体倦怠，手足不温，或吞酸吐涎，恶心呕吐，或腹痛不利，不思饮食，口淡不渴，舌苔白滑，脉沉细或沉迟等。本类方剂常用温中散寒药如干姜、吴茱萸、桂枝等配伍甘温益气健脾药如人参、白术、饴糖等为主组成方剂。代表方如理中丸、小建中汤、吴茱萸汤。

理中丸《伤寒论》

【组成】人参　干姜　甘草炙　白术各三两（各9g）

【方歌】理中丸主理中乡，甘草人参术干姜；呕利腹痛阴寒盛，或加附子总扶阳。

【用法】上四味，捣筛，蜜和为丸，如鸡子黄许大（9g）。以沸汤数合，和一丸，研碎，温服之，日三四服，夜二服。腹中未热，益至三四丸，然不及汤。汤法：以四物依两数切，用水八升，煮取三升，去滓，温服一升，日三服。服汤后，如食顷，饮热粥一升许，微自温，勿发揭衣被（现代用法：上药共研细末，炼蜜为丸，重9g，每次1丸，温开水送服，每日2～3次。或作汤剂，水煎服，用量按原方比例酌减）。

【功用】温中祛寒，补气健脾。

【主治】

1. **脾胃虚寒证**。脘腹绵绵作痛，喜温喜按，呕吐，大便稀溏，脘痞食少，口淡不渴，舌淡苔白，脉沉细或沉迟无力。

2. **阳虚失血证**。便血、吐血、衄血或崩漏等，血色暗淡，质清稀。

3. **中焦虚寒证**。胸痹、病后喜涎唾、小儿慢惊等。

【方解】脾胃虚寒证又称中焦虚寒证，本方所治诸证皆由脾胃虚寒所致。中阳不足，寒从中生，阳虚失温，寒性凝滞，故畏寒肢冷、脘腹绵绵作痛、喜温喜按；脾主运化而升清，胃主受纳而降浊，今脾胃虚寒，纳运升降失常，故脘痞食少、呕吐、便溏；舌淡苔白润，口不渴，脉沉细或沉迟无力皆为虚寒之象。根据"寒者热之""虚则补之"之旨，治宜温中祛寒，益气健脾。方中干姜为君，大辛大热，温脾阳，祛寒邪，扶阳抑阴；人参为臣，性味甘温，补气健脾。君臣相配，温中健脾。脾为湿土，虚则易生湿浊，故用甘温苦燥之白术为佐，健脾燥湿。甘草与诸药等量，寓意有三：一为合参、术以助益气健脾；二为缓急止痛；三为调和药性，是佐药而兼使药之用。纵观全方，温补并用，以温为主，温中阳，益脾气，助运化，故曰"理中"。

本方的配伍特点：一是辛热祛里寒，甘温复中虚，虚寒兼顾，温补并用。二是体现了"辛热甘温法"的配伍特点。干姜辛热散寒，但易耗伤正气；人参甘温补气，但易壅滞气机；两味相合，温里散寒不伤正，健脾补气不碍邪，尤得温补阳气之功。三是制剂以丸、汤互用，适用于轻缓和急重不同证情。

阳虚失血，无论吐、衄或便血、崩漏，但见面色淡白、气短神疲、脉细或虚大无力，是阳气虚弱，脾不统血所致，以本方加减治疗。

胸痹一病，总由上焦阳气不足，阴寒之邪上乘，胸中之气痹阻所致。若心中痞坚，逆气上冲心胸，是中焦阳虚，又有痰饮上犯所致。可用本方温中祛寒，益气健脾，使中焦气旺，则上焦之气开发，逆气可平，胸痹可愈。

病后多生涎唾，久久不已，是脾气虚寒，不能摄津，津上溢于口所致。以本方丸剂缓治，亦可徐徐收功。

小儿慢惊，总由先天不足，后天失调，或过服寒凉之品，或大病后调理不善，戕害脾胃阳气所致。若形气赢瘦、手足不温、呕吐泄泻、神疲食少、舌淡苔白、脉细迟或沉细缓弱者，纯属中焦虚寒，亦可用本方治疗。

综观本方，治病虽多，究其病机，总属中焦虚寒，可以异病同治。本方在《金匮要略》中作汤剂，称"人参汤"。理中丸方后亦有"然不及汤"四字。盖汤剂较丸剂作用力强而迅速，临床可视病情之缓急酌定使用剂型。

方后注"服汤后，如食顷，饮热粥一升许，微自温，勿发揭衣被"，意在以米谷之精气，益中焦之胃气，并可加强温中祛寒之力。服后加衣盖被，亦是加强保暖祛寒之意，使虚寒去，运化复常，清升浊降，则中焦自治。本方"实以燮理之功，予中焦之阳也"（《伤寒论条辨》），故名曰"理中"。

【运用】

1. **辨证要点**　本方是治疗中焦虚寒证的基础方。临床应用以脘腹绵绵作痛，呕吐便溏，舌淡苔白，脉沉细为辨证要点。

2. **加减变化**　若寒甚者，可重用干姜；虚甚者，可重用人参；虚寒并重者，可干姜、人参并重；呕吐甚者，可加生姜、半夏降逆和胃止呕；下利甚者，可加茯苓、白扁豆、薏苡仁以健脾渗湿止泻；阳虚失血者，可将干姜易为炮姜，加艾叶、灶心土温涩止血；胸痹者，可加薤白、桂枝、枳实振奋胸阳，舒畅气机。

3. **现代运用**　本方常用于急慢性胃肠炎、胃及十二指肠溃疡、胃痉挛、胃下垂、胃扩张、慢性结肠炎、功能性子宫出血等属脾胃虚寒者。

4. **使用注意**　本方性偏温热，湿热内蕴中焦或阴虚内热者禁用。

【附方】

1. **甘草干姜汤**（《伤寒论》）　甘草炙，四两（12g）　干姜二两（12g）　上二味，以水三升，煮取一升五合，去滓，分温再服。功用：温中复阳。主治：中阳不足证。四肢逆冷，咽中干，烦躁，吐逆，舌淡苔白，脉沉。

2. **附子粳米汤**（《金匮要略》）　附子炮，一枚（5g）　半夏半升（12g）　甘草一两（3g）　大枣十枚　粳米半升（12g）　上五味，以水八升，煮米熟，汤成去滓，温服一升，日三服。功用：温中散寒，化饮降逆。主治：中焦虚寒有水饮证。腹中冷痛，喜热喜按，肠鸣辘辘，胸胁逆满，呕吐清涎，舌苔白滑，脉沉迟。

3. **白术散**（《金匮要略》）　白术四分（12g）　川芎四分（12g）　蜀椒去汗，三分（9g）　牡蛎二分（6g）　上四味，杵为散，酒服一钱匕，日三服，夜一服。但苦痛，加芍药；心下毒痛，倍加川芎；心烦吐痛，不能食饮，加细辛一两，半夏大者二十枚。服之后，更以醋浆水服之。若呕，以醋浆水服之；复不解者，小麦汁服之；已后渴者，大麦粥服之。病虽愈，服之勿置。功用：温中除湿，健脾安胎。主治：（妊娠）脾虚寒湿证。脘腹时痛，恶心，呕吐，不欲饮食，四肢不温而困重，或带下，或腰痛，或胎动不安，舌淡苔白，脉缓滑。

甘草干姜汤、附子粳米汤与白术散均有温中散寒之功。甘草干姜汤温中复阳，适用于中阳不足证；附子粳米汤温中散寒，化饮降逆，适用于中焦虚寒有水饮证；白术散温中除湿，健脾安胎，适用于（妊娠）脾虚寒湿证。

小建中汤《伤寒论》

【组成】桂枝去皮，三两（9g） 甘草炙，二两（6g） 大枣擘，十二枚（6枚） 芍药六两（18g） 生姜切，三两（9g） 胶饴一升（30g）

【方歌】小建中汤芍药多，桂枝甘草姜枣和；更加饴糖补中脏，虚劳腹冷服之瘥。

【用法】上六味，以水七升，煮取三升，去渣，内饴，更上微火消解。温服一升，日三服（现代用法：水煎取汁，兑入饴糖，文火加热溶化，分两次温服）。

【功用】温中补虚，和里缓急。

【主治】中焦虚寒，虚劳里急证。腹中拘急疼痛，时痛时止，喜温喜按，神疲乏力，虚怯少气，舌淡苔白，脉细弦。或虚劳心中悸动，虚烦不宁，面色无华，或虚劳发热，四肢酸楚，咽干口燥。

【方解】本方病证因中焦虚寒，化源不足，经脉失养，营卫俱弱，阴阳失调所致。中焦虚寒，肝木乘土，故腹中拘急疼痛、喜温喜按；脾胃为气血生化之源，中焦虚寒，化源匮乏，气血俱虚，故见心悸、面色无华、发热、口燥咽干等。症虽不同，病本则一，总由中焦虚寒所致。治当温中补虚，和里缓急，扶助营卫，协调阴阳。方中重用甘温质润之饴糖为君，温补中焦，缓急止痛。臣以辛温之桂枝温阳气，祛寒邪；酸甘之白芍养营阴，缓肝急，止腹痛。佐以生姜温胃散寒，大枣补脾益气。炙甘草益气和中，调和诸药，是为佐使之用。其中饴糖配桂枝，辛甘化阳，温中焦而补脾虚；芍药配甘草，酸甘化阴，缓肝急而止腹痛。六药合用，温中补虚缓急之中蕴有柔肝理脾、益阴和阳之意，用之可使中气强健，阴阳气血生化有源，五脏有所养，则虚劳里急诸症可除，故以"建中"名之。

本方配伍特点："辛甘化阳"和"酸甘化阴"之配伍，寓有药味化合之理。

本方是由桂枝加芍药汤，重用饴糖组成，然其理法与桂枝汤有别。桂枝汤以桂枝为君，具有解肌发表、调和营卫之功，主治外感风寒表虚、营卫不和证；本方以饴糖为君，意在温中补虚、缓急止痛，主治中焦虚寒、虚劳里急证。

本方与理中丸同为温中祛寒之剂。但理中丸纯用温补药物，以温中祛寒、益气健脾为主；小建中汤乃温补药配以调理肝脾之品，重在温中补虚、缓急止痛。

【运用】

1. 辨证要点 本方是治疗中焦虚寒、虚劳里急证之常用方。临床应用以腹中拘急疼痛，喜温喜按，舌淡，脉细弦为辨证要点。

2. 加减变化 若中焦寒重者，可加干姜以增强温中散寒之力；虚损甚而偏于气虚者加黄芪以补气，偏于血虚者加当归以补血，气血俱虚者加黄芪、当归以益气补血；若兼有气滞者，可加木香行气止痛，便溏者，可加白术健脾燥湿止泻；营阴不守而见自汗心悸、虚烦不寐者，可加酸枣仁、浮小麦。

3. 现代应用 本方常用于胃及十二指肠溃疡、神经衰弱、再生障碍性贫血、功能性发热、慢性胃炎、慢性肝炎等属中焦虚寒，虚劳里急者。

4. 使用注意 呕吐或中满者，不宜使用；阴虚火旺之胃脘疼痛，或阴虚发热者，均忌用。

【附方】

1. **黄芪建中汤**（《金匮要略》）　即小建中汤加黄芪一两半（9g）煎服法同小建中汤。功用：温中补气，和里缓急。主治：脾胃虚寒，中气不足证。虚劳里急，诸不足。

2. **大建中汤**（《金匮要略》）　蜀椒去汗，二合（6g）　干姜四两（12g）　人参二两（6g）上三味，以水四升，煮取二升，去渣，内饴糖（30g），微火煮取一升半，分温再服，如一炊顷，可饮粥二升，后更服，当一日食糜，温覆之。功用：温中补虚，降逆止痛。主治：中阳衰弱，阴寒内盛之脘腹剧痛证。腹痛连及胸脘，痛势剧烈，其痛上下走窜无定处，或腹部时见块状物上下攻撑作痛，呕吐剧烈，不能饮食，手足厥冷，舌质淡，苔白滑，脉沉伏而迟。

小建中汤、黄芪建中汤、大建中汤三方均属温中补虚之剂。但小建中汤以辛甘为主，佐以大量芍药，又有酸甘化阴之意，宜于中阳虚而营阴亦有不足之证；黄芪建中汤于小建中汤内加黄芪，是增强益气建中之力，阳生阴长，"诸不足"之证自除，侧重于甘温益气；大建中汤则纯用辛甘之品温建中阳，其补虚散寒之力远较小建中汤为峻，且有降逆止呕作用，故名大建中，用治中阳衰弱，阴寒内盛之腹痛呕逆。

吴茱萸汤《伤寒论》

【组成】 吴茱萸汤洗七遍，一升，（9g）　人参三两（9g）　生姜切，六两（18g）　大枣擘，十二枚（4枚）

【方歌】 吴茱萸汤人参枣，重用生姜温胃好；阳明寒呕少阴利，厥阴头痛皆能保。

【用法】 上四味，以水七升，煮取二升，去滓。温服七合，日三服（现代用法：水煎服）。

【功用】 温中补虚，降逆止呕。

【主治】 肝胃虚寒，浊阴上逆证。食后泛泛欲呕，或呕吐酸水，或干呕，或吐清涎冷沫，胸满脘痛，舌淡苔白滑，脉沉弦或迟；或颠顶头痛，干呕吐涎沫；或少阴吐利，畏寒肢凉，甚则手足逆冷，烦躁欲死者。

【方解】 本方证乃肝胃虚寒，浊阴上逆所致。本方原治三种证候：一为阳明寒呕，二是厥阴头痛，三为少阴吐利。肝胃虚寒，胃失和降，浊阴上逆，故食后泛泛欲吐，或呕吐酸水，或干呕，或吐清涎冷沫；厥阴之脉夹胃属肝，上行与督脉会于头顶部，胃中浊阴循肝经上扰于头，故颠顶头痛；浊阴阻滞，气机不利，故胸满脘痛；肝胃虚寒，阳虚失温，故畏寒肢冷；脾胃同居中焦，胃病及脾，脾不升清，则大便泄泻；舌淡苔白滑，脉沉弦而迟等均为虚寒之象。治宜温中补虚，降逆止呕。方中吴茱萸味辛苦而性热，归肝、脾、胃、肾经，既能温胃暖肝以祛寒，又善和胃降逆以止呕，一药而两擅其功，是为君药。重用生姜温胃散寒，降逆止呕，用为臣药。吴茱萸与生姜相配，温降之力甚强。人参甘温，益气健脾，养胃生津，既扶中气之虚，又顾津液之伤，为佐药。大枣甘平，合人参以益脾气，合生姜以调脾胃，并能调和诸药，是佐使之药。四药配伍，温中与降逆并施，寓补益于温降之中，共奏温中补虚、降逆止呕之功。

本方肝胃并治，温补兼行。主以温中降逆，佐以益气护阴。

【运用】

1. **辨证要点** 本方是治疗肝胃虚寒，浊阴上逆的常用方。临床应用以食后欲吐，或颠顶头痛，干呕吐涎沫，畏寒肢凉，舌淡苔白滑，脉弦细而迟为辨证要点。

2. **加减变化** 若呕吐较甚者，可加半夏、陈皮、砂仁等以增强和胃止呕之力；头痛较甚者，可加川芎以加强止痛之功；吐酸者，加煅瓦楞子、海螵蛸以制酸；少阴吐利，手足逆冷者，加附子、干姜以温中回阳。

3. **现代运用** 本方适用于慢性胃炎、妊娠呕吐、神经性呕吐、神经性头痛、耳源性眩晕等属肝胃虚寒者。

4. **使用注意** 吐逆拒药不受者，可采用冷服和少量频服法。个别患者服药后可出现胸中不适、头痛眩晕增剧的现象，卧床休息半小时后可自行缓解或消失，故服后宜适当休息，以减轻服药反应。吴茱萸有小毒，不宜过量。胃热呕吐，阴虚呕吐，肝胃郁热之吞酸吐苦或肝阳上亢之头痛均禁用本方。

第二节　回阳救逆

回阳救逆剂，适用于阳气衰微，内外俱寒，甚至阴盛格阳或戴阳等证。症见四肢厥逆，精神萎靡，恶寒蜷卧，下利清谷，甚则大汗淋漓，脉微细或脉微欲绝等。此时非用大剂温热药以回阳救逆不可。故常用附子、干姜、肉桂、乌头等为主组成方剂，若出现亡阳气脱者，又须与补气之人参配伍；若阳气衰微，阴盛逼阳，阳浮于上或格阳于外，须少佐寒凉之品，以为反佐；或采用冷服法，亦可防邪盛拒药。代表方如四逆汤、乌头赤石脂丸。

四逆汤《伤寒论》

【组成】附子生用，去皮，破八片，一枚（15g）　干姜一两半（6g）　甘草炙，二两（6g）

【方歌】四逆汤中附草姜，四肢厥冷急煎尝；腹痛吐泻脉微细，急投此方可回阳。

【用法】上三味，以水三升，煮取一升二合，去滓，分温再服。强人可大附子一枚，干姜三两（现代用法：水煎服）。

【功用】回阳救逆。

【主治】少阴阳衰寒厥证。四肢厥逆，恶寒蜷卧，神衰欲寐，面色苍白，呕吐不渴，腹痛下利，舌苔白滑，脉沉微细；或太阳病汗多亡阳者。

【方解】本方证乃因寒邪深入少阴所致的心肾阳衰，阴寒内盛，阳气衰微所致。阳气不能温煦周身四末，故四肢厥逆，恶寒蜷卧；不能鼓动血行，故脉微细。《素问·生气通天论》曰："阳气者，精则养神，柔则养筋。"今心阳衰微，神失所养，则神衰欲寐；肾阳衰微，不能暖脾，升降失调，则腹痛吐利。此阳衰寒盛之证，非纯阳大辛大热之品，不足以破阴寒，回阳气，救厥逆。故方中以大辛大热之生附子为君，入心、脾、肾经，温壮元阳，破散阴寒，回阳救逆。生用则能迅达内外以温阳逐寒。臣以辛热之干姜，入心、脾、肺经，温中散寒，助阳通脉。附子与干姜同用，一温先天以生后天，一温后天以养先天，相须为用，相得益彰，温里回阳之力大增，是回阳救逆的常用组合。炙甘草之用有三：一则益气补中，使全方温补结合，以治虚寒之本；二则甘缓姜、附峻烈之性，使其破阴回阳而无暴散之虞；三则调和药性，并使药力作用持久，是为佐药而兼使药之用。综观本方，脾肾兼顾，药简力专，大辛大热，使阳复厥回，故名"四逆汤"。

四逆散与四逆汤证，均见"四逆"一症，方名均以四逆命名，但四逆散证为阳郁属实，四逆汤证是阳虚属虚；故前者用"散"宣阳导滞，后者用"汤"回阳救逆。

【运用】

1.辨证要点　本方是回阳救逆的基础方。临床应用以四肢厥逆，神衰欲寐，面色苍白，脉沉微细为辨证要点。

2.加减变化　体壮之人，可用生附子12g；若一服未愈而有气虚现象，需再服药者，宜加人参以益气固脱；汗多面红脉微者，可加龙骨、牡蛎以镇摄固脱。

3.现代运用　本方常用于心力衰竭、心肌梗死、急性胃肠炎吐泻过多，或因误汗、过汗所致的休克等属阳衰阴盛者；本方加味亦可用于顽固性风湿性关节炎。

4.使用注意　若服药后出现呕吐拒药者，可将药液置凉后服用；本方纯用辛热之品，中病手足温和即止，不可久服；真热假寒者忌用。附子生用有毒，应把握好剂量，且须久煎。

【附方】

1.通脉四逆汤（《伤寒论》）　甘草炙，二两（6g）　附子大者生用，去皮，破八片，一枚（20g）　干姜三两，强人可四两（12g）　上三味，以水三升，煮取一升二合，去滓，分温再服，其脉即出者愈。功用：回阳通脉。主治：少阴病，阴盛格阳证。下利清谷，里寒外热，手足厥逆，脉微欲绝，身反不恶寒，其人面色赤，或利止，脉不出等。若"吐已下断，汗出而厥，四肢拘急不解，脉微欲绝者"，加猪胆汁半合（5mL），名"通脉四逆加猪胆汁汤"。"分温再服，其脉即来。无猪胆，以羊胆代之。"

2.四逆加人参汤（《伤寒论》）　即四逆汤加人参一两（6g）　上四味，以水三升，煮取一升二合，去滓，分温再服。功用：回阳救逆，益气固脱。主治：少阴病。四肢厥逆，恶寒蜷卧，脉微而复自下利，虽利止而余证仍在者。

3.白通汤（《伤寒论》）　葱白四茎　干姜一两（5g）　附子生用，去皮，破八片，一枚（15g）　上三味，以水三升，煮取一升，去滓，分温再服。功用：通阳破阴。主治：少阴病阴盛戴阳证。手足厥逆，下利，脉微，面赤者。若"利不止，厥逆无脉，干呕烦者"，加猪胆汁一合（5mL），人尿五合（25mL），名"白通加猪胆汁汤"。

4.茯苓四逆汤（《伤寒论》）　茯苓四两（12g）　人参一两（3g）　附子生用，去皮，破八片，一枚（15g）　甘草炙，二两（6g）　干姜一两半（4.5g）　上五味，以水五升，煮取三升，去滓，温服七合，日二服。功用：回阳益阴。主治：阴阳两虚证。伤寒，发汗或下后，病仍不解，烦躁，肢厥，恶寒，脉微细者。

5.干姜附子汤（《伤寒论》）　干姜一两（3g）　附子生用，去皮，破八片，一枚（15g）　上二味，以水三升，煮取一升，去滓，顿服。

功用：急救回阳。

主治：肾阳虚烦躁证。伤寒下之后，复发汗，昼日烦躁不得眠，夜而安静，不呕不渴，无表证，脉沉微，身无大热者。

通脉四逆汤、四逆加人参汤、白通汤均为《伤寒论》中治疗少阴阳虚证的主要方剂，是在四逆汤基础上加减衍化而来，但各有深意，应用时须加以区别。

通脉四逆汤证除"少阴四逆"外，更有"身反不恶寒，其人面色赤，或腹痛，或干呕，或咽痛，或利止，脉不出"等，是阴盛格阳、真阳欲脱之危象，所以在四逆汤的基础上重用姜、附用量，冀能阳回脉复，故方后注明"分温再服，其脉即出者愈"。若吐下都止，汗出而厥，四肢拘急不解，脉微欲绝者，是真阴真阳大虚欲脱之危象，故加苦寒之胆汁，既防寒邪拒药，又引虚阳复归于阴中，亦是反佐之妙用。是以方后注明"无猪胆，以羊胆代之"。

四逆汤证原有下利，若利止而四逆证仍在，是气血大伤之故。所以于四逆汤中加大补元气之人参以益气固脱，使阳气回复，阴血自生。临床凡是四逆汤证而见气短、气促者，均可用四逆加人参汤急救。

白通汤即四逆汤去甘草，减少干姜用量，再加葱白而成。主治阴寒盛于下焦，急需通阳破阴，以防阴盛逼阳，所以用辛温通阳之葱白，合姜、附以通阳复脉。因下利甚者，阴液必伤，所以减干姜之燥热，寓有护阴之意。若利不止，厥逆无脉，干呕烦者，是阴寒盛于里，阳气欲上脱，阴气欲下脱之危象，所以急当用大辛大热之剂通阳复脉，并加胆汁、人尿滋阴以和阳，是反佐之法。原文有"服汤，脉暴出者死，微续者生"。方后还有"若无胆，亦可用"，可知重在人尿。这些都是白通加猪胆汁汤证治精细之处，与通脉四逆汤之"无猪胆，以羊胆代之"之反佐法，皆有深意，须详加领悟。

茯苓四逆汤所主病机为心阳虚衰，阳气欲脱，肾水上泛，其证除烦躁外，尚有心悸、脉微等，用茯苓在于化气利水、平降水逆以宁心；干姜附子汤所主为阳气暴脱，阴寒独盛，残阳欲脱之证，因其病势变化迅速，回阳宜急不宜缓，故取干姜、附子单刀直入，以救残阳于未亡之顷刻。其方证病机及治法迥然有别。

乌头赤石脂丸《金匮要略》

【组成】蜀椒一两（3g）　乌头炮，一分（0.8g）　附子炮，半两（1.5g）　干姜一两（3g）　赤石脂一两（3g）

【方歌】金匮乌头赤石脂，蜀椒干姜附子并；温阳逐寒急救逆，阴寒痼结心痛平。

【用法】上五味，末之，蜜丸如桐子大，先食服一丸，日三服。不知，稍加服。（现代用法：水煎服。）

【功用】温阳逐寒，止痛救逆。

【主治】**阴寒痼结胸痹证。**心痛彻背，背痛彻心，伴四肢厥冷，面色青白，冷汗出，舌淡胖紫暗苔白，脉沉紧或微细欲绝。

【方解】本方证乃阳气衰微，阴寒痼结，心脉痹阻所致。阳气衰微，阴寒凝聚而不散，阳气痹阻而不通，故心痛彻背，背痛彻心；四肢厥冷，面色青白，冷汗出，舌淡胖紫暗苔白，脉沉紧或微细欲绝，均为阳气衰微，阴寒极盛之危候。治宜温阳逐寒，止痛救逆。方中乌头味辛苦，性热，有毒，长于起沉寒痼冷，并使在经之风寒得以疏散，为君药。附子温经回阳，祛寒止痛，长于治在脏之寒湿，使之得以温化，为臣药。蜀椒、干姜温中散寒，助乌头、附子逐寒止痛；赤石脂，取其固涩之性，收敛阳气，以防辛热之品温散太过，共为佐药。又以蜂蜜为丸，缓乌、附峻烈之性。诸药合用，共奏温阳逐寒、止痛救逆之功，使阴寒去，心脉通，则诸症自愈。

本方是仲景乌头与附子同用之例。乌头与附子虽属同类，但其同用略有不同：乌头长于起沉寒痼冷，并使在经之风寒得以疏散；附子长于治在脏之寒湿，使之得以温化。由于本证阴寒邪气病及心背内外脏腑经络，故仲景将乌、附同用，以达到加强振奋阳气、驱除寒邪的目的。

【临床应用】

1. 辨证要点　本方为治疗阴寒痼结心痛证之常用方。临床应用以心痛彻背，背痛彻心，四肢厥冷，面色青白，舌淡暗苔白，脉沉紧或微细欲绝为辨证要点。

2. 现代运用　本方常用于治疗冠心病心绞痛、心肌梗死先兆、心源性休克、腹痛等证属沉寒痼冷者。

3. 注意事项　本方乃大辛大热、辛通燥散之品，过用容易耗伤气阴，故不可久服。当疼痛缓解之后，宜改为温阳益气之剂治疗。

【附方】

薏苡附子散（《金匮要略》）　薏苡仁十五两（45g）　大附子炮，十枚（80g）　上二味，杵为散，服方寸匕，日三服。功用：温阳除湿，通痹缓急。主治：阳虚寒湿胸痹证。胸痛时缓时急，急则剧烈疼痛，胸痛彻背，甚则口唇发紫，手足不温，汗自出，舌淡暗苔白滑，脉弦或紧。

本方与乌头赤石脂丸均有温阳散寒之功，均可治疗阳虚阴寒胸痹证。但薏苡附子散所主胸痹证病机是阳虚寒湿，重在阳虚，适用于阳虚寒湿胸痹证，证以胸痛时缓时急、畏寒、汗出为特点；而乌头赤石脂丸所主胸痹证病机是寒凝脉阻，重在寒凝脉阻，适用于阴寒痼结胸痹证，证以心痛彻背、背痛彻心为要点。

第三节　温经散寒

温经散寒剂，适用于寒邪凝滞经脉之血痹寒厥、阴疽等证。阳气不足，经脉受寒，血行不畅或气机郁滞，故手足厥寒，肢体麻木或痹痛，或发阴疽。此类疾病多系阳气不足，阴血内弱，寒滞经脉所致。故本类方剂配伍特点是辛温散寒与温养气血药合用。主要药如桂枝、细辛、附子和当归、白芍、黄芪、熟地黄等。代表方如当归四逆汤、黄芪桂枝五物汤、附子汤等。

当归四逆汤《伤寒论》

【组成】当归三两（12g） 桂枝去皮，三两（9g） 芍药三两（9g） 细辛三两（3g） 甘草炙，二两（6g） 通草二两（6g） 大枣擘，二十五枚（8枚）

【方歌】当归四逆桂芍枣，细辛甘草与通草；血虚肝寒手足冷，煎服此方乐陶陶。

【用法】上七味，以水八升，煮取三升，去滓。温服一升，日三服（现代用法：水煎服）。

【功用】温经散寒，养血通脉。

【主治】血虚寒厥证。手足厥寒，或腰、股、腿、足、肩臂疼痛，口不渴，舌淡苔白，脉沉细或细而欲绝。

【方解】本方证由营血虚弱，寒凝经脉，血行不利所致。素体血虚而又经脉受寒，寒邪凝滞，血行不利，阳气不能达于四肢末端，营血不能充盈血脉，遂呈手足厥寒、脉细欲绝。此手足厥寒只是指掌至腕、踝不温，与四肢厥逆有别。治当温经散寒，养血通脉。本方以桂枝汤去生姜，倍大枣，加当归、通草、细辛组成。方中当归甘温，养血和血；桂枝辛温，温经散寒，温通血脉，为君药。细辛温经散寒，助桂枝温通血脉；白芍养血和营，助当归补益营血，共为臣药。通草通经脉，以畅血行；大枣、甘草益气健脾养血，共为佐药。重用大枣，既合归、芍以补营血，又防桂枝、细辛燥烈太过，伤及阴血。甘草兼调药性而为使药。诸药相合，共奏温经散寒、养血通脉之功，使营血充、阳气振、寒邪散而经脉通，则手足自温，诸症自愈。

本方的配伍特点：温阳与散寒并用，养血与通脉兼施，温而不燥，补而不滞。

《伤寒论》中以"四逆"命名的方剂有四逆散、四逆汤、当归四逆汤。三方主治证中皆有"四逆"，但其病机、用药却大不相同。四逆散证是因外邪传经入里，阳气内郁而不达四末所致，故其逆冷仅在肢端，不过腕踝，尚可见身热、脉弦等症；四逆汤之厥逆是因阴寒内盛，阳气衰微，无力到达四末而致，故其厥逆严重，冷过肘膝，并伴有神衰欲寐、腹痛下利、脉微欲绝等症；当归四逆汤之手足厥寒是血虚受寒，寒凝经脉，血行不畅所致，因其寒邪在经不在脏，故肢厥程度较四逆汤证为轻，并兼见肢体疼痛等症。因此，三方用药、功用全然不同。正如周扬俊所言："四逆汤全在回阳起见，四逆散全在和解表里起见，当归四逆汤全在养血通脉起见。"（《温热暑疫全书》）

【运用】

1. 辨证要点　本方是养血温经散寒的常用方。临床应用以手足厥寒，舌淡苔白，脉细欲绝为辨证要点。

2. 加减变化　治腰、股、腿、足疼痛属血虚寒凝者，可酌加川断、牛膝、鸡血藤、木瓜等活血祛瘀之品；若内有久寒，兼有水饮呕逆者，可加吴茱萸、生姜暖肝温胃；若妇女血虚寒凝之经期腹痛，或男子寒疝、睾丸掣痛、牵引少腹冷痛、肢冷脉弦者，可酌加乌药、茴香、良姜、香附等理气止痛；若血虚寒凝所致的手足冻疮，不论初期未溃或已溃者，均可以本方加减运用。

3. 现代运用　本方常用于血栓闭塞性脉管炎、无脉症、雷诺病、小儿麻痹、冻疮、妇女痛经、肩周炎、坐骨神经痛、风湿性关节炎等属血虚寒凝经脉者。

4.**使用注意**　少阴阳虚寒厥者，本方不宜使用。治疗冻疮已溃者，应减桂枝、细辛的用量，以免加速溃烂。

【附方】

1.**当归四逆加吴茱萸生姜汤**（《伤寒论》）　当归三两（12g）　芍药三两（9g）　甘草炙，二两（6g）　通草二两（6g）　桂枝去皮，三两（9g）　细辛三两（9g）　生姜切，半斤（12g）　吴茱萸二升（9g）　大枣擘，二十五枚（8枚）　上九味，以水六升，清酒六升和，煮取五升，去滓，温分五服。功用：温经养血，暖肝温胃。主治：血虚寒凝，肝胃虚寒证。手足厥冷，脘腹冷痛，呕吐清涎，颠顶疼痛，舌淡苔白，脉沉细。

2.**当归生姜羊肉汤**（《金匮要略》）　当归三两（9g）　生姜五两（15g）　羊肉一斤（48g）　上三味，以水八升，煮取三升，温服七合，日三服。若寒多者，加生姜一斤；痛多而呕者，加橘皮二两，白术一两；加生姜者，亦加水五升，煮取三升二合，服之。功用：温经养血，散寒止痛。主治：血虚里寒证。寒疝腹中作痛，喜温喜按，或胁痛里急，面白无华，唇舌淡白，脉虚缓或沉细。

当归四逆加吴茱萸生姜汤治当归四逆汤证而内有久寒者，即在营血不足，寒凝经脉的基础上，兼有反复胃痛，发则呕逆吐涎等肝胃沉寒证候；故治宜在当归四逆汤养血温经的基础上，加吴茱萸、生姜以暖肝温胃。

当归生姜羊肉汤温经养血、散寒止痛，适宜于血虚里寒证。其多用作食疗强身，对于产后及失血后的调养亦颇为适宜。

黄芪桂枝五物汤《金匮要略》

【组成】黄芪三两（9g）　芍药三两（9g）　桂枝三两（9g）　生姜六两（18g）　大枣十二枚（4枚）

【方歌】黄芪桂枝五物汤，芍药大枣与生姜；益气温经和营卫，血痹风痹功效良。

【用法】上五味，以水六升，煮取二升，温服七合，日三服。（现代用法：水煎服。）

【功用】益气温经，和血通痹。

【主治】营卫虚弱之血痹。肌肤麻木不仁，或肢节疼痛，脉微涩而紧。

【方解】血痹即血脉闭阻之意。本方证乃因素体气血不足，营卫虚弱，腠理疏松，无力抵御外邪，加之劳汗当风，风寒之邪乘虚侵入经脉，经脉闭阻，血行不畅所致。营虚而肌肤失养，则见麻木不仁，即所谓"营气虚，则不仁"（《素问·痹论》）。卫虚而寒客经脉，故肢节疼痛；脉微涩而紧，为营卫虚弱之征。故以益气温经，和血通痹而立法。本方由桂枝汤去甘草，倍生姜，加黄芪而成。方中黄芪为君，甘温益气，补在表之卫气。桂枝散风寒而温经通痹，与黄芪配伍，益气温阳，和血通经。桂枝得黄芪，益气而振奋卫阳；黄芪得桂枝，固表而不致留邪。芍药养血和营而通血痹，与桂枝合用，调营卫而和表里，两药为臣。生姜辛温，疏散风邪，以助桂枝之力；大枣甘温，养血益气，以资黄芪、芍药之功；与生姜为伍，又能和营卫，调诸药，以为佐使。方药五味，配伍精当，温、补、通、调并用，共奏益气温经、和血通痹之效。

本方即桂枝汤去甘草，倍生姜，加黄芪而成，旨在温通阳气，祛风散邪，调畅营卫，而通血痹。不仅适用于血痹，亦可用于中风之后，半身不遂，或肢体不用，或半身汗出，肌肉消瘦，气短乏力，以及产后、经后身痛等。

当归四逆汤、当归四逆加吴茱萸生姜汤、黄芪桂枝五物汤三方均是在桂枝汤的基础上演化而来。其中当归四逆汤主治血虚受寒，寒凝经脉的手足逆冷及疼痛证；若在当归四逆汤证的基础上兼见呕吐、腹痛者，乃寒邪在胃，宜使用当归四逆加吴茱萸生姜汤；黄芪桂枝五物汤主治素体虚弱，微受风邪，邪滞血脉，凝涩不通致肌肤麻木不仁之血痹。

【运用】

1. **辨证要点**　本方为治疗血痹之常用方剂。以四肢麻木，或身体不仁，微恶风寒，舌淡，脉无力为证治要点。

2. **加减变化**　若风邪偏重者，加防风、防己以祛风通络；兼血瘀者，可加桃仁、红花以活血通络；用于产后或月经之后，可加当归、川芎、鸡血藤以养血通络；产后身痛者，可重用黄芪、桂枝；下肢痛加杜仲、牛膝、木瓜；上肢痛加防风、秦艽、羌活；腰痛重加补骨脂、川断、狗脊、肉桂。

3. **现代运用**　对于皮肤炎、末梢神经炎、雷诺病、周围神经损伤、腓肠肌麻痹、低钙性抽搐、肢端血管功能障碍、硬皮病、产后身痛、风湿性关节炎、肩周炎、中风后遗症等见有肢体麻木疼痛，属气虚血滞，营卫不合者。

4. **注意事项**　本方药性偏温，血痹属热者不宜使用。

【附方】

1. **桂枝加黄芪汤**（《金匮要略》）桂枝　芍药　生姜各三两（各9g）大枣十二枚　甘草二两（6g）黄芪二两（6g）上六味，以水八升，煎取三升，去滓，温服一升，须臾饮热粥一升余，以助药力，温服取微汗；若不汗，更服。功用：调和营卫，通阳散湿。主治：黄汗病。两胫自冷，身重而汗出后即减轻，腰以上汗出，下无汗，腰髋弛痛，如有物在皮中一样，剧者不能食，身疼重，烦躁，小便不利；或为黄疸，脉浮。

2. **黄芪芍药桂枝苦酒汤**（《金匮要略》）黄芪五两（15g）芍药三两（9g）桂枝三两（9g）上三味，以苦酒一升，水七升，相和，煮取三升，温服一升，当心烦，服至六七日乃解。若心烦不止者，以苦酒阻故也。功用：通阳益气，调和营卫，清化湿邪。主治：黄汗病。身体肿（一作重），发热汗出而渴，状如风水，汗沾衣，色正黄如药汁，脉沉。

黄芪桂枝五物汤、桂枝加黄芪汤与黄芪芍桂苦酒汤三方皆有黄芪、桂枝、芍药三味药物。桂枝加黄芪汤与黄芪芍桂苦酒汤均有通达阳气、祛湿泻邪、调和营卫之功，均可治疗黄汗证。但桂枝加黄芪汤所主之黄汗证偏于寒湿者，同时不可治疗杂病营卫不和和表气虚重者；而黄芪芍桂苦酒汤所主黄汗证病机偏于湿热。二方主治证候的主要区别是：偏寒湿者，两胫自冷，腰以上有汗，腰以下无汗；偏湿热者，发热而渴，汗出遍及周身。黄芪桂枝五物汤益气温经、和血通痹，适用于肌肤麻木不仁之血痹证。

附子汤《伤寒论》

【组成】附子炮去皮，破八片，二枚（18g）　茯苓三两（9g）　人参二两（6g）　白术四两（12g）　芍药三两（9g）

【方歌】附子汤中有人参，还有白术与茯苓；温经助阳祛寒湿，身痛肢冷效非凡。

【用法】上五味，以水八升，煮取三升，去滓，温服一升，日三服。（现代用法：水煎服。）

【功用】温经助阳，祛寒除湿。

【主治】阳虚寒湿之痹证。身体骨节疼痛，背恶寒，口中和，手足寒，舌苔白滑，脉沉无力。

【方解】本方证乃因少阴阳虚，寒湿不化所致。肾阳虚衰，水寒不化，寒湿留着于筋脉骨节肌肉，经脉受阻，经气不利，故身体骨节疼痛；督脉循行于背，统督诸阳，少阴病阳虚，背部失于温煦，故背恶寒；肾阳虚衰，四末失于温养，故手足寒；阳虚湿遏，故脉沉。故治宜温经助阳，祛寒除湿，兼以通络止痛。方中重用炮附子为君，温经回阳，祛湿止痛；与人参相伍，温补元阳以扶正祛邪；配白术、茯苓健脾除湿，佐芍药活血通络止痛。诸药合用，共奏温经助阳、祛寒除湿之功。

附子汤证与麻黄汤证都有身体骨节疼痛。但附子汤证病位在里，为肾阳虚衰，寒湿内盛，寒湿留着不化所致；麻黄汤证病位在表，为寒邪束表，营阴郁滞所致。两证当需辨别。

【临床应用】

1.辨证要点　本方是治疗阳虚寒湿证的常用方。临床应用以身体骨节疼痛，背恶寒，手足寒，脉沉为辨证要点。

2.加减变化　若寒甚痛剧者，加桂枝、草乌以散寒止痛；若病久夹有瘀血者，加乳香、没药以活血；兼气血两亏者，加人参、当归以益气养血；若病久肝肾两虚者，酌加牛膝、枸杞子、熟地黄等滋补肝肾。

3.现代运用　本方常用于治疗风湿性关节炎、类风湿性关节炎、冠心病、心功能不全之怔忡、子宫下垂、胃下垂、内耳眩晕证、妊娠腹痛、滑精、多尿、遗尿等属阳虚寒湿内盛者。

4.注意事项　方中附子为有毒之品，故乌头炮用，且须久煎。

【附方】

1.**桂枝附子汤**（《金匮要略》）桂枝去皮，四两（12g）　附子炮，去皮，破，三枚（15g）　生姜二两（6g）　甘草炙，二两（6g）　大枣擘，十二枚　上五味，以水六升，煮取二升，去滓，分温三服。功用：温经散寒，祛风除湿。主治：风湿在表兼表阳虚证。伤寒八九日，风湿相搏，身体痛烦，不能转侧，不呕，不渴，脉浮虚而涩者。

2.**白术附子汤**（又名桂枝附子去桂加白术汤）（《金匮要略》）附子炮，去皮，破，三枚（15g）　白术四两（12g）　生姜切，三两（9g）　甘草炙，二两（6g）　大枣擘，十二枚（4枚）　上五味，以水六升，煮取两升，去滓，分温三服（现代用法：水煎二次温服）。功用：温经散寒，健脾燥湿。主治：风湿在表兼表阳虚证。身体疼烦，不能自转侧，大便硬，小便自利，舌苔薄白腻或白滑。

　　3. **甘草附子汤**（《金匮要略》）　甘草炙，二两（6g）　附子炮，去皮，破八片，二枚（10g）　白术二两（6g）　桂枝去皮，四两（12g）　上四味，以水六升，煮取三升，去滓，温服一升，日三服。初服得微汗则解，能食，汗止复烦者，将服五合。恐一升多者，宜服六七合为始（现代用法：水煎二次温服）。

　　功用：温经散寒，祛风除湿，通痹止痛。

　　主治：风湿表里阳虚证。风湿相搏，骨节疼烦，掣痛不得屈伸，近之则痛剧，汗出短气，小便不利，恶风不欲去衣，或身微肿者。

　　4. **桂枝芍药知母汤**（《金匮要略》）　桂枝四两（9g）　芍药三两（9g）　甘草二两（6g）　麻黄二两（6g）　生姜五两（15g）　白术五两（15g）　知母四两（15g）　防风四两（15g）　附子炮，去皮，破八片，二枚（10g）　上九味，以水七升，煮取二升，温服七合，日三服。功用：温经散寒，祛风除湿，滋阴清热。主治：风寒湿痹郁热证。诸肢节疼痛，身体魁羸，脚肿如脱，头眩短气，温温欲吐者。

　　5. **芍药甘草附子汤**（《伤寒论》）　芍药三两（9g）　甘草炙，二两（6g）　附子炮，去皮，破八片，一枚（5g）　以上三味，以水五升，煮取一升五合，去滓，分温服。功用：复阳益阴。主治：阴阳两虚证。发汗后病不解，恶寒反加剧，脚挛急，脉微细。

　　桂枝附子汤、白术附子汤、甘草附子汤三方都有附子，皆用治风湿阳虚的病证，但各有特点。桂枝附子汤、白术附子汤用治表阳虚的风湿病证，病证主要表现在肌肉，但桂枝附子汤证，风重于湿，故用桂枝而无白术；白术附子汤证，湿重于风，故用白术而无桂枝。甘草附子汤用于表里阳虚的风湿病证，病证主要表现在关节，特点是表里阳气皆虚，风与湿并重，故桂枝、白术、附子并用，且用甘草缓其药力兼和其里。

　　桂枝芍药知母汤温经散寒、祛风除湿、滋阴清热，主治风寒湿痹郁热证，症见诸肢节疼痛，身体魁羸，脚肿如脱等。芍药甘草附子汤中，芍药与甘草相合酸甘化阴，附子与甘草相合辛甘化阳，三味合用，复阳益阴，适宜于阴阳两虚证。

乌头汤《金匮要略》

　　【组成】麻黄　芍药　黄芪　甘草炙，各三两（6g）　川乌㕮咀，以蜜二升，煎取一升，即出乌头，五枚（9g）

　　【方歌】乌头汤中有黄芪，麻黄芍药甘草续；温经散寒兼除湿，寒湿痹阻皆可愈。

　　【用法】上五味，㕮咀四味，以水三升，煮取一升，去滓，纳蜜煎中，更煎之，服七合，不知，尽服之。

　　【功用】温经散寒，除湿宣痹。

　　【主治】寒湿痹阻关节证。骨节冷痛，屈伸不利，舌苔白润，脉沉弦或沉紧。或治脚气疼痛，不可屈伸，因伤于寒湿者。

　　【方解】本方证乃因寒湿之邪痹阻关节所致。寒湿之邪痹阻关节，气血运行阻滞，故关节疼痛剧烈，屈伸活动不利。治当温经散寒，除湿宣痹。方中乌头味辛苦，性热，有毒，其力猛气锐，内达外散，能升能降，通经络，利关节，其温经散寒、除湿止痛，凡凝寒痼冷皆能开之通之；麻黄辛微苦而温，入肺、膀胱经，其性轻扬上达，善开肺郁、散风寒、疏腠理、透毛窍，其宣散透表，以祛寒湿。二者配伍，同气相求，药力专宏，外能宣表通阳达邪，内可透发凝结之寒邪，外攘内安，痹痛自无。尤在泾云："寒湿之邪，非麻黄、乌头不能去。"芍药宣痹行血，并配甘草以缓急止痛；黄芪益气固卫，助麻黄、乌头温经止痛，亦制麻黄过散之性；白蜜甘缓，以解乌头之毒。诸药相伍，使寒湿去而阳气宣通，关节疼痛解除而屈伸自如。

【临床应用】

1. 辨证要点 本方是治疗寒湿痹阻关节证的常用方。临床应用以关节疼痛剧烈，痛不可触，关节不可屈伸为辨证要点。

2. 加减变化 病在上肢者加桑枝、秦艽；病在下肢者，加桑寄生、牛膝；若寒甚痛剧者加草乌、桂枝；病久夹有瘀血者，加乳香、没药、延胡索、红花、全蝎、蜈蚣、乌梢蛇；兼气血两亏者，加人参、当归；寒阻痰凝，兼有麻木者，酌加半夏、桂枝、南星、防风；病久肝肾两虚，关节畸形，酌加当归、牛膝、枸杞子、熟地黄等。

3. 现代运用 本方常用于治疗风湿性关节炎、类风湿关节炎、肩关节周围炎、三叉神经痛、腰椎骨质增生症等属寒湿痹阻者。

4. 使用注意 方中乌头为峻猛有毒之品，故乌头炮用，且煎药时间宜长，或与蜂蜜同煎，以减其毒性。若唇舌肢体麻木，甚至昏眩吐泻，应加注意，如脉搏、呼吸、神志等方面无大的变化，则为"瞑眩"反应，是有效之征；如服后见呼吸急促、心跳加快、脉搏有间歇等现象，甚则神志昏迷，则为中毒反应，应立即采取急救措施。

【附方】

1. 大乌头煎（《金匮要略》） 乌头熬，去皮，不㕮咀，大者五枚（10g） 上以水三升，煮取一升，去滓，内蜜二升，煎令水气尽，取二升。强人服七合，弱人服五合。不差，明日更服，不可一日再服。功用：破积散寒止痛。主治：阴寒痼结之寒疝。发作性绕脐腹痛，若发则冷汗出，手足厥冷，面白唇青，脉沉弦。

2. 赤丸（《金匮要略》） 茯苓四两（12g） 半夏洗，一方用桂，四两（12g） 乌头炮，二两（6g） 细辛《千金》作人参，一两（3g） 上四味，末之，内真朱为色，炼蜜丸如麻子大，先食酒饮下三丸，日再夜一服；不知，稍增之，以知为度。功用：温经散寒，化饮降逆。主治：寒饮厥逆证。腹满痛，肢厥，呕吐，心下悸，舌淡红边有齿痕，苔白滑，脉沉细而迟。

小 结

温里剂共选正方9首。按其功用分为温中祛寒、回阳救逆、温经散寒三类。

1. 温中祛寒 本类方剂主治中焦虚寒证。理中丸温中散寒、补气健脾，亦常作汤剂用，是治中焦虚寒、腹痛吐利的代表方。凡因中焦虚寒所致的阳虚失血、小儿慢惊，病后喜唾涎沫、霍乱、胸痹等均可应用。小建中汤温中补虚、和里缓急，主治虚劳里急证，并用治虚劳心悸、虚劳发热等，是温建中脏之主方。吴茱萸汤温中补虚、降逆止呕，主治阳明、厥阴、少阴三经虚寒呕逆证。

2. **回阳救逆**　本类方剂主治阳气衰微，阴寒内盛而致的四肢厥逆，阳气将亡之危证。四逆汤为回阳救逆之主方，主治阴盛阳微，而见四肢厥逆、呕吐下利、脉微之证；乌头赤石脂丸温阳逐寒、止痛救逆，主治阴寒痼结胸痹证，症见心痛彻背，背痛彻心，伴四肢厥冷，脉沉紧或微细欲绝等。

3. **温经散寒**　本类方剂主治寒邪凝滞经脉之寒厥、血痹、阴疽等证。当归四逆汤温经散寒、养血通脉，主治血虚寒厥证，但其寒在经脉，且兼血虚，与四逆汤之寒厥有别。黄芪桂枝五物汤益气温经、和血通痹，主治血痹，症见肌肤麻木不仁，脉微涩而紧。附子汤温经助阳、祛寒除湿，主治阳虚寒湿之痹证，症见身体骨节疼痛、背恶寒等。乌头汤温经散寒、除湿宣痹，主治寒湿痹阻关节证，症见骨节冷痛、屈伸不利等。

第二十二章 表里双解剂

凡以解表药配合泻下药或清热药、温里药等为主组成，具有表里同治作用，治疗表里同病的方剂，统称表里双解剂。体现了汗法与下法、清法、温法的结合运用。

表里双解的治法是由对伤寒六经表里传变的"合病并病"表里同病治疗方法发展而来。伤寒六经辨证有先表后里的原则，即邪在肌表须用解表，邪已入里当用下、温、清等法。表里双解剂是为表里同病的证候而设。表里同病，是指表证未解，又见里证；或原有宿疾，又感新邪而出现表证与里证同时并见的证候。此时治疗若单用解表，里邪不去；仅治其里，则外邪不解，需表里同治，内外分解，使病邪得以表里分消。正如汪昂所云"病在表者，宜汗宣散；病在里者，宜攻宜清；至于表证未除，里证又急者，"则当"和表里而兼治之"。(《医方集解》)

表里同病因表证与里证的不同而类型各异。就表证而言，有表寒与表热之异；以里证而言，有里寒、里热、里虚、里实之别，因此表里同病有表寒里热、表热里寒、表里俱热、表里俱寒、表实里虚、表虚里实、表里俱虚、表里俱实等多种情况。概括起来，上述证候不外表证兼里寒、表证兼里热、表证兼里实及表证兼里虚四种类型。表里双解剂即是针对表里致病之因及表里证候的性质，将汗法与温、清、攻、补四法有机地结合运用，以适应复杂的病情。

针对以上表里同病的四种类型，本章方剂相应的分为解表攻里、解表清里、解表温里三类。至于解表补里之剂，是治疗表邪未解而有正气不足之证，已在解表剂中介绍。一般认为，表里双解剂适用于表里俱盛，或里邪偏盛的表里同病之证。而表邪重里邪轻者，只宜先解其表，后治其里，或以解表为主，兼治其里。

使用表里双解剂时应注意以下几点：①临证必须具备既有表证又有里证者，方可应用。否则药不对证，易克伐正气，致生变端。②需详审病证，辨别表证与里证的寒热虚实属性，以便针对病情选择适当的方剂。③表里证候的轻重缓急往往并非等同，组方配伍时，必须权衡表证与里证的轻重主次，以确定表药与里药的比例，以免太过与不及之弊。

第一节 解表攻里

解表攻里剂，适用于外有表邪，里有实积的证候。临床既有恶寒、发热等表证，又有腹满便秘、舌红苔黄等实热内结之证。本类方剂常用解表药如麻黄、桂枝、荆芥、防风、柴胡、薄荷等，配伍泻下药如大黄、芒硝等为主。里热结实证之病机常兼有气郁、血滞、津伤等，故还常配伍枳实、厚朴、当归、川芎、白芍等药物。代表方如大柴胡汤等。

大柴胡汤《金匮要略》

【组方】柴胡半斤（15g）　黄芩三两（9g）　芍药三两（9g）　半夏洗，半升（9g）　生姜切，五两（15g）　枳实炙，四枚（9g）　大枣擘，十二枚（4枚）　大黄二两（6g）

【方歌】大柴胡汤用大黄，枳芩夏芍枣生姜；少阳阳明同合病，解表攻里效力彰。

【用法】上八味，以水一斗二升，煮取六升，去滓，再煮，温服一升，日三服（现代用法：水煎2次，去滓，再煎，分2次温服）。

【功用】和解少阳，内泄热结。

【主治】少阳阳明合病。往来寒热，胸胁苦满，呕不止，郁郁微烦，心下痞硬，或心下满痛，大便不解或协热下利，舌苔黄，脉弦数有力。

【方解】本方证乃少阳不和，阳明热结所致。少阳位于半表半里，为三阳出入表里之枢纽。足少阳之腑为胆，邪气未离少阳，交争于半表半里，胆经经气不畅，故仍有往来寒热、胸胁苦满等少阳证的主证。然邪入阳明，化热成实，病情比单纯的少阳证严重。里热较甚，心烦加重，故出现"郁郁微烦"。少阳胆热犯胃，又因阳明热结成实，气机被阻，腑气不通，胃气上逆程度亦更甚，故少阳证"喜呕"发展为"呕不止"，并出现心下痞硬或满痛、大便秘结或协热下利、苔黄、脉弦数有力等邪入阳明之征。在治法上，病在少阳，本当禁用下法，但与阳明腑实并见的情况下，就必须表里兼顾。《医方集解》说："少阳固不可下，然兼阳明腑实则当下。"故立"双解"之法，即外和少阳，内泻阳明。本方系小柴胡汤去人参、甘草，加大黄、枳实、芍药而成，亦是小柴胡汤与小承气汤两方加减合成。方中重用柴胡为君药，配臣药黄芩和解清热，以除少阳之邪；轻用大黄配枳实以内泻阳明热结，行气消痞，亦为臣药。芍药柔肝缓急止痛，与大黄相配可治腹中实痛，与枳实相伍可以理气和血，以除心下满痛；半夏和胃降逆，配伍大量生姜，以治呕逆不止，共为佐药。大枣与生姜相配，能和营卫而行津液，并调和脾胃，功兼佐使。总之，本方既不悖于少阳禁下的原则，又可和解少阳，内泄热结，使少阳与阳明合病得以双解，可谓一举两得。正如《医宗金鉴·删补名医方论》所说："斯方也，柴胡得生姜之倍，解半表之功捷；枳、芍得大黄之少，攻半里之效徐，虽云下之，亦下中之和剂也。"然较小柴胡汤专于和解少阳一经者力量为大，名曰"大柴胡汤"。

本方乃和解与泻下两法并举之剂，然方中仅用小承气汤之半（大黄用量减半，并去厚朴），更有芍药、大枣之酸甘配伍，其泻下之力较缓。故本方是以和解少阳为主，适宜于少阳邪热初入阳明之证。

【运用】

1. 辨证要点　本方为治疗少阳阳明合病的常用方。临床应用以往来寒热，胸胁苦满，心下满痛，呕吐，便秘，苔黄，脉弦数有力为辨证要点。

2. 加减变化　临证使用本方时需根据少阳证与阳明热结的轻重，斟酌方中柴胡、黄芩与大黄、枳实的用量比例。若胸胁痛甚者，加川楝子、元胡、郁金等以行气止痛；恶心呕吐者，加姜竹茹、黄连、旋覆花等以降逆止呕；兼黄疸者，可加茵陈、栀子以清热利湿退黄；伴结石者，可加金钱草、海金沙、郁金、鸡内金等以化石。

3. **现代运用**　本方常用于急性胆囊炎、胆石症、急性胰腺炎、胃及十二指肠溃疡等属少阳阳明合病者。

4. **使用注意**　单纯少阳或阳明病及少阳阳明合病而阳明尚未热结成实者，均不宜使用。

【附方】

1. **厚朴七物汤**（《金匮要略》）厚朴半斤（24g）　甘草三两（9g）　大黄三两（9g）　桂枝二两（6g）　大枣十枚　枳实五枚（12g）　生姜五两（15g）　上七味，以水一斗，煮取四升，温服八合，日三服。功用：解肌发表，行气通便。主治：外感表证未罢，里实已成。腹满，大便不通，发热，脉浮而数。

厚朴七物汤与大柴胡汤均为解表攻里之剂。大柴胡汤主治少阳与阳明合病而以少阳证为主者。以小柴胡汤合小承气汤加减而成。厚朴七物汤则治太阳与阳明合病而以阳明病为重者，方中重用厚朴下气散满，配枳实、大黄荡涤实热，又有桂枝、生姜解表散寒，甘草、大枣调和诸药。合而成方，表里双解，则腹满愈而表邪除，对里邪甚而表邪微者，颇为适宜。

2. **柴胡加芒硝汤**（《伤寒论》）

柴胡二两十六铢（8g）　黄芩一两（3g）　人参一两（3g）　甘草炙，一两（3g）　生姜切，一两（3g）　半夏二十四铢（2.1g）　大枣擘，四枚　芒硝二两（6g）　上八味，以水四升，煮取二升，去滓，内芒硝，更煮微沸，分温再服，不解更作。功用：和解少阳，内泄热结。主治：少阳兼阳明里实证。胸胁痞满或痞硬，大便硬，或下利，日晡潮热，呕吐；或腹痛拒按，口苦，口干，舌红苔黄，脉弦或数。

柴胡加芒硝汤所治之证乃少阳兼阳明里实之证，为小柴胡汤加芒硝而成。就其剂量而言，仅为小柴胡汤原量之1/3，加芒硝二两。方以小柴胡汤和解少阳，运转枢机；芒硝泄热去实，软坚散结。诸药合用，共奏和解泄热之功。因本方药量较轻，为和解泄热之轻剂。

第二节　解表清里

解表清里剂，适用于表邪未解，里热已炽的证候。临床既有恶寒发热等表证，又有烦躁口渴，或热痢、气喘、苔黄、脉数等里热证。本类方剂常以解表药如麻黄、葛根、豆豉等，配伍清热药如黄芩、黄连、黄柏、石膏等组成方剂。代表方如葛根黄芩黄连汤、麻黄连翘赤小豆汤等。

葛根黄芩黄连汤《伤寒论》

【组成】葛根半斤（15g）　甘草炙，二两（6g）　黄芩三两（9g）　黄连三两（9g）

【方歌】葛根黄芩黄连汤，再加甘草共煎尝；邪陷阳明成热利，清里解表保安康。

【用法】上四味，以水八升，先煮葛根，减二升，内诸药，煮取二升，去滓，分温再服（现代用法：水煎服）。

【功用】解表清里。

【主治】表证未解，邪陷阳明之协热下利证。身热，下利臭秽，胸脘烦热，口干而渴，喘而汗出，舌红苔黄，脉数或促。

【方解】本方证是因伤寒表证未解，邪陷阳明所致。此时表证未解，里热已炽，故见身热口渴、胸闷烦热、口干而渴；里热上蒸于肺则作喘，外蒸于肌表则汗出；热邪内迫，大肠传导失司，故下利臭秽、肛门有灼热感；舌红苔黄，脉数皆为里热偏盛之象。表未解而里热炽，治宜外解肌表之邪，内清肠胃之热。方中重用葛根为君，甘辛而凉，主入阳明经，外可解表退热，内能清阳明之热，又能升发脾胃清阳之气而治下利；以苦寒之黄连、黄芩为臣，清热燥湿，厚肠止利；甘草甘缓和中，调和诸药，为本方佐使。四药合用，外疏内清，表里同治，使表解里和，热利自愈。

原方先煮葛根，后纳诸药，可使"解肌之力优而清中之气锐"（《伤寒来苏集》）。

本方主以清里，兼以解表，表里兼治。所治之证正如尤怡所云："其邪陷于里者十之七，而留于表者十之三。"由于葛根能清热升阳止利，汪昂称之"为治泻主药"，故本方对热泻、热痢，不论有无表证，皆可用之。

本方与白头翁汤、芍药汤均可治疗热痢。但本方所治属热利兼太阳表证，见有身热口渴，喘而汗出，下利臭秽，舌红苔黄等表里俱热之征，有表里双解之功，尤以清里热为主；白头翁适宜于热毒深陷血分之热痢，主要表现为泻下脓血，赤多白少，身热，苔黄，有清热解毒、凉血止痢之功；芍药汤主治湿热痢，主要表现为便脓血赤白相兼，且腹痛，里急后重较甚，有清热燥湿、调和气血之功。

【运用】

1. 辨证要点　本方是治疗热泻、热痢的常用方。临床应用以身热下利，苔黄脉数为辨证要点。

2. 加减变化　腹痛者，加炒白芍以柔肝止痛；热痢里急后重者，加木香、槟榔以行气而除后重；兼呕吐者，加半夏、竹茹以降逆止呕；夹食滞者，加焦山楂、焦神曲以消食。

3. 现代运用　本方常用于急性肠炎、细菌性痢疾、肠伤寒、胃肠型感冒等属表证未解，里热甚者。

4. 使用注意　若虚寒下利者忌用。

麻黄连翘赤小豆汤《伤寒论》

【组成】麻黄去节，二两（6g）　连翘二两（6g）　杏仁去皮尖，四十个（7g）　赤小豆一升（24g）　大枣擘，十二枚　生梓白皮切，一升（24g）　生姜切，二两（6g）　甘草炙，二两（6g）

【方歌】麻黄连翘赤豆汤，杏仁大枣生梓姜；甘草潦水同煎服，解表清热利湿强。

【用法】上八味，以潦水一斗，先煮麻黄，再沸，去上沫，内诸药，煮取三升，去滓。分温三服，半日服尽。

【功用】解表散邪，清热利湿。

【主治】湿热黄疸，兼有表邪证。发热恶寒，一身面目皆黄，胸闷心烦，小便短赤，苔黄白相兼或黄腻，脉数。

【方解】本方所治之证乃湿热内蕴，表邪不解所致。湿热内蕴熏蒸皮肤，故一身面目皆黄；湿为阴邪，易阻滞气机，故胸闷；热邪扰乱心神则心烦；表邪不解，故见发热、恶寒之征；舌脉皆为外有表邪、内有湿热之象。治宜外解表邪，内清湿热。方中麻黄、杏仁、生姜性辛温，以发越其表邪；赤小豆、连翘、生梓白皮之苦寒，以清热于里；大枣、甘草甘温悦脾，以为散湿驱邪之用；用潦水者，取其味薄，不助水气也。诸药合用，则表邪得解，湿热得除，则诸症自愈。

【运用】

1. 辨证要点　本方为治疗外感风寒，内蕴湿热黄疸证之常用方。临床应用以发热恶寒，一身面目皆黄，胸闷，苔黄白相兼或黄腻，脉数为辨证要点。

2. 加减变化　若黄疸重者，加茵陈以清热利湿退黄；心烦甚者，加栀子以清热。

3. 现代运用　本方常用于慢性乙型肝炎、荨麻疹、急性肾小球肾炎、特发性水肿等属湿热内蕴，表邪不解者。

第三节　解表温里

解表温里剂，适用于表邪未解，又有里寒的证候。临床既有表寒证之恶寒发热，又有心腹冷痛、胸满恶食、苔白脉迟等脏腑阳气受损，冷积内停之里寒证。本类方剂常用解表药如麻黄、白芷等，配伍温里药如干姜、肉桂等组成方剂。里寒旧疾，多有停湿生痰，气郁气滞等复杂兼证，故本类方剂常配伍燥湿、化痰、行气、活血药等。代表方如桂枝人参汤。

桂枝人参汤《伤寒论》

【组成】桂枝四两（12g）　甘草炙，四两（9g）　白术三两（9g）　人参三两（9g）　干姜三两（9g）

【方歌】伤寒桂枝人参汤，理中汤中人参襄；下利不止兼发热，温里解表保安康。

【用法】上五味，以水九升，先煮四味，取五升，内桂枝更煮，取三升，去滓，温服一升，日再夜一服。

【功用】温里解表。

【主治】脾胃虚寒，复感风寒表证。恶寒发热，头身疼痛，心下痞硬，下利不止，腹痛，口不渴，舌淡苔白滑，脉浮虚者。

【方解】本方证乃太阳表证未除，误用下法，损伤太阴脾土，脾阳伤而寒湿内生，部分表邪随之内陷，以致里寒伴表证。表证未除，故发热恶寒、头身疼痛；损伤脾阳，运化失职，升降反作，浊阴不降，壅塞胃脘，则心下痞硬；清阳不升，则见下利不止；

气机阻滞，则腹痛；中焦虚寒，故见口不渴，舌淡苔白滑；脉浮虚乃外有表寒、里有虚寒之征。本方证是里虚寒兼表不解之表里同病，但以太阴里虚寒为主，故治宜温里解表。本方由理中汤加桂枝组成，方中人参补脾益气，干姜温中散寒，白术健脾燥湿，甘草和中益虚。四味相合，共奏温中散寒止利之功；桂枝解太阳之表邪，并能助理中汤温中散寒。诸药相伍，共成温里解表之剂。

本方理中汤先煎、久煎，桂枝汤后下。理中汤先煎，使其发挥温中散寒、补益脾胃之作用；桂枝汤后下，使其气锐先行以解表。

【运用】

1. **辨证要点**　本方为治疗脾胃虚寒，复感风寒表证之常用方。临床应用以下利不止，心下痞硬，兼发热恶寒，脉浮虚为辨证要点。

2. **加减变化**　若里寒重者，加附子以增温中散寒之功。

3. **现代运用**　本方常用于感冒、流行性感冒等而有本方见证及胃溃疡、急慢性胃肠炎等属中阳不足者，兼表与否皆可用之。

【附方】

乌头桂枝汤（《金匮要略》）　乌头五枚（9g）　桂枝去皮　芍药各三两（各9g）　甘草炙，二两（6g）　生姜三两（9g）　大枣十二枚　上五味，剉，以水七升，微火煮取三升，去滓。乌头一味，以蜜二斤，煎减半，去滓，以桂枝汤五合解之，得一升后，初服二合；不知，即服三合；又不知，复加至五合。其知者，如醉状，得吐者为中病。功用：祛寒止痛，散寒解表。主治：里寒内盛兼外感风寒证。寒疝腹中痛，逆冷，手足不仁，身疼痛。

本方主治寒疝兼表证，方中以大乌头起沉寒以缓急止痛，桂枝汤和营卫以解表寒，共成双解表里寒邪之剂。

小　结

表里双解剂是为表里同病的证候而设。本章选正方4首，按其功效分为解表攻里、解表清里、解表温里三类。

1. **解表攻里**　大柴胡汤和解少阳、内泄热结，主治少阳阳明合病。

2. **解表清里**　葛根芩连汤清热止痢、外解表邪，主治表证未解，热邪入里的下利；麻黄连翘赤小豆汤解表散邪、清热利湿，主治湿热黄疸，兼有表邪证。

3. **解表温里**　桂枝人参汤由理中汤加桂枝组成，其功能温里解表，主治脾胃虚寒，复感风寒表证。

第二十三章 补益剂

凡以补益药为主组成，具有补养人体气、血、阴、阳等作用，主治各种虚证的方剂，统称补益剂。补益剂属于"八法"中的"补法"。

虚证是对人体正气虚弱而产生的虚弱证候的概括。虚证的形成，可以由先天禀赋不足而引起，但主要是因后天失调和疾病耗损所导致。如饮食失当，营血生化之源不足；思虑太过，悲哀惊恐，过度劳倦等耗伤气血营阴；房劳伤肾，耗损肾精元气；久病失治、误治，损伤正气；大吐、大泻、大汗、出血、失精等致阴液气血耗损等。以上均可造成机体正气的不足或虚弱，而形成虚证。治疗应遵"虚则补之"（《素问·三部九候论》），"损则益之""劳则温之"（《素问·至真要大论》），"因其衰而彰之""形不足者，温之以气；精不足者，补之以味"（《素问·阴阳应象大论》）等原则，使精、气、血、津液等耗伤逐渐得以恢复，从而维持人体脏腑、经络的正常生理活动。

虚证所涉及的范围虽然广泛，但主要表现为气虚、血虚、阴虚、阳虚四种类型。由于人体气血、阴阳之间在生理上相生相依，在病理上相互影响，因而气血两虚与阴阳两虚的证候亦可常见。所以，补益剂相应地分为补气、补血、气血双补、补阴、补阳、阴阳双补六类。补益剂用于治疗虚证时，其遣药组方有以下两种不同的形式。

其一，针对虚损的性质及脏腑采用相应的补益药物。如以气血、阴阳而言，气虚者补气，血虚者补血，阴虚者补阴，阳虚者补阳；以脏腑而论，"损其肺者，益其气；损其心者，调其营卫；损其脾者，调其饮食，适其寒温；损其肝者，缓其中；损其肾者，益其精"（《难经·十四难》）。此为直接补益法。

其二，根据气血、阴阳及脏腑之间相生相依的关系，通过补其所生而间接地达到补益的目的，具体运用方法主要有四类：一是补气生血，即根据气血相生的理论，血虚者补血时，配伍补气之品以助生化，甚至着重补气以生血，即所谓"血虚者，补其气而血自生"（《温病条辨》）。但气虚者补气时，较少配伍补血药，恐其阴柔滞气，即使佐以补血药，亦不可多用，过之则滋腻碍胃。二是阴阳互求，即根据阴阳互根的理论，阳虚者补阳时，佐以补阴之品，因阳根于阴，如此使阳有所附，并可借阴药的滋润以制阳药之温燥；阴虚者补阴时，佐以补阳之品，因阴根于阳，如此使阴有所化，可借阳药的温运以制阴药之凝滞。即"善补阳者，必于阴中求阳，则阳得阴助而生化无穷；善补阴者，必于阳中求阴，则阴得阳升而泉源不竭"（《类经》）。三是子虚补母，即根据五行相生理论，采用"虚则补其母"的方法。如肺气虚者补脾，即"培土生金"；肝阴虚者补肾，即"滋水涵木"；脾阳虚者补命门，即"补火生土"等。四是补益先后天，即通过补脾或补肾以间接补养虚损之脏。其理论依据是：肾为先天之本，肾中阴阳为五脏六腑阴阳之根本；而脾为后天之本，气血生化之源，五脏六腑之气血阴阳皆有赖于脾所运化的水谷精微不断充养，方能保持充沛不衰。此外，补益之法又有峻补、平补之分。对病势急迫，如暴脱之证，宜用峻补，急救危亡；对于一般病势较缓、病程较长的虚弱证，则宜用平补。峻补时宜药味少而剂量大，使其药力专而牵制少；平补则剂量不宜过重，常配合健脾和胃、调气和血之品，补中寓通，使补而不腻滞，通而不伤正，有利于长期服用以调补虚弱。

　　应用补益剂须注意以下几点：首先，应辨别证候的虚实真假。《景岳全书》说："至虚之病，反见盛势；大实之病，反有羸状。"前者是指真虚假实，若误用攻伐之剂，则虚者更虚；后者是指真实假虚，若误用补益之剂，则实者更实。其次，要辨清虚证的实质和具体病位，即分清气血、阴阳哪方面不足，再结合脏腑相互滋生关系，予以补益。再次，要注意患者的脾胃功能。对于脾胃虚弱，"虚不受补"的患者，宜先调理脾胃，或在补益方中少佐健脾和胃、理气消导之品，以助运化；即使平素脾胃尚健者，亦应在遣药组方时注意照顾脾胃，即所谓"填补必先理气"，使补而不滞。最后，要注意煎服法。补益药宜文火久煎，务使药力尽出；服药时间以空腹或饭前为佳，若急证不受此限。

　　本章主要涉及仲景方中的补血、气血双补、补阳三类方剂。

第一节　补　血

　　补血剂，适用于血虚证。症见面色萎黄，头晕目眩，唇爪色淡，心悸，失眠，舌淡，脉细，或妇女月经不调，量少色淡，或经闭不行等。本类方剂常用补血药如熟地黄、当归、芍药、阿胶、龙眼肉等为主组成。由于有形之血生于无形之气，且血脉枯涸易于凝滞成瘀，故根据病证的需要和药物的特性，本类方剂又常配伍活血祛瘀、补气或理气之品组成方剂。代表方如胶艾汤。

胶艾汤《金匮要略》

【组成】川芎　阿胶　甘草各二两（各6g）　艾叶　当归各三两（各9g）　芍药四两（12g）　干地黄六两（18g）

【方歌】胶艾汤中四物草，水加清酒一齐熬；补血止血治崩漏，亦为调经安胎药。

【用法】上七味，以水五升，清酒三升，合煮取三升，去滓，内胶令消尽，温服一升，日三服。不瘥更作。

【功用】养血止血，调经安胎。

【主治】妇人冲任虚损，血虚有寒证。妇人经水淋沥不尽，或小产后阴道出血不止，或妊娠下血伴腹痛隐隐，喜温喜按，所下之血色紫暗，或夹有少许血块，舌淡苔白润，脉沉细或沉滑无力。

【方解】本方证乃因冲任虚寒，阴血不固所致。该方又名芎归胶艾汤，由四物汤加艾叶、清酒组成，方以阿胶为君养血和血，艾叶温经暖胞，地、芍、芎、归和血养血，甘草调和诸药，清酒以行药势。故此方实为调经、胎前、产后之总方，凡冲任脉虚阴气不守者，皆宜之。

【运用】

1. **辨证要点**　本方为治疗妇人血虚有寒证的基础方剂。临床应用以妇人出血淋沥不尽，腹痛喜温喜按，舌淡苔白润脉弱为辨证要点。

2. **加减变化**　若血虚有寒者，加倍当归、桂枝以温经散寒补血；若血虚有热者，加牡丹皮、玄参以补血清热凉血；若心悸者，加酸枣仁、龙眼肉以补血养心安神；若目眩明显者，加龙眼肉、鸡血藤以补血养血明目；若血热者，加黄芩、生地黄以清热凉血；若气短者，加黄芪、白术以益气健脾。

3. **现代运用**　本方常用于功能性子宫出血、先兆流产、不全流产、产后恶露不尽、产后子宫复旧不全等出血，属于冲任虚损者。

第二节　气血双补

气血双补剂，适用于气血两虚证。症见面色无华，头晕目眩，心悸怔忡，食少倦怠，气短懒言，舌淡，脉虚无力等。常用补气药如人参、黄芪、白术等与补血药如当归、熟地黄、白芍、阿胶等共同组成方剂。由于气血两虚证的气虚和血虚程度并非相等，故组方时当据气血不足的偏重程度决定补气与补血的主次，并适当配伍理气及活血之品，使补而不滞。代表方如炙甘草汤等。

炙甘草汤《伤寒论》

【组成】甘草炙，四两（12g）　生姜切，三两（9g）　桂枝去皮，三两（9g）　人参二两（6g）　生地黄一斤（50g）　阿胶二两（6g）　麦冬去心，半升（10g）　麻仁半升（10g）　大枣擘，三十枚（10枚）

【方歌】炙甘草汤参桂姜，麦地胶枣麻仁襄；心动悸兮脉结代，虚劳肺痿皆可尝。

【用法】上以清酒七升，水八升，先煮八味，取三升，去滓，内胶烊消尽，温服一升，日三服（现代用法：水煎服，阿胶烊化，冲服）。

【功用】益气养血，通阳复脉，滋阴补肺。

【主治】

1. **阴血阳气虚弱，心脉失养证**。脉结代，心动悸，虚羸少气，舌光少苔，或质干而瘦小者。

2. **虚劳肺痿**。干咳无痰，或咳吐涎沫，量少，形瘦短气，虚烦不眠，自汗盗汗，咽干舌燥，大便干结，脉虚数。

【方解】本方原治"伤寒脉结代，心动悸"，系由伤寒汗、吐、下或失血后，或杂病等阴血不足，阳气不振所致。阴血不足，血脉无以充盈，加之阳气不振，无力鼓动血脉，脉气不相接续，故脉结代；阴血不足，心体失养，或心阳虚弱，不能温养心脉，故心动悸。治宜滋心阴，养心血，益心气，温心阳，以复脉定悸。方中重用生地黄滋阴养血为君。《名医别录》谓地黄"补五脏内伤不足，通血脉，益气力"。配伍炙甘草、人参、大枣益心气，补脾气，以资气血生化之源；阿胶、麦冬、麻仁滋心阴，养心血，充血脉，共为臣药。佐以桂枝、生姜辛行温通，温心阳，通血脉，诸厚味滋腻之品得姜、桂则滋而不腻。用法中加清酒煎服，以清酒辛热，可温通血脉，以行药力，是为使药。诸药合用，滋而不腻，温而不燥，使气血充足，阴阳调和，则心动悸、脉结代皆得其平。由于人参、炙甘草亦可补肺气，润肺止咳；阿胶、麦冬又善养肺阴，治肺燥；生地黄、胡麻仁长于滋补肾水，与阿胶、麦冬相合而有"金水相生"之功，故本方又可用于治疗虚劳肺痿。

本方气血阴阳并补，尤以益气养血滋阴之功为著；心、脾、肺、肾四脏并调，尤以补益心肺之功为佳；补血之中寓有通脉之力，使气足血充畅行于脉，则脉气接续，诸症自愈。方中炙甘草的剂量重达四两，远远超出常规剂量，意在益气补心、缓急定悸，在本方中非同于通常调和之用，故以"炙甘草汤"名之。本方有定悸复脉之功，故又名"复脉汤"。

本方与生脉散均有补肺气、养肺阴之功，可治疗肺之气阴两虚，久咳不已。但本方益气养阴作用较强，敛肺止咳之力不足，重在治本，且偏于温补，阴虚肺燥较著或兼内热者不宜；而生脉散益气养阴之力虽不及本方，因配伍了收敛的五味子，标本兼顾，故止咳之功甚于炙甘草汤，且偏于清补。临证之时可斟酌选用。

本方与归脾汤均可补益气血，主治气血不足，心神失养之心悸。但本方补益气血之功较著，且又重用地黄，配伍桂枝、生姜、酒等辛温通阳之品，不仅能益气养血，还可通阳复脉，故适宜于气血两亏，阴虚阳弱，脉气不相接续之心动悸、脉结代，以及虚劳肺痿；归脾汤中参、芪与白术相伍，补脾益气之力较强，又配以大队养心安神药物，既可补心安神，又能益气摄血，故适宜于心脾气血两虚，神失所养的心悸、失眠、健忘等，以及脾虚失统之出血证。

【运用】

1.辨证要点　本方为气（阳）血（阴）双补之剂。临床应用以脉结代，心动悸，虚羸少气，舌光色淡少苔为辨证要点。

2.加减变化　阴虚较甚，舌光而痿者，可将生地黄易为熟地黄，以增滋阴补血之功；心悸怔忡较甚者，可加酸枣仁、柏子仁以增强养心安神定悸之力，或加龙齿、磁石重镇安神；偏于心气不足者，重用炙甘草、人参；偏于阴血虚者重用生地黄、麦门冬；心阳偏虚者，易桂枝为肉桂，加附子以增强温心阳之力；阴虚而内热较盛者，易人参为南沙参，并减去桂、姜、枣、酒，酌加知母、黄柏，则滋阴液降虚火之力更强。

3.现代运用　本方常用于治疗功能性心律不齐、期外收缩、冠心病、风湿性心脏病、病毒性心肌炎、甲状腺功能亢进等而有心悸、气短、脉结代等属阴血不足，阳气虚弱者，以及老慢支、肺结核等属气阴两伤之虚劳干咳证者。

4.使用注意　用于复脉定悸，方中炙甘草宜重用。本方用药甘温滋补，阴虚内热者慎用；中虚湿阻，便溏胸痞者不宜。

【附方】

薯蓣丸（《金匮要略》）　薯蓣三十分（90g）　当归　桂枝　曲　干地黄　豆黄卷各十

分（各30g）　甘草二十八分（84g）　人参　阿胶各七分（各21g）　川芎　芍药　白术　麦门冬　杏仁　防风各六分（各18g）　柴胡　桔梗　茯苓各五分（各15g）　干姜三分（9g）　白蔹二分（6g）　大枣百枚为膏　蜜丸，弹子大，每服一丸，空腹酒送下。功用：益气补血，祛风和营。主治：气血两虚、脾肺不足所致之虚劳、胃脘痛、痹证、闭经、月经不调等。

薯蓣丸由八珍汤加薯蓣、桂枝、豆黄卷、阿胶、麦门冬、杏仁、防风、柴胡、桔梗、干姜、白薇组成，较八珍汤益气补血之功更强，更增祛风和营之功，适用于气血两虚、脾肺不足所致之虚劳、胃脘痛、痹证、闭经、月经不调等。

第三节　补　阳

补阳剂，适用于阳气虚弱的病证。阳虚与内脏的关系，以心、脾、肾为主，有关心、脾阳虚的方剂，已在温里剂介绍，本节主要论述治疗肾阳虚的方剂。肾阳虚证每见面色苍白，形寒肢冷，腰膝酸痛，下肢软弱无力，小便不利，或小便频数，尿后余沥，少腹拘急，男子阳痿早泄，女子宫寒不孕，舌淡苔白，脉沉细，尺部尤甚等。常用补阳温肾药如附子、肉桂、巴戟天、肉苁蓉、淫羊藿、鹿角胶、仙茅等为主组成方剂。同时配伍熟地黄、山萸肉、山药等滋阴之品，以助阳的生化，并可借补阴药的滋润，以制补阳药的温燥；肾阳亏虚不能化气行水，易致水湿停留，故常佐以茯苓、泽泻等淡渗利水之品。代表方如肾气丸。

肾气丸《金匮要略》

【组成】干地黄八两（240g）　薯蓣（即山药）　山茱萸各四两（各120g）　泽泻　茯苓　牡丹皮各三两（各90g）　桂枝　附子炮，各一两（各30g）

【方歌】金匮肾气治肾虚，熟地山药及山萸；丹皮苓泽加桂附，引火归原热下趋。

【用法】上为细末，炼蜜和丸，如梧桐子大，酒下十五丸（6g），日再服。

【功用】补肾助阳。

【主治】肾阳不足证。腰痛脚软，身半以下常有冷感，少腹拘急，小便不利，或小便反多，入夜尤甚，阳痿早泄，舌淡而胖，脉虚弱，尺部沉细，以及痰饮、水肿、消渴、脚气、转胞等。

【方解】本方证皆由肾阳不足所致。腰为肾府，肾阳不足，故腰痛脚软、身半以下常有冷感、少腹拘急；肾阳虚弱，不能化气利水，水停于内，则小便不利、少腹拘急，甚或转胞；肾阳亏虚，水液直趋下焦，津不上承，故消渴、小便反多；肾主水，肾阳虚弱，气化失常，水液失调，留滞为患，可发为水肿、痰饮、脚气等。病证虽多，病机均为肾阳亏虚，所以异病同治，治宜补肾助阳为法，即王冰所谓"益火之源，以消阴翳"之理。方中附子大辛大热，为温阳诸药之首；桂枝辛甘而温，乃温通阳气要药。二药相合，补肾阳之虚，助气化之复，共为君药。然肾为水火之脏，内寓元阴元阳，阴阳一方的偏衰必将导致阴损及阳或阳损及阴，而且肾阳虚一般病程较久，多可由肾阴虚发展而来，若单补阳而不顾阴，则阳无以附，无从发挥温升之能。正如张介宾说："善补阳者，必于阴中求阳，则阳得阴助，而生化无穷。"（《类经》）故重用干地黄滋阴补肾；配伍山茱萸、山药补肝脾而益精血，共为臣药。君臣相伍，补肾填精，温肾助阳，不仅可借阴中求阳而增补阳之力，而且阳药得阴药之柔润则温而不燥，阴药得阳药之温通则滋而不腻，二者相得益彰。方中补阳之品药少量轻而滋阴之品药多量重，可见其立方之旨，并非峻补元阳，乃在微微生火，鼓舞肾气，即取"少火生气"之义。正如柯琴所云："此肾气丸纳桂、附于滋阴剂中十倍之一，意不在补火，而在微微生火，即生肾气也。"（《医宗金鉴·删补名医方论》）再以泽泻、茯苓利水渗湿，配桂枝又善温化痰饮；牡丹皮苦辛而寒，擅入血分，合桂枝则可调血分之滞。三药寓泻于补，俾邪去而补药得力，为制诸阴药可能助湿碍邪之虞。诸药合用，助阳之弱以化水，滋阴之虚以生气，使肾阳振奋，气化复常，则诸症自除。

本方配伍特点有二：一是补阳之中配伍滋阴之品，阴中求阳，使阳有所化；二是少量补阳药与大队滋阴药为伍，旨在微微生火，少火生气。由于本方功用主要在于温补肾气，且作丸内服，故名之"肾气丸"。

【运用】

1. 辨证要点　本方为补肾助阳的常用方。临床应用以腰痛脚软，小便不利或反多，舌淡而胖，脉虚弱而尺部沉细为辨证要点。

2. 加减变化　若畏寒肢冷较甚者，可将桂枝易为肉桂，并加重桂、附之量以增温补肾阳之功；若夜尿多者，可加巴戟天、益智仁、金樱子、芡实等以助温阳固摄之功；兼痰饮咳喘者，加干姜、细辛、半夏等温肺化饮；若用于阳痿，证属命门火衰者，酌加淫羊藿、补骨脂、巴戟天等以助壮阳起痿之力。

3. 现代运用　本方常用于慢性肾炎、糖尿病、醛固酮增多症、甲状腺功能低下、神经衰弱、肾上腺皮质功能减退、慢性支气管哮炎、支气管哮喘、更年期综合征、慢性前列腺肥大、营养不良性水肿、老年性白内障等属肾阳不足者。

4. 使用注意　若咽干口燥、舌红少苔属肾阴不足，虚火上炎者，不宜应用；阴虚火旺之遗精滑泄，不可适用本方；肾阳虚而小便正常者，为纯虚无邪，不宜使用本方。吴仪洛称："此亦为虚中夹邪滞而设尔，若纯虚之证，而兼以渗利，未免减去药力，当用右归丸或右归饮。"（《成方切用》）

【附方】

1. 栝楼瞿麦丸（《金匮要略》）　栝楼根二两（6g）　茯苓三两（9g）　薯蓣三两（9g）　附子炮，一枚（5g）　瞿麦一两（3g）　上五味，末之，炼蜜丸，梧桐子大，饮服三丸，日三服。不知，增至七八丸，以小便利、腹中温为知。功用：温肾润燥，益气化水。主治：肾气不化水气证。小便不利，有水气，其人苦渴。

2. 天雄散（《金匮要略》）　天雄炮，三两（9g）　白术八两（24g）　桂枝六两（10g）　龙骨三两（9g）　上四味，杵为散，酒服半钱匕。日三服。不知，稍增之。功用：温阳摄精。主治：肾阳虚失精证。梦中失精或无梦而失精，或阳痿，腰膝冷痛，发脱齿动，或健忘，或头晕，或耳鸣，舌淡，苔薄，脉沉弱。

栝楼瞿麦丸与天雄散均有温肾之功。栝楼瞿麦丸温肾润燥，益气化水，主治肾气不化水气证，以小便不利、口渴等为主症；天雄散温阳摄精，适用于肾阳虚失精证，症见阳痿、失精、腰膝冷痛等。

小 结

本章共选正方 3 首，按其功用不同分为补血、气血双补、补阳三类。

1. **补血** 胶艾汤养血止血、调经安胎，主治妇人冲任虚损，血虚有寒证。凡属于冲任虚寒、阴血不固或兼瘀血所致的漏下不止、妊娠下血等病证，皆可选用。

2. **气血双补** 炙甘草汤益气养血、通阳复脉、滋阴补肺，气血阴阳并补，尤以益气养血滋阴之功为著；心、脾、肺、肾四脏并调，尤以补益心肺之功为佳；补血之中寓有通脉之力，使气足血充畅行于脉。

3. **补阳** 肾气丸有温补肾阳的作用，主治肾阳不足证，其为补肾助阳的代表方，适用于肾阳不足证。

第二十四章　安神剂

凡以安神药或交通心肾水火药为主配伍组成，具有安神定志作用，主治神志不安病证的方剂，统称为安神剂。

神志不安的疾患，常表现为心悸怔忡、失眠健忘、烦躁惊狂等。心藏神、肝藏魂、肾藏志，故神志不安的疾患主要责之于心、肝、肾三脏之间阴阳偏盛偏衰，或其相互间功能失调。其基本病机为心肝阳亢，扰及心神；或阴血不足，心神失养；或热扰胸膈，心神被扰；或心肾不交，心火独亢。神志不安的病证有虚实之分，而虚实之间又往往互为因果，如火盛每致伤阴，阴虚易致阳亢，所以病机变化又多虚实夹杂，症状也多相兼而见。神志不安表现为惊狂善怒，烦躁不安者，多属实证，按照"惊者平之"的治疗大法，治宜重镇安神；表现为心悸健忘，虚烦失眠者，多属虚证，根据"虚者补之"的治疗大法，治宜补养安神；表现为心烦不得卧，或心中懊恼，反复颠倒者，多属热扰胸膈，心神被扰，治宜清热安神；表现为心烦不寐、多梦、遗精者，多属心肾不交，水火失济者，治宜交通心肾。故安神剂可分为重镇安神、补养安神、清热安神、交通心肾四类。

此外，神志不安的病证又有因痰、因瘀等不同，则应分别采取祛痰、祛瘀等相应的治疗方法，可与有关章节互参。

使用安神剂服药期间忌服茶叶、咖啡等兴奋性饮料，饮食宜清淡；注意环境，防止噪声及恶性刺激，开展心理治疗，调节情志活动，建立正常心态，才能取得良效。

本章主要设及仲景方中滋养安神、清热安神、交通心肾等三类。

第一节　滋养安神

滋养安神剂，适用于阴血不足、心肝失养证。症见虚烦不眠，心悸怔忡，健忘多梦，舌红少苔等证。常以滋养安神药物，如酸枣仁、柏子仁、五味子、茯苓、小麦等为主，配伍滋阴养血药如生地黄、当归、麦冬、玄参等组成方剂。代表方如酸枣仁汤、甘麦大枣汤等。

酸枣仁汤《金匮要略》

【组成】酸枣仁炒，二升（15g）　甘草一两（3g）　知母二两（6g）　茯苓二两（6g）　川芎二两（6g）

【方歌】酸枣仁汤治失眠，川芎知草茯苓煎；养血除烦清内热，安然入睡梦乡甜。

【用法】上五味，以水八升，煮酸枣仁得六升，内诸药，煮取三升，分温三服（现代用法：水煎，分3次温服）。

【功用】养血安神，清热除烦。

【主治】**肝血不足，虚热内扰证。**虚烦失眠，心悸不安，头目眩晕，咽干口燥，舌红，脉弦细。

【方解】本方证皆由肝血不足，阴虚内热而致。肝藏血，血舍魂；心藏神，血养心。肝血不足，则魂不守舍；心失所养，加之阴虚生内热，虚热内扰，故虚烦失眠、心悸不安。血虚无以荣润于上，每多伴见头目眩晕、咽干口燥。舌红，脉弦细乃血虚肝旺之征。治宜养血以安神，清热以除烦。方中重用酸枣仁为君，以其甘酸质润，入心、肝之经，养血补肝，宁心安神。茯苓宁心安神；知母苦寒质润，滋阴润燥，清热除烦；共为臣药，与君药相伍，以助安神除烦之功。佐以川芎之辛散，调肝血而疏肝气，与大量之酸枣仁相伍，辛散与酸收并用，补血与行血结合，具有养血调肝之妙。甘草和中缓急，调和诸药为使。诸药相伍，标本兼治，养中兼清，补中有行，共奏养血安神、清热除烦之效。

本方以酸收为主，辛散为辅，兼以甘缓。体现了《素问·脏气法时论》"肝欲散，急食辛以散之，用辛补之，酸泻之"和"肝苦急，急食甘以缓之"等治疗法则和配伍理论。

本方与天王补心丹均以滋阴补血、养心安神药物为主，配伍清虚热之品组方，以治阴血不足、虚热内扰之虚烦失眠。前者重用酸枣仁养血安神，配伍调气行血之川芎，有养血调肝之妙，主治肝血不足之虚烦失眠伴头目眩晕、脉弦细等；后者重用生地黄，并与二冬、玄参等滋阴清热为伍，更与大队养血安神之品相配，主治心肾阴亏血少，虚火内扰之虚烦失眠伴手足心热、舌红少苔、脉细数者。

【运用】

1.**辨证要点**　本方是治心肝血虚而致虚烦失眠之常用方。临床应用以虚烦失眠，咽干口燥，舌红，脉弦细为辨证要点。

2.**加减变化**　血虚甚而头目眩晕重者，加当归、白芍、枸杞子增强养血补肝之功；虚火重而咽干口燥甚者，加麦冬、生地黄以养阴清热；若寐而易惊，加龙齿、珍珠母镇惊安神；兼见盗汗，加五味子、牡蛎安神敛汗。

3.**现代运用**　本方常用于神经衰弱、心脏神经官能症、更年期综合征等属于心肝血虚，虚热内扰者。

4.**使用注意**　方中酸枣仁捣碎先煎，其安神效果更佳。

甘麦大枣汤《金匮要略》

【组成】甘草三两（9g）　小麦一升（18～30g）　大枣十枚（5枚）

【方歌】金匮甘麦大枣汤，妇人脏躁喜悲伤；精神恍惚常欲哭，养心安神效力彰。

【用法】上三味，以水六升，煮取三升，温分三服。

【功用】养心安神，和中缓急。

【主治】脏躁。精神恍惚，常悲伤欲哭，不能自主，心中烦乱，睡眠不安，甚则言行失常，呵欠频作，舌淡红苔少，脉细微数。

【方解】本方证乃忧思过度，心阴受损，肝气失和所致。心阴不足，心神失养，则精神恍惚，睡眠不安，心中烦乱；肝气失和，疏泄失常，则悲伤欲哭，不能自主，或言行妄为。遵《素问·脏气法时论》"肝苦急，急食甘以缓之"，以及《灵枢·五味》"心病者，宜食麦"之旨，方中用小麦为君药，取其甘凉之性，养肝补心，除烦安神；甘草甘平，补养心气，和中缓急，为臣药；大枣甘温质润，益气和中，润燥缓急，为佐药。三药合用，甘润平补，养心调肝，共奏养心安神、和中缓急之功。

本方与酸枣仁汤均属滋养安神剂，均可用于治疗阴血不足之失眠不安。酸枣仁汤重用酸枣仁养血安神，配知母、茯苓滋阴清热、除烦安神，故重在养血清热、除烦安神，适用于心肝血虚，虚热内扰之虚烦失眠、心悸，伴咽干口燥等；甘麦大枣汤重用小麦补心养肝、除烦安神，配甘草、大枣益气和中、润燥缓急，偏于甘润平补、养心调肝，主治心阴不足，肝气失和之脏躁、精神恍惚、喜悲伤欲哭等。

【运用】

1. **辨证要点** 本方为治脏躁的常用方剂。以精神恍惚、悲伤欲哭为证治要点。

2. **加减变化** 若心烦不眠，舌红少苔，阴虚较明显者，加生地黄、百合以滋养心阴；头目眩晕，脉弦细，肝血不足者，加酸枣仁、当归以养肝血安神。

3. **现代运用** 本方常用于癔症、更年期综合征等属心阴不足，肝气失和者。

4. **注意事项** 痰火内盛之癫狂证，不宜使用本方。

第二节　清热安神

清热安神剂，适用于热扰胸膈，心神被扰证。症见心烦不得卧，或心中懊憹，反复颠倒，舌红脉数等证。常以清热泻火药如栀子、黄芩、黄连或滋阴养血药如阿胶、芍药等组成方剂。代表方如栀子豉汤等。

栀子豉汤《伤寒论》

【组成】栀子擘，十四个（14g） 香豉绵裹，四合（10g）

【方歌】栀子豉汤清郁热，热扰胸膈虚烦解。

【用法】上二味，以水四升，先煮栀子，得二升半，内豉，煮取一升半，去滓，分为二服，温进一服。得吐者，止后服。

【功用】清宣郁热。

【主治】热郁胸膈不寐证。身热心烦，虚烦不得眠，或心中懊憹，反复颠倒，或心中窒，或心中结痛，舌红苔微黄，脉数。

【方解】本方证乃因阳明余热留扰胸膈，热邪内郁所致。汗、吐、下后，有形之邪已去，而余热未尽，留扰于胸膈，故虚烦不得眠；若病情较重者，则反复颠倒，心中懊憹，是心胸烦热更甚，故有烦闷无奈、莫可名状、卧起不安的症状；热郁之邪留扰胸膈，气机阻滞，故胸中窒闷不舒；外邪入里化热，郁结于胸膈之间，气机壅滞，则心中结痛；舌脉乃有热之征象。治当轻宣郁热为宜。方中栀子苦寒，清透郁热，解郁除烦；香豉气味轻薄，既能解表宣热，载栀子于上，又能和降胃气于中。先煎栀子，意在取其味；后内香豉，意在取其气。二药合用，清中有宣，宣中有降，互济互用，为轻宣胸中郁热，治虚烦懊侬之良方。

栀子豉证与黄连阿胶汤证均以心烦、不得眠为主症，但有虚实之分。栀子豉汤证属无形邪热扰于胸膈，证属实，故治宜轻宣郁热；黄连阿胶汤证为阴虚火旺，火因水虚而生，治宜滋阴泻火。

【运用】

1.辨证要点　本方为治疗热郁心胸不寐证之常用方。临床应用以心烦不得眠，心中懊侬，反复颠倒，或胸中窒，或心中结痛，舌红苔黄为辨证要点。

2.加减变化　若少气者，加甘草二两；若呕者，加生姜三两；若下后心烦腹满，起卧不安者，去香豉加厚朴四两，枳实四枚；若医以丸药下之，身热不去，心中结痛，去香豉加干姜二两；若身热发黄者，去香豉加甘草一两，黄柏二两。

3.现代运用　本方常用于失眠、病毒性心肌炎、胃炎、肠伤寒、副伤寒、黄疸性肝炎等属热扰胸膈者。

4.使用注意　凡中焦有寒禁用，虚寒便溏者慎用。

【附方】

1.**栀子甘草豉汤**（《伤寒论》）栀子擘，十四个（14g）甘草二两（6g）香豉绵裹，四合（10g）上三味，以水四升，先煮栀子、甘草，得二升半，内豉，煮取一升半，去滓，分为二服，温进一服，得吐者，止后服。功用：轻宣郁热，益气和中。主治：热扰胸膈兼气虚证。虚烦不得眠，心中懊侬，剧者反复颠倒，卧起不安，或身热、少气等。

2.**栀子生姜豉汤**（《伤寒论》）栀子擘，十四个（14g）生姜切，五两（15g）香豉绵裹，四合（10g）上三味，以水四升，先煮栀子、生姜，得二升半，内豉，煮取一升半，去滓，分为二服，温进一服，得吐者，止后服。功用：轻宣郁热，和胃止呕。主治：热扰胸膈兼胃气上逆证。虚烦不得眠，心中懊侬，恶心欲吐，甚者反复颠倒，卧起不安等。

3.**栀子干姜汤**（《伤寒论》）栀子擘，十四个（14g）干姜二两（10g）上二味，以水三升半，煮取一升半，去滓，分为二服，温进一服，得吐者，止后服。功用：轻宣郁热，温中散寒。主治：热扰胸膈兼寒凝中焦证。身热，虚烦不得眠，食少便溏，腹满或痛等。

4.**栀子厚朴汤**（《伤寒论》）栀子擘，十四个（14g）厚朴炙，去皮，四两（12g）枳实水浸，炙令黄，四枚（4g）上三味，以水三升半，煮取一升半，去滓，分为二服，温进一服，得吐，止后服。功用：清热除烦，行气除满。主治：热郁胸腹证。心烦，腹满，卧起不安，舌红苔腻，脉滑。

5.**枳实栀子豉汤**（《伤寒论》）枳实炙，三枚（3g）栀子擘，十四个（14g）香豉绵裹，一升（24g）上三味，以清浆水七升，空煮取四升，内枳实、栀子，煮取二升，下豉，更煮五六沸，去滓，温分再服。覆令微似汗。若有宿食者，内大黄如棋子大五六枚，服之愈。功用：清热除烦，行气宽中。主治：热扰胸腹兼气滞证。发热口渴，心烦懊侬，胸脘痞塞，或大便秘结，腹满，舌苔黄，脉数或滑。

第三节　交通心肾

交通心肾剂，适用于心肾不交、水火不济证。症见心烦失眠，心悸怔忡，多梦，遗精，舌红，脉细数等。常用清心泻火之黄连、黄芩配伍滋肾益水之阿胶、芍药等为主组成方剂。代表方如黄连阿胶汤等。

黄连阿胶汤《伤寒论》

【组成】黄连四两（12g）　黄芩二两（6g）　芍药二两（6g）　鸡子黄二枚　阿胶三两（一云三挺）（9g）

【方歌】黄连阿胶鸡子黄，黄芩芍药不可忘；滋阴泻火清虚热，交通心肾效力彰。

【用法】以上五味，以水五升，先煮三物，取二升，去滓，内胶烊尽，小冷，内鸡子黄，搅令相得，温服七合，日三服。

【功用】滋阴泻火，交通心肾。

【主治】**阴虚火旺，心肾不交之不寐证。**心中烦不得卧，口干咽燥，手足心热，腰膝酸软或遗精，舌尖红少苔，脉细数。

【方解】本方证是以肾阴亏虚、心火亢盛、心肾不得相交为主要病机的病证。其多由素体阴虚，复感外邪，邪从火化，致阴虚火旺而形成的少阴热化证。少阴属心肾，心属火，肾属水。肾水亏虚，不能上济于心，心火独亢于上则心中烦、不得卧；口干咽燥，手足心热，腰膝酸软或遗精，舌尖红少苔，脉细数均为阴虚火旺之象。本证心火独亢，肾水亏虚，治应泻心火、滋肾阴、交通心肾。方中重用味苦之黄连、黄芩泻心火，使心气下交于肾，正所谓"阳有余，以苦除之"；配伍味甘之芍药、阿胶、鸡子黄滋肾阴，使肾水上济于心，正所谓"阴不足，以甘补之"。诸药合用，心肾交合，水升火降，共奏滋阴泻火、交通心肾之功，则心烦自除，夜寐自安。

本方苦寒与咸寒并进，降火与滋阴兼施，邪正兼顾，为泻火滋水、交通心肾之要剂。

【运用】

1.**辨证要点**　本方为治疗阴虚火旺、心肾不交之失眠证的常用方。临床应用以心烦不眠，口干咽燥，舌红少苔，脉细数为辨证要点。

2.**加减变化**　若肾阴虚甚者，可加枸杞子、女贞子以育阴滋肾；若心胸烦热较甚者，加栀子、竹叶以清心火；如大便干者，加麻仁、麦冬以滋阴润燥生津；若失眠甚者，加酸枣仁、柏子仁以滋补阴血安神；整夜不寐或稍入眠即多梦者，加朱茯神、菖蒲、远志以交通心肾、宁心安神。

3.**现代运用**　本方常用于顽固性失眠症、神经衰弱、焦虑性神经官能症、慢性溃疡性口腔炎、失音、支气管扩张咯血、青春期子宫出血、肺结核、梦遗、阳痿等证属阴虚火旺者。

4.**使用注意**　方中鸡子黄为血肉有情之品，擅长养心滋肾，需生用；纯实火所致的不寐证非本方所宜。

小　结

安神剂适用于神志不安的病证。本章选正方4首，按其功用分为补养安神、清热安神和交通心肾三类。

1.**补养安神**　酸枣仁汤、甘麦大枣汤皆以补心安神而立法，均可治疗心烦失眠、心悸健忘等。然酸枣仁汤侧重于养血调肝，消除烦热，主治肝血不足，虚烦不眠证；甘麦大枣汤长于养心调肝，和中缓急，善治心阴不足，肝气失和之脏躁证。

2.**清热安神**　栀子豉汤清宣郁热，主治热郁胸膈之失眠证，症见身热心烦，虚烦不得眠，或心中懊恼，反复颠倒，或胸中窒，或心中结痛等。

3.**交通心肾**　黄连阿胶汤能治疗心肾不交之失眠证，其偏于滋阴泻火，治疗阴虚火旺，心肾不交之不寐证。

第二十五章　理气剂

　　凡以理气药为主组成，具有行气或降气的作用，以治气滞、气逆病证的方剂，统称理气剂。理气剂属于"八法"中的"消法"。

　　气为一身之主，五脏六腑，四肢百骸，皆赖气之升降出入有序，以维系其正常生理功能。若因情志失调，或寒温失调，或饮食失节，或劳倦太过等因素，均可使气的升降出入运动功能异常，或气滞不行，或升降失常，以致脏腑功能失调而发生疾病，所以《素问·举痛论》说："百病生于气也。"理气之法是依据《素问·至真要大论》中"逸者行之""结者散之""高者抑之"及《素问·六元正纪大论》中"木郁达之"等理论而立。气机郁滞为主者，治宜行气而调之；气上冲逆为主者，则当降气以平之，故理气剂一般分为行气与降气两类。

　　应用理气剂应该注意以下几个方面：首先，气滞兼气逆者，宜行气与降气并用，治疗时应注意辨清其轻重主次，以选用适当的理气方剂，并斟酌方中行气药物与降气药物的比重；若兼气虚者，需配伍补气之品，以虚实兼顾。其次，导致气滞与气逆的原因有多种，如阴寒内盛、七情郁结、痰湿瘀血内阻等常为气滞之原因，而痰壅于肺、中虚胃损等常为气逆之由；一旦气机失调又可能产生瘀血、湿阻、痰凝、化火、食积等继发性病理因素。因此应用理气剂时应审证析因，遣药制方才能丝丝入扣。其三，理气药物大多辛温香燥，易于耗气伤津，助热生火，使用时当适可而止，切勿过剂，或酌情配伍益气滋润之品以制其偏。若患者属年老体弱或素体气虚阴亏、内热较甚者，则当慎用，或随证配伍相应的药物。此外，理气药物辛散走窜，有动血及动胎之弊，有出血倾向者或妇女适值经期者均应慎用，孕妇则不宜使用本类方剂。

第一节　行　气

　　行气剂，适用于气机郁滞证。气滞一般以脾胃气滞和肝气郁滞为多见。脾胃气滞常见脘腹胀痛、嗳气吞酸、呕恶少食、大便失常等症；治疗常以陈皮、厚朴、枳壳、木香、砂仁等药为主组成方剂。肝郁气滞常见胸胁胀痛，或疝气痛，或月经不调，或痛经等症；治疗常以香附、青皮、郁金、川楝子、乌药、小茴香等药为主组成方剂。代表方如半夏厚朴汤、枳实薤白桂枝汤。

半夏厚朴汤《金匮要略》

【组成】半夏一升（12g）　厚朴三两（9g）　茯苓四两（12g）　生姜五两（15g）　苏叶二两（6g）

【方歌】半夏厚朴与紫苏，茯苓生姜共煎服；加枣同煎名四七，痰凝气滞皆能除。

【用法】以水七升，煮取四升，分温四服，日三夜一服（现代用法：水煎服）。

【功用】行气散结，降逆化痰。

【主治】痰气互结之梅核气。咽中如有物阻，咯吐不出，吞咽不下，胸膈满闷，或咳或呕，舌苔白润或白滑，脉弦缓或弦滑。

【方解】本方证因痰气郁结于咽喉所致。梅核气以咽中有异物感，梗阻不适，吐之不出，咽之不下，但饮食吞咽并无妨碍为特征，多由七情郁结，痰气凝滞所致。情志不遂，肝气郁结，肺胃失于宣降，津液不布，聚而为痰，痰气相搏，结于咽喉，故见咽中如有物阻、咯吐不出、吞咽不下；肺胃失于宣降，还可致胸中气机不畅，而见胸胁满闷，或咳嗽喘急，或恶心呕吐等。气不行则郁不解，痰不化则结难散，故宜行气散结、化痰降逆之法。方中半夏辛温入肺胃，化痰散结，降逆和胃，为君药。厚朴苦辛性温，下气除满，助半夏散结降逆，为臣药。茯苓甘淡渗湿健脾，以助半夏化痰；生姜辛温散结，和胃止呕，且制半夏之毒；苏叶芳香行气，理肺舒肝，助厚朴行气宽胸、宣通郁结之气，共为佐药。全方辛苦合用，辛以行气散结，苦以燥湿降逆，使郁气得疏，痰涎得化，则痰气郁结之梅核气自除。

【运用】

1. 辨证要点　本方为治疗情志不畅、痰气互结所致的梅核气之常用方。临床应用以咽中如有物阻，吞吐不得，胸膈满闷，苔白腻，脉弦滑为辨证要点。

2. 加减变化　若气郁较甚者，可酌加香附、郁金助行气解郁之功；胁肋疼痛者，酌加川楝子、延胡索以疏肝理气止痛；咽痛者，酌加玄参、桔梗以解毒散结，宣肺利咽。

3. 现代运用　本方常用于癔症、胃神经官能症、慢性咽炎、慢性支气管炎、食道痉挛等属气滞痰阻者。

4. 使用注意　方中多辛温苦燥之品，仅适宜于痰气互结而无热者。若见颧红口苦、舌红少苔属于气郁化火，阴虚津亏者，虽具梅核气之特征，亦不宜使用。

枳实薤白桂枝汤《金匮要略》

【组成】枳实四枚（12g）　厚朴四两（12g）　薤白半升（9g）　桂枝一两（6g）　栝楼实捣，一枚（12g）

【方歌】枳实薤白桂枝汤，厚楼合治胸痹方；胸阳不振痰气结，通阳散结下气强。

【用法】以水五升，先煮枳实、厚朴，取二升，去滓，内诸药，煮数沸，分三次温服（现代用法：水煎服）。

【功用】通阳散结，祛痰下气。

【主治】胸阳不振，痰气互结之胸痹。胸满而痛，甚或胸痛彻背，喘息咳唾，短气，气从胁下冲逆，上攻心胸，舌苔白腻，脉沉弦或紧。

【方解】本方证因胸阳不振，痰浊中阻，气结于胸所致。胸阳不振，津液不布，聚而成痰，痰为阴邪，易阻气机，结于胸中，则胸满而痛，甚或胸痛彻背；痰浊阻滞，肺失宣降，故见咳唾喘息、短气；胸阳不振则阴寒之气上逆，故有气从胁下冲逆，上攻心胸之候。治当通阳散结，祛痰下气。方中栝楼实味甘性寒入肺，涤痰散结，开胸通痹；薤白辛温，通阳散结，化痰散寒，能散胸中凝滞之阴寒、化上焦结聚之痰浊、宣胸中阳气以宽胸，乃治疗胸痹之要药，共为君药。枳实下气破结，消痞除满；厚朴燥湿化痰，下气除满；二者同用，共助君药宽胸散结、下气除满、通阳化痰之效，均为臣药。佐以桂枝通阳散寒，降逆平冲。诸药配伍，使胸阳振、痰浊降、阴寒消、气机畅，则胸痹而气逆上冲之证可除。

本方的配伍特点有二：一是寓降逆平冲于行气之中，以恢复气机之升降；二是寓散寒化痰于理气之内，以宣通阴寒痰浊之痹阻。

【运用】

1. **辨证要点**　本方是主治胸阳不振，痰浊中阻，气结于胸所致胸痹之常用方。临床应用以胸中痞满，气从胁下冲逆，上攻心胸，舌苔白腻，脉沉弦或紧为辨证要点。

2. **加减变化**　若寒重者，可酌加干姜、附子以助通阳散寒之力；气滞重者，可加重厚朴、枳实用量以助理气行滞之力；痰浊重者，可酌加半夏、茯苓以助消痰之力。

3. **现代运用**　本方常用于冠心病心绞痛、肋间神经痛、非化脓性肋软骨炎等属胸阳不振，痰气互结者。

4. **注意事项**　阳虚气弱之胸痹，不宜单用本方。

【附方】

1. **栝楼薤白白酒汤**（《金匮要略》）　栝楼实一枚（24g）　薤白半升（12g）　白酒七升（适量）　三味同煮，取二升，分温再服（现代用法：用适量黄酒加水煎服）。功用：通阳散结，行气祛痰。主治：胸阳不振，痰气互结之胸痹轻证。胸部闷痛，甚至胸痛彻背，喘息咳唾，短气，舌苔白腻，脉沉弦或紧。

2. **栝楼薤白半夏汤**（《金匮要略》）　栝楼实一枚（24g）　薤白三两（9g）　半夏半升（12g）　白酒一斗（适量）　四味同煮，取四升，温服一升，日三服（现代用法：用适量黄酒加水煎服）。功用：通阳散结，祛痰宽胸。主治：胸痹而痰浊较甚，胸痛彻背，不能安卧者。

3. **橘枳姜汤**（《金匮要略》）　橘皮一斤（9g）　枳实三两（9g）　生姜半斤（12g）　上三味，以水五升，煮取二升，分温再服。功用：行气化饮，和胃降逆。主治：饮阻气滞之胸痹偏于气滞甚者。胸中气塞，短气，脘痞纳呆，呕吐气逆等。

4. **茯苓杏仁甘草汤**（《金匮要略》）　茯苓三两（9g）　杏仁五十个（9g）　甘草一两（3g）　上三味，以水一斗，煮取五升，温服一升，日三服，不差，更服。功用：化痰除饮，降逆肺气。主治：饮阻气滞之胸痹偏于水饮盛者。胸中气塞，短气，咳唾痰浊，舌苔白滑腻等。

5. **桂枝生姜枳实汤**（《金匮要略》）　桂枝　生姜各一两（各9g）　枳实五枚（6g）　上三味，以水六升，煮取三升，分温三服。功用：温阳化饮，下气消痞。主治：寒饮上逆心痛证。心中痞，心悬痛，或恶心呕吐，频频嗳气，心胃牵引作痛等。

栝楼薤白桂枝汤、栝楼薤白白酒汤与栝楼薤白半夏汤三方均含有栝楼实、薤白，都有通阳散结、行气祛痰的作用，皆可治疗胸阳不振，气滞痰阻之胸痹。枳实薤白桂枝汤中配伍枳实、桂枝、厚朴三药，通阳散结之力尤大，并能下气祛痰、消痞除满，用以治疗胸痹而痰气互结较甚，胸中痞满，并有逆气从胁下上冲心胸者；栝楼薤白白酒汤以通阳散结、行气祛痰为主，用以治疗胸痹而痰浊较轻者；栝楼薤白半夏汤中配有半夏，祛痰散结之力较大，用以治疗胸痹而痰浊较盛者。三方均治胸痹，但栝楼薤白白酒汤以胸痛喘息为主，栝楼薤白半夏汤以心痛彻背不得卧为主，枳实薤白桂枝汤以胁下逆抢心为主。主证不同，选方用药亦异。唐容川说："用药之法，全凭乎证，添一证则添一药，易一证则易一药。观仲景此节用药，便知义例严密，不得含糊也，故但解胸痛，则用栝楼薤白白酒汤。下节添出不得卧，是添出水饮上冲也，则添用半夏一味，以降水饮。此节又添出胸痹满，则加枳实以泄胸中之气；胁下之气，亦逆抢心，则加厚朴泄胁下之气。仲景凡胸满，均加枳实；凡腹满，均加厚朴。此条有胸满胁下逆抢心证，故加此二味，与上二方又不同类。读者细心考究，则仲景用药之通例，乃可识矣。"

橘枳姜汤与茯苓杏仁甘草汤均能治疗胸痹轻证，其证皆可见胸中气塞、短气，其病机均为饮阻气滞所致。但在病情上有偏于饮邪与偏于气滞的差异。如饮邪偏盛者，治宜宣肺化饮，方用茯苓生姜甘草汤；如气滞偏重者，治宜行气散结，方用橘枳姜汤。

橘枳姜汤与桂枝生姜枳实汤二方中均含有枳实、生姜，均能治疗心痛证。但前方橘皮配生姜、枳实，专于理气散结，针对病证以胸中气塞为甚；后方以桂枝易橘皮，加强了通阳降逆之力，针对病证以气逆心悬为著。

第二节 降 气

降气剂，适用于脾胃气逆不降，以致咳喘、呕吐、嗳气、呃逆等症。若属肺气上逆而咳喘者，常用降气祛痰、止咳平喘药如苏子、杏仁、款冬花、沉香等为主组成方剂，代表方如苏子降气汤、定喘汤。若属胃气上逆而致呕吐、嗳气、呃逆者，常用降逆和胃止呕药如旋覆花、代赭石、半夏、生姜、竹茹、丁香、柿蒂等为主组方，代表方如旋覆代赭汤、橘皮竹茹汤、竹皮大丸等。

旋覆代赭汤《伤寒论》

【组成】旋覆花三两（9g） 人参二两（6g） 生姜五两（15g） 代赭石一两（6g） 甘草炙，三两（9g） 半夏洗，半升（9g） 大枣擘（4枚），十二枚

【方歌】旋覆代赭用人参，半夏姜甘大枣临；重以镇逆咸软痞，痞硬噫气力能禁。

【用法】以水一斗，煮取六升，去滓再煎，取三升，温服一升，日三服（现代用法：水煎服）。

【功用】降逆化痰，益气和胃。

【主治】胃虚痰阻气逆证。胃脘痞闷或胀满，按之不痛，频频嗳气，或见纳差、呃逆、恶心，甚或呕吐，舌苔白腻，脉缓或滑。

【方解】本方证因胃气虚弱，痰浊内阻所致胃脘痞闷胀满、频频嗳气，甚或呕吐、呃逆等。原书用于"伤寒发汗，若吐若下，解后，心下痞硬，噫气不除者"。此乃外邪

虽经汗、吐、下而解，但治不如法，中气已伤，痰涎内生，胃失和降，痰气上逆之故。而胃虚当补、痰浊当化、气逆当降，所以拟化痰降逆、益气补虚之法。方中旋覆花性温而能下气消痰，降逆止嗳，是为君药。代赭石质重而沉降，善镇冲逆，但味苦气寒，故用量稍小为臣药。生姜于本方用量独重，寓意有三：一为和胃降逆以增止呕之效；二为宣散水气以助祛痰之功；三可制约代赭石的寒凉之性，使其镇降气逆而不伐胃。半夏辛温，祛痰散结，降逆和胃，并为臣药。人参、炙甘草、大枣益脾胃，补气虚，扶助已伤之中气，为佐使之用。诸药配合，共成降逆化痰、益气和胃之剂，使痰涎得消、逆气得平、中虚得复，则心下之痞硬除而嗳气、呕呃可止。后世用治胃气虚寒之反胃、呕吐涎沫，以及中焦虚痞而善嗳气者，亦取本方益气和胃、降逆化痰之功。

本方与半夏泻心汤均含有半夏、人参、甘草、大枣等药，均可治疗虚实错杂之痞证。但半夏泻心汤以黄芩、黄连之苦寒泄热配伍干姜、半夏之辛温开结为主，温清苦辛并用，适用于中虚寒热互结之痞证；本方以旋覆花、代赭石之降逆下气配伍半夏、生姜之化痰和胃为主，适用于中虚痰阻气逆之痞证。

【运用】

1.辨证要点　本方为治疗胃虚痰阻气逆证之常用方。临床应用以心下痞硬，嗳气频作，或呕吐，呃逆，苔白腻，脉缓或滑为辨证要点。

2.加减变化　若胃气不虚者，可去人参、大枣，加重代赭石用量，以增重镇降逆之效；痰多者，可加茯苓、陈皮助以化痰和胃；腹胀甚者，可加厚朴、枳实以行气除满；脾寒而腹痛喜温者，酌加吴茱萸、干姜以温中祛寒；内有蕴热者，可加黄连、竹茹以清泄胃热。

3.现代运用　本方常用于治疗胃神经官能症、胃扩张、慢性胃炎、胃及十二指肠溃疡、幽门不完全性梗阻、神经性呃逆、膈肌痉挛等属胃虚痰阻者。本方亦可用于防治恶性肿瘤化疗的呕吐反应。

4.使用注意　代赭石性寒沉降，有碍胃气，中焦虚寒者不可重用。

【附方】

葶苈大枣泻肺汤（《金匮要略》）　葶苈子熬令色黄，捣丸如弹丸大（9g）　大枣十二枚（4枚）　上先以水三升，煮枣取二升，去枣，内葶苈，煮取一升，顿服。功用：泻肺行水，下气平喘。主治：痰水壅实之咳喘胸满。胸部胀满，喘而不得卧平，一身面目浮肿，鼻塞清涕出，不闻香臭酸辛，或咳逆上气，喘鸣迫塞，或支饮胸满，舌红苔黄，脉滑数。

本方专取葶苈子苦降辛散，性寒清热，泻肺中水饮及痰火而平喘，适用于肺痈之痰火盛于内，喘不得卧，胸满胀，以及支饮胸满等。

橘皮竹茹汤《金匮要略》

【组成】橘皮二升（12g）　竹茹二升（12g）　生姜半斤（9g）　甘草五两（6g）　人参一两（3g）　大枣三十枚（5枚）

【方歌】橘皮竹茹治呕逆，人参甘草枣姜益；胃虚有热失和降，久病之后更相宜。

【用法】上六味，以水一斗，煮取三升，温服一升，日三服。

【功用】降逆止呃，益气清热。

【主治】胃虚有热之呃逆。呃逆或干呕，虚烦少气，口干，舌红嫩，脉虚数。

【方解】呃逆之证，皆因胃气不和所致，但有寒、热、虚、实之分。本方证因胃虚有热，气逆不降所致。胃虚宜补，有热宜清，气逆宜降，故立清补降逆之法。方中橘皮辛温，行气和胃以止呕；竹茹甘寒，清热安胃以止呕，皆重用共为君药。人参甘温，益气补虚，与橘皮合用，行中有补；生姜辛温，和胃止呕，与竹茹合用，清中有温，共为臣药。甘草、大枣助人参益气补中以治胃虚，并调药性，是为佐使药。诸药合用，补胃虚、清胃热、降胃逆，且补而不滞、清而不寒，对于胃虚有热之呃逆、干哕，最为适宜。

本方的配伍特点：以甘寒之竹茹与辛温之橘皮、生姜相伍，则清而不寒；以益气养胃之人参、大枣、甘草与行气和胃之橘皮相合，则补而不滞。

【运用】

1. 辨证要点　本方为治疗胃虚有热呕逆之常用方。临床应用以呃逆或呕吐，舌红嫩，脉虚数为辨证要点。

2. 加减变化　若兼胃阴不足者，可加麦冬、石斛等以滋阴养胃，或合麦门冬汤加减；胃热呕逆，气阴两伤者，可加麦冬、茯苓、半夏、枇杷叶以养阴和胃；胃热呃逆，气不虚者，可去人参、甘草、大枣，加柿蒂以降逆止呃；胃热较甚，宜加黄连以清泄胃热。

3. 现代运用　本方常用于妊娠呕吐、幽门不完全梗阻、膈肌痉挛及术后呃逆不止等属胃虚有热者。

4. 使用注意　若呃逆呕吐属虚寒或实热者，均不宜使用。

旋覆代赭汤与橘皮竹茹汤均有降逆止呕、补虚益胃之功，均可治胃虚气逆的呕、呃。但旋覆代赭汤长于化痰，橘皮竹茹汤长于清热。故旋覆代赭汤多治痰阻气逆之呕吐，吐涎沫，苔白滑，脉弦而虚；橘皮竹茹汤多治虚热气逆之呕呃，干呕无物，舌嫩红，脉虚数。

【附方】

1. 橘皮汤（《金匮要略》）　橘皮四两（12g）　生姜半斤（24g）　上二味，以水七升，煮取三升。温服一升，下咽即愈。功用：散寒和胃，降逆理气。主治：胃寒气逆证。干呕呃逆，嗳气，脘腹疼痛，遇寒则甚，手足厥逆，舌淡苔薄，脉沉紧。

2. 大半夏汤（《金匮要略》）　半夏洗完用，二升（15g）　人参三两（9g）　白蜜一升（9g）　以水一斗二升，和蜜扬之二百四十遍，煮药取二升半，温服一升，余分再服。功用：和胃降逆，益气润燥。主治：胃反证。朝食暮吐，或暮食朝吐，宿食不化，吐后转舒，神疲乏力，面色少华，肢体羸弱，大便燥结如羊屎状，舌淡红，苔少，脉细弱。

以上二方与橘皮竹茹汤均有和胃降逆之功。但橘皮汤散寒和胃、降逆理气，主治胃寒气逆证；大半夏汤和胃降逆、益气润燥，主治朝食暮吐，或暮食朝吐之胃反证。三方配伍不同，主治有异，临证宜区别使用。

竹皮大丸《金匮要略》

【组成】生竹茹二分（6g）　石膏二分（6g）　桂枝一分（3g）　甘草七分（21g）　白薇一分（3g）

【方歌】竹皮大丸桂白薇，石膏甘草大枣随；清热降逆安中气，气阴两虚烦呕催。

【用法】上五味，末之，枣肉和丸，弹子大，以饮服一丸，日三夜一服。有热者，倍白薇；烦喘者，加枳实一分。

【功用】清热降逆，安中益气。

【主治】产后气阴两虚烦呕证。哺乳期，心烦意乱，时时呕逆，四肢倦怠，乏力，或见口干，舌红少津，脉虚数。

【方解】本方证是因中焦气阴不足，虚热扰心，胃失和降所致。由于妇人产后失血，复因哺乳期中，乳汁去多，不但阴血亏虚，而且气也不足。阴血不足，必生虚热，扰乱心神，则心烦意乱；热犯于胃，胃失和降则呕逆；气虚则四肢倦怠、乏力；舌脉乃气阴不足之征。治宜清热降逆，安中益气。方中生竹茹味甘微汗，清虚热止呕逆；石膏辛甘寒，清热除烦；白薇苦咸寒，善清阴分虚热；桂枝虽辛温，但用量较轻，少佐以防清热药伤阳，又能与甘味药合用而扶阳建中，更能助竹茹降逆止呕；方中唯甘草独重，意在"益气安中"，合大枣则补益脾胃之气，使气旺则津血自生。诸药合用，标本兼顾，共奏清热降逆、益气安中之功。

【运用】

1. 辨证要点　本方为治疗产后气阴两虚烦呕证之常用方。临床应用以心烦意乱，时时呕逆，乏力，舌红少津，脉虚数为辨证要点。

2. 加减变化　若有热者，倍白薇；烦喘者，加枳实。

3. 现代运用　本方常用于妊娠呕吐、神经性呕吐、更年期综合征、癔症、失眠、小儿夏季热等属阴虚有热兼气虚者。

4. 使用注意　实热烦呕者不宜使用。

小　结

理气剂共选正方5首，按其功用分为行气和降气两大类。

1. 行气　本类方剂均有行气作用，适用于气机郁滞的病证。半夏厚朴汤行气散结、降逆化痰，主治痰气互结之梅核气。枳实薤白桂枝汤通阳散结、祛痰下气，方中栝蒌实配薤白，具宽胸涤痰、通阳散结之用，是治胸痹、胸痛之要药，适用于胸阳不振，痰气互结之胸痹。

2. 降气　本类方剂都有降气作用，适用于气逆诸证，而以肺逆喘咳和胃逆呕呃为主。旋覆代赭汤是为胃虚气逆，痰浊中阻之呕、呃、痞而设，临床运用应与橘皮竹茹汤相鉴别。二方均有降逆止呕、补虚益胃之功，均可治胃虚气逆的呕、呃，但旋覆代赭汤长于化痰，橘皮竹茹汤长于清热。故旋覆代赭汤多治痰阻气逆之呕吐，吐涎沫，苔白滑，脉弦而虚；橘皮竹茹汤多治虚热气逆之呕呃，干呕无物，舌嫩红，脉虚数。竹皮大丸清热降逆、安中益气，主治产后气阴两虚烦呕证。

第二十六章　理血剂

　　凡以理血药为主组成，具有活血化瘀或止血作用，治疗瘀血和出血证的方剂，统称理血剂。

　　血是水谷精微所化生，为人体重要的营养物质，内以荣润五脏六腑，外以濡养四肢百骸。古人云："肝受血而能视，足受血而能步，掌受血而能握，指受血而能摄。"（《素问·五脏生成》）。若生化无源，营血亏虚，或血行不畅，瘀滞内停，或离经妄行，血溢脉外，则形成血虚、血瘀、血溢等血分病证。血瘀证治宜活血化瘀，即"血实者宜决之"（《素问·阴阳大论》）；血溢证治当止血，"定其血气，各守其乡"（《素问·阴阳应象大论》）；血虚证治当补血，而补血剂已在补益剂中介绍。故本章方剂根据治法不同，分为活血祛瘀和止血两类。

　　血病证情复杂，既有寒热虚实之分，又有轻重缓急之别，必须详审病机，分清标本缓急，掌握急则治其标，缓则治其本，或标本兼顾的治疗原则。对瘀血之证，若逐瘀过猛，易伤正气，故在运用活血祛瘀剂时，适当加入养血滋阴之品，可收祛瘀而不伤正之妙；对于出血证，若止血过急，多有留瘀之弊，故在运用止血剂时酌加活血祛瘀之品，或兼具活血止血功能的药物，可防止血留瘀之患。对瘀血内阻、血不循经所致的出血，须知瘀血不去，出血不止，故仍当选用活血祛瘀剂，使瘀血得去，血可归经。对止血方的加减运用尚须注意：上部的出血忌升提，如升麻、柴胡之类；下部的出血忌沉降，如代赭石、牛膝、大黄之属；以免加速出血之势。对大出血有虚脱征兆者，又当急速补气固脱，即所谓有形之血不能速生，无形之气所当急固。

　　此外，在剂型的选择上，新瘀证急，多用汤剂，取力大效速；久瘀证缓、外伤出血，多用丸散成药，因久瘀必伤正，外伤出血为标急，丸散用之，以消瘀不伤正，且便于止血急用。

　　活血祛瘀剂属消法范畴，性多破泄，宜中病即止；孕妇及月经过多者慎用。

第一节　活血祛瘀

　　活血祛瘀剂，适用于蓄血及各种瘀血阻滞病证，如经闭、痛经、干血痨、癥瘕、恶露不行、半身不遂、外伤瘀痛等。临床表现以刺痛有定处，舌紫暗，舌上有青紫或紫点，腹中或其他部位有肿块，疼痛拒按，按之坚硬，固定不移为特点。活血祛瘀剂常用活血祛瘀药如川芎、桃仁、红花、赤芍、丹参等为主组成方剂。气行则血行，气滞则血滞，故又常配理气药以行气活血。血证的成因较多，且病机又有寒、热、虚、实的不同，故遣药组方又相应地有所侧重，如血瘀偏寒，需配温经祛寒药以温经活血；血瘀偏热，又当配清热凉血药以清热活血；水瘀互见，则应以利水渗湿药与化瘀药同用；正气亏虚而瘀血阻滞者，应扶正活血兼顾。代表方如桃核承气汤、温经汤、下瘀血汤、桂枝茯苓丸、鳖甲煎丸等。

桃核承气汤《伤寒论》

【组成】桃仁去皮尖, 五十个（12g）　大黄四两（12g）　桂枝去皮, 二两（6g）　甘草炙, 二两（12g）　芒硝二两（6g）

【方歌】桃核承气用硝黄，桂枝甘草合成方；下焦蓄血急煎服，解除夜热烦如狂。

【用法】上四味，以水七升，煮取二升半，去滓，内芒硝，更上火，微沸，下火，先食，温服五合，日三服，当微利（现代用法：作汤剂，水煎前四味，芒硝冲服）。

【功用】逐瘀泄热。

【主治】下焦蓄血证。少腹急结，小便自利，神志如狂，甚则烦躁谵语，至夜发热，以及血瘀经闭，痛经，脉沉实而涩者。

【方解】本方原治邪在太阳不解，化热随经传腑，与血相搏结于下焦之蓄血证。瘀热互结于下焦少腹部位，故少腹急结；病在血分，与气分无涉，膀胱气化未受影响，故小便自利；夜属阴，热在血分，故至夜发热；心主血脉而藏神，瘀热上扰，心神不宁，故烦躁谵语、如狂。证属瘀热互结下焦，治当因势利导，逐瘀泄热，以祛除下焦之蓄血。本方由调胃承气汤减芒硝之量，再加桃仁、桂枝而成。方中桃仁苦甘平，活血破瘀；大黄苦寒，下瘀泄热。二者合用，瘀热并治，共为君药。芒硝咸苦寒，泄热软坚，助大黄下瘀泄热；桂枝辛甘温，通行血脉，既助桃仁活血祛瘀，又防硝、黄寒凉凝血之弊，共为臣药。桂枝与硝、黄同用，相反相成，桂枝得硝、黄则温通而不助热，硝、黄得桂枝则寒下又不凉遏。炙甘草护胃安中，并缓诸药之峻烈，为佐使药。诸药合用，共奏破血下瘀泄热之功。服后"微利"，使蓄血除、瘀热清，而邪有出路，诸症自平。

本方以活血祛瘀药配伍泄热攻下药，瘀热同治，使邪有出路；在大队寒凉药中配入少量桂枝，既可助桃仁等活血，又可使全方凉而不遏。

【运用】

1. **辨证要点**　本方为治疗瘀热互结、下焦蓄血证的常用方。临床应用以少腹急结，小便自利，脉沉实或涩为辨证要点。

2. **加减变化**　后世对本方的运用有所发展，不论何处的瘀血证，只要具备瘀热互结这一基本病机，均可加减使用。对于妇人血瘀经闭、痛经及恶露不下等症，常配合四物汤同用；如兼气滞者，酌加香附、乌药、枳实、青皮、木香等以理气止痛。对跌打损伤，瘀血停留，疼痛不已者，加赤芍、当归尾、红花、苏木、三七等以活血祛瘀止痛。对于火旺而血郁于上之吐血、衄血，可以本方釜底抽薪，引血下行，并可酌加生地黄、牡丹皮、栀子等以清热凉血。

3. **现代运用**　本方常用于急性盆腔炎、胎盘滞留、附件炎、肠梗阻、子宫内膜异位症、急性脑出血等属瘀热互结下焦者。

4.**使用注意** 表证未解者，当先解表，而后用本方。因本方为破血下瘀之剂，故孕妇禁用。

抵当汤《金匮要略》

【组成】水蛭熬 虻虫去翅、足，熬，各三十个（各9g） 大黄酒洗，三两（9g） 桃仁去皮尖，二十个（4g）

【方歌】抵当汤内大黄桃，水蛭虻虫效力彰。

【用法】上药四味，以水五升，煮取三升，去滓温服一升，不下，更服。

【功用】破血逐瘀泄热。

【主治】下焦蓄血重证。少腹硬满，其人如狂，小便自利，喜忘，大便色黑易解，脉沉结或沉涩；及妇女经闭，少腹硬满拒按者。

【方解】本方证是以下焦瘀血、瘀热互结为主要病机的重证。方中水蛭、虻虫直入血络，善能破血逐瘀，其力峻猛；桃仁活血化瘀；大黄泄热导瘀。四药组方，为攻逐血瘀之峻剂。关于抵当汤与桃核承气汤之区别，尤在泾曰："抵当汤中水蛭、虻虫食血祛瘀之力倍于芒硝，而又无桂枝之甘辛、甘草之甘缓，视桃核承气汤为较峻矣。"（《伤寒贯珠集·太阳病·上》）

【运用】

1.**辨证要点** 本方为治疗下焦蓄血重证之常用方。临床应用以少腹硬满，小便自利，喜忘，大便色黑易解，脉沉结或沉涩为辨证要点。

2.**加减变化** 若兼气滞者，酌加香附、乌药、枳实、青皮、木香等以理气止痛；对跌打损伤，瘀血停留，疼痛不已者，加赤芍、当归尾、红花、苏木、三七等以活血祛瘀止痛。

3.**现代运用** 本方常用于子宫肌瘤、输卵管梗阻、子宫内膜异位症、高脂血症、糖尿病、前列腺炎等属瘀热互结下焦者。

4.**使用注意** 因本方为破血下瘀之剂，故孕妇禁用。

【附方】

抵当丸（《金匮要略》） 水蛭熬 虻虫去翅、足，熬，各二十个（9g） 桃仁去皮尖，二十五个（4g） 大黄酒洗，三两（9g） 上药四味，捣，分四丸，以水一升，煮一丸，取七合服之，晬时当下血，若不下者更服。

功用：泄热逐瘀，峻药缓图。

主治：下焦蓄血轻证。少腹满，小便自利，或有发热，舌紫暗，脉沉涩或沉结。

桃核承气汤、抵当汤与抵当丸常称为仲景之"蓄血三方"，三者病机均为热与血结于下焦，但有轻重缓急之别。就蓄血证热与瘀结的病机而言，桃核承气汤证为热重于瘀，血热初结，治疗宜先解表后攻里，泄热逐瘀；抵当汤证为瘀重于热，病势较急，即使表里同治，也急当治里，破血逐瘀；抵当丸证为瘀热俱轻，病势较缓，故取攻逐瘀热，峻药缓图。

下瘀血汤《金匮要略》

【组成】大黄三两（9g）　桃仁二十枚（9g）　䗪虫熬, 去足, 二十枚（9g）

【方歌】下瘀血汤有大黄，桃仁䗪虫效力强；专治瘀血内结证，破血下瘀第一方。

【用法】三味末之，炼蜜和为四丸，以酒一升，煎一丸，取八合，顿服之，新血下如豚肝。

【功用】破血下瘀。

【主治】产后瘀血内结腹痛证。少腹刺痛不移，拒按，按之有块，舌紫暗或有瘀点瘀斑，脉沉涩。亦治瘀血内结而致经水不利之证。

【方解】本方证乃因产后恶露不尽，瘀血凝着胞宫，干血着于脐下所致。产后恶露不尽，瘀血凝着胞宫，干血着于脐下，故少腹刺痛不移，拒按，按之有块；舌紫暗或有瘀点瘀斑，脉沉涩，乃为瘀血内阻之象。证属瘀血腹痛，治宜破血下瘀。方中大黄荡逐瘀血，桃仁润燥活血化瘀，䗪虫破结逐瘀。三药合用，破血之力峻猛，故以蜜为丸，缓和药性。以酒煎药，引入血分，助行药势。服药后所下之血，色如豚肝，是药已中病，瘀血下行的表现。

产后腹痛，属气血郁滞者，当用枳实芍药散行气活血。若服药后病不愈者，可知病情较重，此时多由瘀血凝着胞宫所致，故非枳实芍药散所能胜任，宜改用下瘀血汤破血下瘀以全其功。

【运用】

1. 辨证要点　本方为治疗产后瘀血内结腹痛证之基础方。临床应用以少腹刺痛不移，按之有块，舌紫暗或有瘀点瘀斑，脉沉涩为辨证要点。

2. 加减变化　产后恶露不下属正虚邪实者，可与人参汤、四君子汤、当归补血汤合用。

3. 现代运用　本方常用于产后恶露不下、闭经、盆腔炎、宫外孕等属瘀血内结者。本方作为活血化瘀的基础方，适当加减还可治疗多种与瘀血有关的病证，如慢性肝炎、肝硬化、跌打损伤、肠粘连等。

4. 使用注意　本方破血下瘀之力峻猛，故孕妇禁用。

【附方】

1. 红蓝花酒（《金匮要略》）　红蓝花一两（3g）　上一味，以酒一大升，煎减半，顿服一半。未止，再服。功用：活血行气，化瘀止痛。主治：妇人气血瘀滞证。妇人经前、经期或产后腹中刺痛，或经行不畅，色暗红有血块，舌紫或暗，脉弦或涩。

2. 土瓜根散（《金匮要略》）　土瓜根　芍药　桂枝　䗪虫各三两（各9g）　上四味，杵为散，酒服方寸匕，日三服。功用：活血化瘀，通阳行滞。主治：妇人阳郁血瘀证。少腹胀满疼痛，月经不畅，或月经后期，或经一月再见，色暗有块，舌质紫暗或有瘀斑，脉弦涩。

以上两方与下瘀血汤均能治疗产后瘀血内阻证。但红兰花酒功在活血行气、化瘀止痛，主治妇人气血瘀滞证；土瓜根散功在活血化瘀、通阳行滞，主治妇人阳郁血瘀证；

下瘀血汤功在破血下瘀，主治产后瘀血内结腹痛证。

温经汤《金匮要略》

【组成】吴茱萸三两（9g）　当归二两（6g）　芍药二两（6g）　川芎二两（6g）　人参二两（6g）　桂枝二两（6g）　阿胶二两（6g）　牡丹皮去心，二两（6g）　生姜二两（6g）　甘草二两（6g）　半夏半升（6g）　麦冬去心，一升（9g）

【方歌】温经汤用萸桂芎，归芍丹皮姜夏冬；参草益脾胶养血，调经重在暖胞宫。

【用法】上十二味，以水一斗，煮取三升，分温三服（现代用法：水煎服，阿胶烊冲）。

【功用】温经散寒，养血祛瘀。

【主治】冲任虚寒，瘀血阻滞证。漏下不止，血色暗而有块，淋沥不畅，或月经超前或延后，或逾期不止，或一月再行，或经停不至，或通经，小腹冷痛，腹满，傍晚发热，手心烦热，唇口干燥，舌质暗红，脉细而涩。亦治妇人宫寒久不受孕。

【方解】本方证因冲任虚寒，瘀血阻滞所致。冲为血海，任主胞胎，二脉皆起于胞宫，循行于少腹，与经、产关系密切。冲任虚寒，血凝气滞，故少腹里急、腹满、月经不调，甚或久不受孕；若瘀血阻滞，血不循经，加之冲任不固，则月经先期，或一月再行，甚或崩中漏下；若寒凝血瘀，经脉不畅，则致痛经；瘀血不去，新血不生，不能濡润，故唇口干燥；至于傍晚发热、手心烦热为阴血耗损，虚热内生之象。本方证虽属瘀、寒、虚、热错杂，然以冲任虚寒、瘀血阻滞为主，治当温经散寒，祛瘀养血，兼清虚热之法。方中吴茱萸、桂枝温经散寒，通利血脉，其中吴茱萸功擅散寒止痛，桂枝长于温通血脉，共为君药。当归、川芎活血祛瘀，养血调经；牡丹皮既助诸药活血散瘀，又能清血分虚热，共为臣药。阿胶甘平，养血止血，滋阴润燥；白芍酸苦微寒，养血敛阴，柔肝止痛；麦冬甘苦微寒，养阴清热。三药合用，养血调肝，滋阴润燥，且清虚热，并制吴茱萸、桂枝之温燥。人参、甘草益气健脾，以资生化之源，阳生阴长，气旺血充；半夏、生姜辛开散结，通降胃气，以助祛瘀调经；其中生姜又温胃气以助生化，且助吴茱萸、桂枝以温经散寒。胶芍冬参草姜夏共为佐药。甘草尚能调和诸药，兼为使药。诸药合用，共奏温经散寒、养血祛瘀之功。

本方的配伍特点有二：一是方中温清消补并用，但以温经补养为主；二是大队温补药与少量寒凉药配伍，能使全方温而不燥，刚柔相济，以成温养化瘀之剂。

【运用】

1. 辨证要点　本方为妇科调经的常用方，主要用于冲任虚寒而有瘀滞的月经不调、痛经、崩漏、不孕等。临床应用以月经不调，小腹冷痛，经血夹有瘀块，时有烦热，舌质暗红，脉细涩为辨证要点。

2. 加减变化　根据虚、寒、瘀的偏颇及瘀热之有无，调理方中药物的用量及药味加减。若寒甚而月经错后，或闭经而小腹冷痛甚者，宜去牡丹皮、麦冬，重用桂枝、当归，加小茴香、艾叶以助温经散寒；若虚甚而月经提前，或一月数行，或漏下不止者，可重用当归、阿胶，加熟地黄、大枣以养血滋阴；若瘀重而月经推后，或通经，或闭经，或漏下不止而经来块多，少腹痛甚者，可重用当归、川芎，加乳香、没药、蒲黄以化瘀止痛；若瘀热而烦热时作者，加生地黄、赤芍以凉血散瘀；寒凝而气滞者，加香附、乌药以理气止痛；漏下不止而血色暗淡者，去牡丹皮，加炮姜、艾叶以温经止血；气虚甚者，加黄芪、白术以益气健脾；傍晚发热甚者，加银柴胡、地骨皮以清虚热。

3. **现代运用**　本方常用于功能性子宫出血、痛经、不孕症、更年期子宫出血、慢性盆腔炎等属冲任虚寒，瘀血阻滞者。

4. **使用注意**　月经不调属实热或无瘀血内阻者忌用，服药期间忌食生冷之品。

桂枝茯苓丸《金匮要略》

【组成】桂枝　茯苓　牡丹皮去心　桃仁去皮尖，熬　芍药各等份（各9g）

【方歌】金匮桂枝茯苓丸，桃仁芍药和牡丹；等份为末蜜丸服，缓消癥块胎可安。

【用法】上五味，末之，炼蜜和丸，如兔屎大，每日食前服一丸（3g），不知，加至三丸（现代用法：共为末，炼蜜和丸，每日服3～5g）。

【功用】活血化瘀，缓消癥块。

【主治】瘀阻胞宫证。妇人素有癥块，妊娠漏下不止，或胎动不安，血色紫黑晦暗，腹痛拒按，或经闭腹痛，或产后恶露不尽而腹痛拒按者，舌质紫暗或有瘀点，脉沉涩。

【方解】本方原治妇人素有癥块，致妊娠胎动不安或漏下不止之证。证由瘀阻胞宫所致。瘀血癥块，停留于胞宫，冲任失调，胎元不固，则胎动不安；瘀阻胞宫，阻遏经脉，以致血溢脉外，故见漏下不止、血色紫黑晦暗；瘀血内阻胞宫，血行不畅，不通则痛，故腹痛拒按等。治宜活血化瘀，缓消癥块。方中桂枝辛甘而温，温通血脉，以行瘀滞，为君药。桃仁味苦甘平，活血祛瘀，助君药以化瘀消癥，用之为臣。牡丹皮、芍药味苦而微寒，既可活血以散瘀，又能凉血以清退瘀久所化之热，芍药并能缓急止痛；茯苓甘淡平，渗湿祛痰，以助消癥之功，健脾益胃，扶助正气。三药均为佐药。丸以白蜜，甘缓而润，以缓诸药破泄之力，是以为使。诸药合用，共奏活血化瘀、缓消癥块之功，使瘀化癥消，诸症皆愈。

本方配伍特点有二：①寒温并用。既用桂枝以温通血脉，又佐牡丹皮、芍药以凉血散瘀，则无耗伤阴血之弊。②通因通用。漏下之症，采用行血之法，俾癥块得消，血行常道，则出血自止。

原书本方服法颇具深意：方中祛瘀药辛凉和缓，且蜜之以丸；在用法上，又每日服兔屎大，不知，加至三丸。可见本方用量极轻，祛瘀之力甚为缓和，意在渐消缓散以勿伤胎元。提示临证妇女妊娠而有瘀血癥块者，虽可宗"有故无殒，亦无殒也"之旨，但宜渐消缓散，不可峻攻猛破，以免伤及胎元。

《妇人良方》将本方更名为夺命丸，用治妇人小产，子死腹中而见"胎上抢心，闷绝致死，冷汗自出，气促喘满者"。《济阴纲目》将本方改为汤剂，易名为催生汤，用于妇人临产见腹痛、腰痛而胞浆已下时，有催生之功。

【运用】

1. **辨证要点**　本方为治疗瘀血留滞胞宫，妊娠胎动不安，漏下不止之证的常用方。临床应用以少腹有癥块，血色紫黑晦暗，腹痛拒按为辨证要点。妇女经行不畅、闭经、痛经，以及产后恶露不尽等属瘀阻胞宫者，亦可以本方加减治之。

2. **加减变化**　若疼痛剧烈者，宜加延胡索、没药、乳香等以活血止痛；若瘀血阻滞较甚，可加丹参、川芎等以活血祛瘀；出血多者，可加茜草、蒲黄等以活血止血；气滞者加香附、陈皮等以理气行滞。

3. **现代运用**　本方常用于治疗子宫肌瘤、子宫内膜异位症、卵巢囊肿、胎盘残留、附件炎、慢性盆腔炎、前列腺肥大等属瘀血留滞胞宫者。

4. **使用注意**　对妇女妊娠而有瘀血癥块者，只能渐消缓散，不可峻猛攻破。原方对其用量、用法规定甚严，临床使用应严格掌握剂量，以防祛瘀太过而伤阴血。

鳖甲煎丸《金匮要略》

【组成】鳖甲炙，十二分（90g）　乌扇烧　黄芩　鼠妇熬　干姜　大黄　桂枝　石韦去毛　厚朴　瞿麦　紫葳　阿胶各三分（各22.5g）　柴胡　蜣螂熬，各六分（各45g）　芍药　牡丹皮去心　䗪虫熬，各五分（各37g）　蜂窠炙，四分（30g）　赤硝十二分（90g）　桃仁　瞿麦各二分（各15g）　人参　半夏　葶苈各一分（各7.5g）

【方歌】鳖甲煎丸疟母方，䗪虫鼠妇及蜣螂，蜂窠石韦人参射，桂朴紫葳丹芍姜，瞿麦柴芩胶半夏，桃仁葶苈和硝黄。疟疾日久胁下硬，癥消积化保安康。

【用法】上二十三味，取煅灶下灰一斗，清酒一斗五升，浸灰，候酒尽一半，着鳖甲于中，煮令泛烂如胶漆，绞取汁，内诸药，煎为丸，如梧子大。空心服七丸（3g），日三服（现代用法：除硝石、鳖甲胶、阿胶外，20味烘干碎断，加黄酒600g拌匀，加盖封闭，隔水炖至酒尽药熟，干燥，与硝石等三味混合粉碎成细粉，炼蜜为丸，每丸3g。每次服1～2g，温开水送下）。

【功用】行气活血，祛湿化痰，软坚消癥。

【主治】疟母、癥瘕。疟疾日久不愈，胁下痞硬成块，结成疟母；以及癥瘕结于胁下，推之不移，腹中疼痛，肌肉消瘦，饮食减少，时有寒热，或女子月经闭止等。

【方解】本方原治疟母结于胁下，今常以之治疗癥瘕。疟母之成，每因疟邪久踞少阳，正气日衰，气血运行不畅，寒热痰湿之邪与气血搏结，聚而成形，留于胁下所致。癥瘕一病，亦属气滞血凝日久渐积所成。二者成因颇近，故均可用本方治疗。方中以鳖甲为君药，软坚化癥，灶下灰消癥祛积，清酒活血通经，三者共奏活血化瘀、软坚消癥之功；复以赤硝、大黄、蜣螂、䗪虫、鼠妇攻逐之品，以助破血消癥之力；柴胡、黄芩、白芍和解少阳而条达肝气；厚朴、乌扇（射干）、葶苈子、半夏行郁气而消痰癖；干姜、桂枝温中，与黄芩相伍，辛开苦降而调解寒热；人参、阿胶补气养血而扶正气；桃仁、牡丹皮、紫葳、蜂窠活血化瘀以去干血；再以瞿麦、石韦利水祛湿。诸药相合，共奏扶正祛邪、软坚消癥之功。

本方配伍特点：寒热并用，攻补兼施，气血同治，升降相合，用药集活血逐瘀、行气散郁、化痰祛湿、软坚散结于一方。

【运用】

1. **辨证要点** 本方为治疟母、癥瘕之常用方。临床应用以癥瘕结于胁下，推之不移，腹中疼痛，肌肉消瘦，饮食减少，时有寒热，女子月经闭止为辨证要点。

2. **加减变化** 气滞甚者加枳壳、木香以行气；寒湿甚者去黄芩、大黄，加附子、肉桂温里；湿热甚者去干姜、桂枝，加茵陈、栀子以清热祛湿；腹水甚者加茯苓、车前子、大腹皮、椒目等以利水渗湿；肝肾阴虚者，加生地黄、麦冬以滋补肝肾。

3. **现代运用** 本方常用于肝硬化、肝脾肿大、肝癌、腹腔肿瘤、子宫肌瘤、卵巢囊肿等证属正气日衰，气滞血瘀者。

4. **使用注意** 由于本方长于消癥散结，扶正之力不足，若癥结而正气虚甚者慎用。

【附方】

旋覆花汤（《金匮要略》） 旋覆花三两 葱十四茎 新绛少许 上三味，以水三升，顿服之。功用：行气活血，通络散结。主治：肝着证。胸胁胀满，捶打稍减，常欲热饮，舌质或紫或暗，脉弦。或治妇人半产漏下，下血色暗有块，经行淋沥不断，腹痛，胸胁满闷，舌紫或有瘀点，脉涩或芤。

大黄䗪虫丸《金匮要略》

【组成】大黄蒸，十分（7.5g） 土鳖虫炒，一升（24g） 水蛭百枚（24g） 虻虫一升（24g） 蛴螬一升（24g） 干漆一两（3g） 桃仁一升（24g） 杏仁一升（24g） 黄芩二两（6g） 干地黄十两（30g） 芍药四两（12g） 甘草三两（9g）

【方歌】大黄䗪虫蛭虻蛴，芩草桃杏芍药集；地黄干漆皆放入，干血虚劳用之奇。

【用法】上十二味，末之，炼蜜和丸小豆大，酒饮服五丸（3g），日三服。

【功用】活血消癥，祛瘀生新。

【主治】五劳虚极，干血内停证。形体羸瘦，少腹挛急，腹痛拒按，或按之不减，腹满食少，肌肤甲错，两目无神，目眶暗黑，舌有瘀斑，脉沉涩或弦。

【方解】本方证是以五劳七伤损其元气，正虚血瘀日久而成"干血"为主要病机的病证。方中䗪虫咸寒入血，攻下积血，有破癖血、消肿块、通经脉之功，合大黄通达三焦以逐干血，共为君药。桃仁、干漆、水蛭、虻虫、蛴螬活血通络，消散积聚，攻逐瘀血；黄芩配大黄，清上泻下，共逐瘀热；桃仁配杏仁降肺气，开大肠，与活血攻下药相配有利于祛瘀血；而地黄、甘草、芍药滋阴补肾，养血濡脉，和中缓急；黄芩、杏仁清宣肺气而解郁热；用酒送服，以行药势。诸药合用，共奏祛瘀血、清瘀热、滋阴血、润燥结之效。本方特点是以通为补，祛瘀生新，缓中补虚，主要用于五劳虚极所致正虚而致血瘀之证。

【运用】

1. **辨证要点** 本方为治五劳虚极，干血内停证之常用方。临床应用以形体羸瘦，腹痛拒按，或按之不减，肌肤甲错，舌有瘀斑，脉沉涩或弦为辨证要点。

2. **加减变化** 寒湿甚者去黄芩、大黄，加附子、肉桂温里；湿热甚者去干姜、桂枝，加茵陈、栀子以清热祛湿；腹水甚者加茯苓、车前子、大腹皮、椒目等以利水渗湿；气滞甚者加枳壳、木香以行气。

3. **现代运用** 本方常用于肝硬化、肝脾肿大、肝癌、子宫肌瘤、腹腔肿瘤、卵巢囊肿等证属五劳虚极，干血内停者。

4. **使用注意** 由于本方长于消癥散结，扶正之力不足，若癥结而正气虚甚者慎用。

第二节 止 血

止血剂，适用于血溢脉外而出现的吐血、衄血、咳血、咯血、便血、尿血、崩漏、外伤出血等各种出血证。出血证颇为复杂，病因有寒热虚实之分，部位有上下内外之别，病势有轻重缓急之异。因此，止血法应与温、清、消、补诸法结合使用，正确把握标本兼顾、急则治标、缓则治本的原则。若因于血热妄行者，治宜凉血止血；因于阳虚不能统摄者，当温阳益气摄血；因于瘀阻络损者，治宜化瘀止血；因于冲任虚损者，治宜养血止血。慢性出血而证缓者，以治本为主；大出血而证急者，当收涩止血治标；外伤出血，宜配合外用药以敛伤止血；上部出血忌用升提药，可酌配牛膝、大黄之类以引血下行；下部出血忌用沉降药物，可辅以焦芥穗、黑升麻、黄芪之类以助升举。代表方如黄土汤、王不留行散等。

黄土汤《金匮要略》

【组成】甘草 干地黄 白术 附子炮 阿胶 黄芩各三两（各9g） 灶心黄土半斤（30g）

【方歌】黄土汤用芩地黄，术附阿胶甘草尝；温阳健脾能摄血，便血崩漏服之康。

【用法】上七味，以水八升，煮取三升，分温二服（现代用法：先将灶心土水煎过滤取汤，再煎余药，阿胶烊化冲服）。

【功用】温阳健脾，养血止血。

【主治】脾阳不足，脾不统血证。大便下血，先便后血，以及吐血、衄血、妇人崩漏，血色暗淡，四肢不温，面色萎黄，舌淡苔白，脉沉细无力。

【方解】本方证因脾阳不足，统摄无权所致。脾主统血，脾阳不足失去统摄之权，则血从上溢而为吐血、衄血；血从下走则为便血、崩漏。血色暗淡、四肢不温、面色萎黄、舌淡苔白、脉沉细无力等皆为中焦虚寒，阴血不足之象。治宜温阳止血为主，兼以健脾养血。方中灶心黄土（即伏龙肝），辛温而涩，温中止血，用以为君。白术、附子温阳健脾，助君药以复脾土统血之权，共为臣药。然辛温之术、附易耗血动血，且出血者，阴血每亦亏耗，故以生地黄、阿胶滋阴养血止血；与苦寒之黄芩合用，又能制约术、附过于温燥之性；而生地黄、阿胶得术、附则滋而不腻，避免了呆滞碍脾之弊，均为佐药。甘草调药和中为使。诸药合用，共奏温阳健脾、养血止血之功。此方为温中健脾、养血止血之良剂，故吴瑭称本方为"甘苦合用，刚柔互济法"（《温病条辨》）。

本方配伍特点：寒热并用，刚柔相济，标本兼顾，温阳而不伤阴血，滋阴而不腻滞碍阳。

黄土汤与归脾汤两方均可用治脾不统血之便血、崩漏。黄土汤中以灶心黄土合炮附子、白术为主，配伍生地黄、阿胶、黄芩以温阳健脾而摄血，滋阴养血而止血；适用于脾阳不足，统摄无权之出血证。归脾汤重用黄芪、龙眼肉，配伍人参、白术、当归、茯神、酸枣仁、远志补气健脾，养心安神；适用于脾气不足，气不摄血之出血证。

【运用】

1. 辨证要点　本方为治疗脾阳不足，脾不统血证之常用方。临床应用以血色暗淡，舌淡苔白，脉沉细无力为辨证要点。

2. 加减变化　若出血多者，酌加三七、白及等以止血；若气虚甚者，可加人参以益气摄血；胃纳较差者，阿胶可改为阿胶珠，以减其滋腻之性；脾胃虚寒较甚者，可加炮姜炭以温中止血。方中灶心黄土缺时，可以赤石脂代之。

3. 现代运用　本方常用于消化道出血、功能性子宫出血、痔疮出血、血小板减少性紫癜等属脾阳不足，脾不统血者。

4. 使用注意　凡阴虚血热之出血者忌用。

【附方】

1. 柏叶汤（《金匮要略》）柏叶　干姜各三两（各9g）艾三把（15g）上三味，以水五升，取马通汁一升，合煮取一升，分温再服。功用：温上摄血，敛血归经。主治：阳虚出血证。吐血，鼻衄，龈衄，频频出血而色淡红或暗红，恶寒，面色萎黄或苍白，口中和，神疲体倦，舌淡苔白，脉虚无力。

2. 胶姜汤（《金匮要略》）阿胶三两（9g）干姜三两（9g）上二味，以水四升，煮干姜减一升，去滓，内胶烊化，微沸。温服一升，日三服（方药、剂量及用法引自《经方辨治疑难杂病技巧》）。功用：温阳补血止血。主治：妇人冲任虚寒漏下证。经行点滴漏下不止，上至十余日，甚者至月不尽，经血量少而暗，四肢不温，面色萎黄，恶寒，舌淡，苔薄，脉虚。

3. 赤小豆当归散（《金匮要略》）赤小豆浸，令芽出，曝干，三升（72g）当归三两（9g）上二味，杵为散，浆水服方寸匕，日三服。功用：清热利湿，凉血解毒，活血排脓。主治：湿热便血证。大便下血，色鲜红而量多，先血后便，目赤如鸠眼，目四眦黑，舌红苔黄，脉数。

王不留行散《金匮要略》

【组成】王不留行八月八日采，十分（30g）蒴藋细叶七月七日采，十分（30g）桑东南根白皮三月三日采，十分（30g）甘草十八分（54g）川椒除目及闭口者，去汗，三分（9g）黄芩二分（6g）干姜二分（6g）芍药二分（6g）厚朴二分（6g）

【方歌】干不留行草黄芩，蒴藋细叶姜芍药；桑根白皮椒厚朴，通阳理气瘀血消。

【用法】上九味，桑根皮以上三味烧灰存性，勿令灰过，各别杵筛，合治之为散，服方寸匕。小疮即粉之，大疮但服之，产后亦可服。如风寒，桑东根勿取之，前三物皆阴干百日。

【功用】化瘀消肿，止血定痛。

【主治】金疮。机械性损伤肿胀，局部紫斑或紫块，或局部疼痛而入夜尤甚，舌紫或有瘀点，脉沉或涩。或治女子经血不畅等。

【方解】金疮是指被刀斧等金属利器所致的外伤。由于肌肤经脉创伤，营卫气血不能循经脉运行，必有出血，同时血溢于脉外而停留体内则为瘀血，故局部紫斑或紫块，或局部疼痛而入夜尤甚；舌脉乃有瘀之征象。治宜化瘀消肿，止血定痛。方中王不留行主金疮出血，复通经脉，且能散瘀消肿；蒴藋细叶活血化瘀，消肿定痛；桑东南根白皮有补合金疮、续绝通脉之功。三药阴干烧灰存性，尤能入血分而止血。黄芩、芍药清热和营，川椒、干姜辛散通阳；少佐厚朴行气；倍用甘草，既可益气解毒，且能缓急止痛，调和诸药。诸药合用，可以化瘀血、续绝伤、止血肿，共奏化瘀消肿、止血定痛之功。凡属金疮出血、肿痛者，皆宜用之。小的创伤，可以直接外敷于创面；大的创伤可作内服；产后出血亦可内服。

【运用】

1. **辨证要点**　本方为治疗金疮的常用方。临床应用以机械性损伤肿胀，局部紫斑或紫块，舌紫或有瘀点，脉沉或涩为辨证要点。

2. **加减变化**　若瘀血明显者，加三七以活血消肿；若疼痛甚者，加苏木、乳香、没药等以活血消肿止痛；若疼痛走窜者，加柴胡、栝楼根以行气消肿。

3. **现代运用**　本方常用于肌肉损伤、跌打损伤、肋间神经痛、肋软骨炎、虫兽所伤、产后下血、恶露不止等属出血而有血瘀者。

4. **使用注意**　凡热迫血妄行所致出血者忌用。

第三节　和　血

和血剂，适用于血气不畅、营血不调证。和血即调和营血之义，血化于脾，由心所主，藏之于肝，故和血当以健脾、益心、调肝为大法。并应视其寒热虚实，寒者温之，热者消之，虚者补之，逸者行之，结者散之，以达到调和营血之目的。本类方剂，多以养血和血之当归、芍药为主药。阳虚者配伍桂、附、细辛、吴茱萸等以温阳，热盛者伍以黄芩、苦参等以清热，湿盛者伍以茯苓、泽泻、白术等以治湿，以期达到血气畅达、营血调和之目的。代表方如当归芍药散等。

当归芍药散《金匮要略》

【组成】当归三两（9g）　芍药一斤（48g）　茯苓四两（12g）　白术四两（12g）　泽泻半斤（24g）　川芎半斤，一作三两（10g）

【方歌】当归芍药散川芎，茯苓白术泽泻同；主治妊娠腹痛证，疏理肝脾有奇功。

【用法】上六味，杵为散，取方寸匕，酒和，日三服。

【功用】养肝健脾，调气和血。

【主治】妇人肝脾失调腹痛证。妇人腹痛绵绵，或腹中拘急不适，或月经量少，色淡，甚则闭经，或性情急躁易怒，纳呆食少，或小便不利，泄泻，带下清稀，或足跗浮肿，舌淡苔白腻，脉弦细。

【方解】本方所致之证乃由肝脾失调、气血郁滞湿阻所致。肝藏血主疏泄，脾主运化水湿，妊娠时血聚胞宫养胎，肝血相对不足，则肝失调畅而气郁血滞，故性情急躁、腹痛、月经量少；木不疏土，脾虚失运则湿生，故纳呆食少、泄泻、带下清稀，或足跗浮肿；舌脉乃为肝脾失调、血滞湿阻之征象。治宜养血调肝，健脾除湿。方中重用芍药敛养肝血、缓急止痛，配以当归、川芎养血和血以调肝，且川芎能行血中之气滞，三药共用以调肝。白术健脾燥湿，伍以茯苓、泽泻甘淡渗湿以健脾，三者合用以治脾。诸药合用，肝血足则气条达，脾运健则湿邪除，共奏养血调肝、健脾除湿之功。

本方养血调肝、健脾渗湿，体现了肝脾两调、血水同治的特点。

【运用】

1. **辨证要点**　本方为治疗妇人肝脾失调、血滞湿阻证的常用方。临床应用以腹痛绵绵，月经量少，性情急躁，纳呆食少，舌淡苔白腻，脉弦细为辨证要点。

2. **加减变化**　若气郁胁胀者，加柴胡、枳实以疏肝理气；若气郁不食者，加香附、麦芽以行气消食；若气郁有热者，加栀子以清热；若血虚者，加阿胶、熟地黄等以养血补血。

3. **现代运用**　本方常用于妊娠腹痛、痛经、习惯性流产、妊娠羊水过多、胎位不正、不孕症、妊娠贫血、功能性子宫出血、子宫内膜炎、盆腔炎、子宫肌瘤、更年期综合征等属肝脾失调、气血郁滞湿阻所致者。

4. **使用注意**　本方在治妊娠病时，应注意方中川芎的用量宜小。因其为血中气药，味辛走窜。

【附方】

1. **当归散**（《金匮要略》）　当归　黄芩　芍药　川芎各一斤（各48g）　白术半斤（24g）　上五味，杵为散，酒饮服方寸匕，日再服。妊娠常服即易产，胎无苦疾。产后百病悉主之。功用：养血和血，健脾除湿，清热安胎。主治：妊娠血虚湿热胎动证。胎动不安，少腹时痛、下坠，口苦，溲黄，舌苔薄黄腻，脉滑。

2. **枳实芍药散**（《金匮要略》）　枳实烧令黑，勿太过　芍药等份　上二味，杵为散，服方寸匕，日三服，并主痈脓，以麦粥下之。功用：行气和血，散结止痛。主治：气血郁滞证。产后腹痛，烦满不得卧者，舌暗苔薄白，脉弦。

芍药甘草汤《伤寒论》

【组成】芍药　甘草炙，各四两（12g）

【方歌】芍药甘草能舒筋，筋脉疼痛或挛急；酸甘养阴能益肝，胃阴不足更相宜。

【用法】上二味，用水三升，煮取一升五合，去滓，分温再服。

【功用】酸甘化阴，缓急止痛。

【主治】

1. **肝阴不足筋急证**（阴血亏虚，筋脉失养证）。筋脉拘急，肌肉疼痛或跳动，筋脉或关节屈伸不利，或关节活动疼痛，两目干涩，手足心热，舌红少津，脉细数。

2. **胃阴不足证。**胃脘隐痛或挛急疼痛，口干舌燥，大便干结，小便短少，饮食不佳，纳谷无味，舌红少苔，脉细。

【方解】本方是以阴血亏虚，筋脉失养为主要病机的病证。方中芍药养阴和血，甘草补中缓急。二药共成化阴柔肝、缓急止痛之用。

【运用】

1. **辨证要点** 本方为治疗肝阴不足筋急证之基础方。临床应用以筋脉拘急，肌肉疼痛或跳动，筋脉或关节屈伸不利，或关节活动疼痛，两目干涩，舌红少津，脉细数为辨证要点。

2. **加减变化** 本方去芍药，加干姜，名甘草干姜汤，《金匮》用此治肺痿肺冷，吐涎沫，小便数；本方加附子，名芍药甘草附子汤；本方加黄芩，名黄芩芍药汤，治热痢，腹痛，后重，身热，浓血稠黏，脉洪数；本方加白术，名白术芍药汤，治脾湿水泻，身重困弱。

3. **现代运用** 本方多用于治疗血虚津伤所致的腓肠肌痉挛、肋间神经痛、胃痉挛、胃痛、腹痛、坐骨神经痛、妇科炎性腹痛、痛经，以及十二指肠溃疡、萎缩性胃炎、胃肠神经官能症、急性乳腺炎、颈椎综合征等属阴血亏虚、筋脉失养者。

当归贝母苦参丸《金匮要略》

【组成】当归　贝母　苦参各四两（各12g）

【方歌】饮食如常小水难，妊娠郁热液因干；苦参四两同归贝，饮服三丸至十丸。

【用法】上三味，末之，炼蜜丸，如小豆大，饮服三丸，加至十丸。

【功用】清热利湿，养血开郁。

【主治】**妊娠血虚，热郁膀胱证（子淋）。**妊娠小便不利，或淋沥涩痛，饮食如故，舌红苔黄，脉滑。

【方解】本方证乃肺失肃降，下焦湿热蕴遏不化所致。妇人妊娠，营血养胎，故胎前诸病常以养血为要。《金匮》亦有妇人常服当归散之语，故方中用当归和血养血润燥，即合此意；肺气愤郁，复加胎阻气机，致使水道失于通调，大肠传导亦受影响，故复用贝母清肃肺金，开郁散结，《本草经》所谓贝母"主淋沥之功"。湿热蓄于下焦，中焦无病，因而小便虽难，但饮食如故，所以配伍苦参利窍逐水，并入膀胱，以除湿热，《本草经》亦谓苦参主溺有余沥。三药合用，共奏养血清热化湿之效，使热退湿化，则小便自调。至于孕妇大便难，当属肺失肃降，大肠燥热者，用本方以润燥清热，亦可有效。总之，本方苦辛同用，清宣兼施，气血并调，上下兼顾，利湿之中寓润燥之意，活血之中有调气之品，药味简练，配伍精当，不愧仲圣名方。

【运用】

1. **辨证要点** 本方为治疗膀胱湿热血虚证的常用方。临床应用以小便不利，或淋沥涩痛，饮食如故，舌红苔黄，脉滑为辨证要点。

2. **加减变化** 若小便热涩痛者，加竹叶、防己以清热利水。

3. **现代运用** 本方多用于急性肾盂肾炎、泌尿系感染、慢性前列腺炎、前列腺增生、膀胱炎、尿道综合征、产后尿潴留等属膀胱湿热血虚者。

小 结

　　理血剂主要为瘀血、出血病证或血气不畅、营血不调证而设。本章共选正方 12 首，按其功效之不同，分为活血祛瘀、止血、和血三类。

　　1. **活血祛瘀**　本类方剂均有通利血脉，以去除瘀血的作用，适用于血行不畅或瘀血内阻之证。其中桃核承气汤以破血下瘀、荡涤瘀热为主，用治血热互结于下焦之蓄血证；下瘀血汤破血下瘀，适用于产后瘀血内结腹痛证；温经汤温经散寒，养血行瘀，重在温阳而不在攻逐，是治疗冲任虚寒、瘀血内阻所致月经不调的常用方；桂枝茯苓丸为活血化瘀、渐消缓散之剂，适用于妇人少腹癥块、妊娠有瘀之漏下不止与胎动不安者；鳖甲煎丸行气活血、祛湿化痰、软坚消癥，适用于疟母、癥瘕。

　　2. **止血**　本类方剂均有止血作用，主治各种出血证。黄土汤重在温阳健脾以摄血，适用于脾阳不足，统摄无权所致的各种出血，尤多用于便血与崩漏；王不留行散重在化瘀消肿、止血定痛，适用于金疮出血。

　　3. **和血**　本类方剂均有调和营血作用，适用于血气不畅、营血不调证。当归芍药散养肝健脾、调和气血，适用于妇人肝脾失调腹痛证。

第二十七章　治风剂

　　凡以辛散祛风或息风止痉药为主组成，具有疏散外风或平息内风等作用，用以治疗风病的方剂，统称治风剂。

　　风病的范围很广，病情变化也较复杂，但根据病因和证候特点，概括起来可分为外风和内风两大类。

　　风从外来者，名外风，是指风邪侵袭人体，留着于肌表、经络、筋肉、骨节等所致的病证。"风者，百病之长也"，为六淫中最主要的致病因素，常与寒、湿、热等邪相兼为患，故其证型有风寒、风湿、风热之别。此外，风邪毒气从皮肤破损处侵入人体所致的破伤风，亦属外风范畴。外风致病的临床表现除表证外（参见解表剂），主要有风邪上犯头目所致的头痛目眩，风邪与风湿相搏于肌肤所致的皮肤瘙痒、湿疹，风邪中于经络所致的口眼㖞斜、手足不能运动，风邪与痰湿、瘀血阻于肢体经络、筋脉、骨节所致的四肢挛痛、麻木、屈伸不利，或破伤风毒所致的口噤不开、手足拘急甚至角弓反张等。

　　风从内生者，名内风，是指脏腑功能失调所致的风病，其病变主要在肝。常见有肝阳上亢所致的眩晕、头痛、中风昏仆、半身不遂；或肝经热盛，热极生风所致的高热抽搐；或肝肾阴血亏虚，筋脉失养，虚风内动所致的筋脉拘挛、手足蠕动、震颤等。

　　在治疗上，外风宜疏散，使邪从外出；内风宜平息，使脏腑功能恢复平衡。因此，治风剂可分为疏散外风和平息内风两类。

　　治风剂的运用，首先，须辨别风病的属内、属外。外风宜疏散，而不宜平息，恐留邪为患；内风宜平息，而忌用疏散，恐辛散助热伤津，使风阳无制。其次，应针对不同病情，根据邪气之兼夹、病变之虚实，或灵活加减，或数法合参。如夹寒，夹热、夹湿、夹痰、夹瘀者，可与祛寒、清热、化湿、化痰、活血化瘀等法配合。再次，外风与内风之间亦可相互影响，外风可以引动内风，内风亦可兼感外风，对这种错综复杂的证候，立法处方应分清主次，或以疏散为主兼以平息，或以平息为主兼以疏散，兼顾治之。

　　本章主要涉及仲景方中的平息内风剂。平息内风剂，适用于内风病证。《素问·至真要大论》曰："诸风掉眩，皆属于肝。"内风的产生主要与肝有关，其病证有虚实之分。内风之实证，或因热盛生风，如肝经热盛，热极生风所致的高热不退、抽搐、痉厥；或因肝阳偏亢，风阳上扰所致的眩晕、头部热痛、面红如醉，甚或卒然昏倒、不省人事、口眼㖞斜、半身不遂等，治宜平肝息风。常用平肝息风药如羚羊角、钩藤、天麻、石决明、代赭石、龙骨、牡蛎等为主组方；由于热盛又易伤津灼液，或炼液为痰，故常配清热、滋阴、化痰之品。代表方如羚角钩藤汤、镇肝熄风汤、天麻钩藤饮等。内风之虚证，是指阴虚血亏生风，如温病后期，阴液亏虚，虚风内动所致的筋脉挛急、手足蠕动等，治宜滋阴息风。常用滋阴养血药如地黄、阿胶、白芍、鸡子黄、麦冬、龟甲等为主组方；因阴虚多阳浮，故又常配伍平肝潜阳之品。代表方如风引汤、防己地黄汤。

风引汤《金匮要略》

【组成】大黄　干姜　龙骨各四两（各12g）　桂枝三两（9g）　甘草　牡蛎各二两（各6g）　滑石　寒水石　赤石脂　白石脂　紫石英　石膏各六两（各18g）

【方歌】大黄龙骨姜风引，赤白石脂紫石英；桂草膏滑寒水蛎，潜阳清热中风醒。

【用法】上十二味，杵，粗筛，以韦囊盛之，取三指撮，井花水三升，煮三沸，温服一升。

【功用】重镇潜阳，清热息风。

【主治】癫痫、风瘫（肝阴不足，阳亢动风证）。昏仆，两目上视，四肢抽搐，口吐涎沫，头晕头痛，烦热，四肢无力，急躁；或小儿惊风抽搐伴头晕心烦，面赤身热，舌红少苔或薄黄，脉弦数有力。

【方解】风引，乃风痫掣引之义。汤名风引，可知本方重在息风止痉，所治之证，即为中风、惊痫、抽搐之类，乃由心肝热盛，化火生风所致。故治疗重点当以清心肝之火热，息心肝之风气，镇心肝之神魂为法。本方用桂枝甘草龙骨牡蛎汤汇加六种石药（寒水石、滑石、赤石脂、白石脂、紫石英、石膏）即在于清肝以息风，镇心以安神；又妙用大黄之苦寒泻下，则使热泄而风息；恐方中寒药过多伤胃，故佐以性温守中之干姜，可克寒凉之弊。诸药合用，共奏重镇潜阳、清热息风之功。

【运用】

1. 辨证要点　本方为治疗热极生风或阳亢化风之中风病的常用方剂。临床应用以昏仆，两目上视，四肢抽搐，面赤身热，舌红少苔或薄黄，脉弦数为辨证要点。

2. 加减变化　若腰膝酸软者，加牛膝、杜仲以补肝肾，强筋骨；若健忘者，加龙眼肉、远志、菖蒲以开窍安神；若手足抽搐者，加全蝎、僵蚕以息风止痉；若肌肤麻木者，加黄芪、当归以益气养血等。

3. 现代运用　本方多用于治疗神经系统和循环系统疾病，如癫痫、脑动脉硬化症、高血压、神经官能症、脑膜炎后遗症、脑血管意外疾病、皮肤病、小儿麻痹后遗症、精神躁动症等属上述证机者。

侯氏黑散《金匮要略》

【组成】菊花四十分（120g）　白术十分（30g）　细辛三分（9g）　茯苓三分（9g）　牡蛎三分（9g）　桔梗八分（24g）　防风十分（30g）　人参三分（9g）　矾石三分（9g）　黄芩五分（9g）　当归三分（9g）　干姜三分（9g）　川芎三分（9g）　桂枝三分（9g）

【方歌】黑散辛苓归桂芎，参姜矾蛎各三同；菊宜四十术防十，桔八芩须五分通。

【用法】上十四味，杵为散，酒服方寸匕，日一服。初服二十日，温酒调服，禁一切鱼、肉、大蒜，常宜冷食，自能助药力，在腹中不下也，热食即下矣，冷食自能助药力。

【功用】清肝化痰，养血祛风。

【主治】中风夹寒证。头晕欲倒，或突发肢体麻木，半身不遂，四肢烦重，乏力，倦怠，食欲不振，或呕吐痰涎，伴心中恶寒有空虚感，苔白润，脉弦缓。

【方解】本方针对痰热中风外夹寒邪之证而设，以肝旺正虚、风痰阻络为主要病机的病证。由于患者平素气血亏损，虚阳上越，阳热炼液为痰，所以见面红、眩晕，甚则昏迷等症。又感风寒邪气，阻滞经脉，气血不畅，故四肢烦重、口眼㖞斜、半身不遂。阳气不足，风寒邪气向内，渐欲凌心，故"心中恶寒不足"。治以侯氏黑散，清肝热，化痰浊，养血息风。菊花秋生，得金水之精，能制火而平木，木平则风息，火降则热除，故以为君。《本草经疏》云："菊花专治肝木，故为祛风之要药。"牡蛎平肝潜阳，治眩晕昏迷；人参、白术、茯苓、干姜温中益气，以补中阳之虚；川芎、当归养血活络；虽未见明显热象，但风为阳邪，易从阳化热，故用黄芩泄热；牡蛎、矾石以消痰；防风、桂枝、细辛散风寒邪气，温通阳气，治四肢烦重、半身不遂等症。诸药合用，共奏解表祛风、补养气血之功，兼能消痰活络。

张仲景设侯氏黑散，深刻地体现了治中风证的要略。方中以桂枝、防风、细辛治其风从外中；以菊花、黄芩、桔梗、矾石治其痰火内发；以川芎、桂枝治其血瘀；以人参、当归补其气血；以菊花、黄芩、龙骨、牡蛎、大黄、滑石潜阳息风，引血下行。

仲景首推侯氏黑散治疗中风，有治寒、治热、治虚、治实之法，无不完备。如以参归之补，大黄之泻，滑石之利，龙牡之镇，桂芎活血，防风散风，细辛散寒，白术化湿，菊芩清肝，干姜温中，矾梗涤痰。可见，本方治中风之法尽矣。

【运用】

1.辨证要点 本方为治疗痰热中风外夹寒邪之证的常用方。临床应用以头晕欲倒，或突发肢体麻木，半身不遂，伴心中恶寒空虚感，苔白润，脉弦缓为辨证要点。

2.加减变化 若手足抽搐者，加全蝎、僵蚕以息风止痉；若健忘者，加龙眼肉、远志、菖蒲以开窍安神；若肌肤麻木者，加黄芪、当归以益气养血等；若腰膝酸软者，加牛膝、杜仲以补肝肾，强筋骨。

3.现代运用 现代多用于治疗高血压、高血脂、缺血性中风、梅尼埃病、颈椎病等属肝旺正虚，风痰阻络者。

4.使用注意 服药期间，禁一切鱼、肉、大蒜，常宜冷食。

防己地黄汤《金匮要略》

【组成】防己一分(3g) 桂枝三分(9g) 防风三分(9g) 甘草一分(3g)

【方歌】防己地黄是妙方，桂枝甘草共煎尝；生地二斤酒一杯，血虚火盛风动康。

【用法】上四味，以酒一杯，渍之一宿，绞取汁，生地黄二斤，㕮咀，蒸之如斗米饭久，以铜器盛其汁，更绞地黄汁，和，分再服。

【**功用**】滋阴降火，养血息风，透表通络。

【**主治**】**血虚火盛动风证**。烦躁不安，如狂妄行，独语不休，身无寒热，脉浮。

【**方解**】本方证乃因心肝阴虚亏损，不能滋潜风阳，形成肝风上扰，心火炽盛所致。风热上扰，神识错乱，故病如狂妄行，而脉来浮大；因风升而气涌，气涌则痰逆，痰浊上逆于心，则精神错乱，故独语不休；身无寒热，不见表证，脉浮，是阳气外盛之象。治宜滋阴降火，养血息风，透表通络。方中重用生地黄汁，补阴血，益五脏，养血息风，滋阴降火；其余四味分量较轻，又渍取清汁，是轻而又轻，其中防己、防风、桂枝透表散邪，使内热得以向外透达，同时兼能通络去滞；甘草益气生阴血，使阴血得复而邪热得解，并调和诸药。方中用酒煎服，取其通行经脉，行气活血，能助药力以调和气血之用。诸药合用，共奏滋阴降火、养血息风、透表通络之功。

【**运用**】

1.**辨证要点**　本方为治疗血虚火盛动风证之常用方。临床应用以烦躁不安，如狂妄行，独语不休，身无寒热，脉浮为辨证要点。

2.**加减变化**　若失眠者，加生铁落、朱砂以重镇安神；若急躁者，加黄连、栀子以清心除烦；若痰盛者，加远志、胆南星以开窍化痰；若心阴虚者，加麦冬、沙参、生地黄以滋补阴血。

3.**现代运用**　本方常用于癔症、精神分裂症、小儿多动症、老年性痴呆等属血虚火盛者。

4.**使用注意**　实热火盛证非本方所宜。

小　结

治风剂为风病而设。本章共3首方剂。风引汤重镇潜阳、清热息风，适宜于肝阴不足，阳亢动风所致的癫痫、风瘫证，为治疗热极生风或阳亢化风之中风病的常用方剂。侯氏黑散清肝化痰、养血祛风，适宜于中风夹寒证，症见头晕欲倒，或突发肢体麻木，半身不遂，伴心中恶寒有空虚感，苔白润，脉弦缓等。防己地黄汤滋阴降火、养血息风、透表通络，主治血虚火盛动风证，症见烦躁不安，如狂妄行，独语不休，身无寒热，脉浮等。

第二十八章　祛湿剂

凡以祛湿药为主组成，具有化湿利水、通淋泄浊等作用，治疗水湿病证的方剂，统称祛湿剂。祛湿剂属于八法中的"消法"。

湿邪为病，有外湿与内湿之分。外湿者，多因久处湿境、天雨湿蒸、冒雨涉水、汗出沾衣，或常在水中作业，人久处之，则邪从外侵，伤及肌表、经络，症见恶寒发热、头胀身重、肢节酸痛，或面目浮肿等，多属肌表经络之病；内湿者，每因过食生冷，饮酒过度，伤及脾胃，脾胃失运，湿从内生，症见胸痞腹满、呕恶泻痢、水肿淋浊、黄疸、痿痹等，多属脏腑气血之病。然肌表与脏腑表里相关，外湿可以内侵脏腑，内湿邪亦可外溢肌表，故外湿与内湿亦可相兼并见。

湿邪为病，常与风、寒、暑、热相兼为患，且人的体质有虚实、强弱之分，邪犯部位有表里上下之别，湿邪伤人尚有寒化、热化之异。因此，湿邪为病较为复杂，祛湿之法亦种类繁多。大抵湿邪在外在上者，可从表微汗以解之；在内在下者，可芳香苦燥而化，或甘淡渗利以除之；水湿壅盛，形气俱实者，又可攻下以逐之；从寒化者，宜温阳化湿；从热化者，宜清热化湿；体虚湿盛者，又当祛湿与扶正兼顾。故祛湿剂分为燥湿和胃、清热祛湿、利水渗湿、温化寒湿、祛风胜湿五类。攻逐水饮之剂，见于泻下剂中，可联系学习。

湿与水异名而同类，湿为水之渐，水为湿之极。人身之中，主水在肾，制水在脾，调水在肺。脾虚则生湿，肾虚则水泛，肺失宣降则水津不布，故水湿为病与肺、脾、肾的关系尤为密切。其他如三焦、膀胱亦与水湿有关，三焦不利则决渎无权，膀胱气化失司则小便不利。所以治疗水湿证需密切联系有关脏腑，辨证施治。如肾虚水泛，需配伍温补肾阳药；脾虚生湿，需配伍补气健脾药；肺失宣降，水失输布，则需配伍宣降肺气药。

由于湿邪重着黏腻，易阻碍气机，故在祛湿剂中往往配伍行气药，即"气行湿自化"之意。湿邪在表在上者，常以芳化宣上之祛湿药配祛风发散之品，使湿从外出；湿自内生者，常以苦燥运中与淡渗利下配伍，或配健脾助运之品，使湿从中消；或配温肾助阳之药以助气化，使湿从下出。

祛湿剂多由辛香温燥或甘淡渗利之品组成，易耗伤阴津。故素体阴虚津亏者不宜使用；病后体虚或孕妇均应慎用，虽需祛湿利水，亦应配伍健脾之品，以兼顾正气。

本章主要涉及仲景的清热祛湿、利水渗湿、温化寒湿三类方剂。

第一节 清热祛湿

清热祛湿剂，适用于湿热外感，或湿热内盛，或湿热下注所致的湿温、黄疸、霍乱、热淋、痢疾、泄泻、痿痹等病证。常用清热利湿药如茵陈、滑石、薏苡仁等，或清热燥湿药如黄连、黄柏、黄芩等为主组成方剂。代表方如茵陈蒿汤。

茵陈蒿汤《伤寒论》

【组成】茵陈六两（18g） 栀子十四枚（12g） 大黄二两，去皮（6g）

【方歌】茵陈蒿汤治阳黄，栀子大黄组成方；栀子柏皮加甘草，茵陈四逆治阴黄。

【用法】上三味，以水一斗二升，先煮茵陈，减六升，内二味，煮取三升，去滓，分三服。小便当利，尿如皂角汁状，色正赤，一宿腹减，黄从小便出也（现代用法：水煎服）。

【功用】清热，利湿，退黄。

【主治】湿热黄疸。一身面目俱黄，黄色鲜明如橘子色，发热，无汗或但头汗出，口渴欲饮，恶心呕吐，腹微满，小便短赤，大便不爽或秘结，舌红苔黄腻，脉沉数或滑数有力。

【方解】本方为治疗湿热黄疸之常用方，《伤寒论》用其治疗瘀热发黄，《金匮要略》以其治疗谷疸。病因皆缘于邪热入里，与脾湿相合，湿热壅滞所致。黄疸有阴阳之分，阳黄责之于湿热，阴黄责之于寒湿。湿热阳黄，因湿邪与瘀热蕴结肝胆，热不得外越，湿不得下泄，胆汁不循常道而外溢，浸渍肌肤，上染于目，一身面目俱黄，黄色鲜明；湿热壅结，气机受阻，故腹微满、恶心呕吐、大便不爽甚或秘结；热不得外越则无汗，湿不得下泄则小便不利；湿热内郁，津液不化，则口中渴；舌苔黄腻，脉沉数为湿热内蕴之征。治宜清热、利湿、退黄。方中重用茵陈为君药，本品苦泄下降，善能清热利湿，为治黄疸要药；臣以栀子清热降火，通利三焦，助茵陈引湿热从小便而去；佐以大黄泄热逐瘀，通利大便，导瘀热从大便而下。三药合用，利湿与泄热并进，通利二便，前后分消，湿邪得除，瘀热得去，黄疸自退。

【运用】

1.辨证要点 本方为治疗湿热黄疸之常用方，其证属湿热并重。临床应用以一身面目俱黄，黄色鲜明，舌苔黄腻，脉沉数或滑数有力为辨证要点。

2.加减变化 若湿重于热者，可加茯苓、泽泻、猪苓以利水渗湿；热重于湿者，可加黄柏、龙胆草以清热祛湿；胁痛明显者，可加柴胡、郁金、川楝子以疏肝理气；兼食少纳呆，恶心呕吐者，加神曲、半夏以消食和胃；兼少阳枢机不利者，加柴胡、黄芩以和解少阳。

3.现代运用 本方常用于治疗急慢性黄疸型传染性肝炎、胆囊炎、胆石症、钩端螺旋体病及疟疾、伤寒、败血症等引起的黄疸，证属湿热内蕴者。

4.使用注意 阴黄证不宜使用。

【附方】

1. **栀子柏皮汤**（《伤寒论》）　栀子十五枚（9g）　甘草炙，一两（3g）　黄柏二两（6g）　上三味，以水四升，煮取一升半，去滓，分温再服。功用：清热利湿。主治：热重于湿黄疸。身热，发黄，心烦懊憹，口渴，苔黄。

2. **栀子大黄汤**（《金匮要略》）　栀子十四枚（12g）　大黄一两（3g）　枳实五枚（5g）　豉一升（24g）　上四味，以水六升，煮取三升。分温再服。功用：清心除烦，泄热退黄。主治：酒黄疸。一身面目皆黄，黄色鲜明，心中懊憹或热痛，小便不利而赤，或大便秘结，不欲食，时欲吐，舌红苔黄，脉数。

3. **大黄硝石汤**（《金匮要略》）　大黄四两　黄柏四两　硝石四两　栀子十五枚　上四味，以水六升，煮取二升，去滓，内硝，更煮取一升，顿服。功用：通腑泄热退黄。主治：湿热黄疸里实证。身目尽黄，黄色鲜明，腹满，小便不利而赤，便秘自汗出，口渴，烦躁，舌绛红或紫或暗，苔黄燥，脉弦滑数。

4. **硝石矾石散**（《金匮要略》）　硝石　矾石烧，等份　上二味，为散，以大麦粥汁和，服方寸匕，日三服。病随大小便去，小便正黄，大便正黑，是候也。功用：活血化瘀，清热祛湿。主治：黑疸（女劳疸）。身目小便黄，日晡潮热，腹部胀大，甚则腹中有水，小便不利，大便色黑，时作溏泄，或膀胱急，少腹满，额上黑，足下热，舌质紫或瘀斑，脉涩。

茵陈蒿汤与栀子柏皮汤、栀子大黄汤、大黄硝石汤均治湿热黄疸。茵陈蒿汤以茵陈配栀子，清热利湿并重，故主治湿热俱盛之黄疸；栀子柏皮汤以栀子伍黄柏，清热之力大于利湿，故适用于热重于湿之黄疸；栀子大黄汤以栀子伍大黄，清心除烦，泄热退黄，适用于酒黄疸；大黄硝石汤通腑泄热退黄，适用于湿热黄疸里实证。从病位上看，若病位偏上，热重于湿者，宜用栀子大黄汤；湿热俱甚，病位在中焦者，宜用茵陈蒿汤；病情急重，里热成实，病位偏于中下焦者，宜用大黄硝石汤。

硝石矾石散以硝石伍矾石，活血化瘀，清热祛湿，适用于瘀血夹湿热之黑疸。

5. **蒲灰散**（《金匮要略》）　蒲灰七分（21g）　滑石三分（9g）　上二味，杵为散，饮服方寸匕，日三服。功用：凉血化瘀，清热利湿。主治：湿热瘀结膀胱证。小便不利，或短赤，或有尿血，溲时茎中疼痛，或小腹急痛，舌苔黄腻，或水肿，手足厥冷，脉沉者。

6. **滑石白鱼散**（《金匮要略》）　滑石二分（6g）　乱发烧，二分（2g）　白鱼二分（2g）　上三味，杵为散，饮服半钱匕，日三服。功用：凉血化瘀，清热利湿。主治：湿热瘀结膀胱轻证。小便不利，小腹胀痛，或有血尿，茎中刺痛，舌红苔黄略腻，脉数。

7. **茯苓戎盐汤**（《金匮要略》）　茯苓半斤（24g）　白术二两（6g）　戎盐弹丸大一枚（15g）　上三味，以水五升，煮取三升，分温再服。功用：清热利湿，健脾益肾。主治：中焦脾虚湿盛，下焦肾虚有热证。小便不利，尿后余沥不尽，四肢无力，身倦，喜卧，少腹胀痛，舌红，苔黄，脉弱。

蒲黄散、滑石白鱼散与茯苓戎盐汤均能治疗小便不利，但其证候有轻重虚实之异。滑石白鱼散和蒲灰散均能泄热化瘀利窍，但前者重在消瘀止血，后者利湿通淋作用较强；茯苓戎盐汤健脾益肾、渗湿清热，是通中兼补之剂。

8.**鸡屎白散**（《金匮要略》） 鸡屎白　上一味，为散，每方寸匕，以水六合，和，温服。功用：清热化湿，益阴缓急。主治：湿浊化热伤阴之转筋。上肢或小腿拘挛，难以屈伸，甚则可转筋入腹，伴小便黄赤，舌苔黄腻，脉弦有力等。

第二节　利水渗湿

利水渗湿剂，适用于水湿壅盛所致的蓄水、水肿、泄泻、癃闭、淋浊等证。常用甘淡利水药如茯苓、泽泻、猪苓等为主组成方剂。根据形成水湿壅盛证病机之不同，本类方剂常配伍解表、清热、理气、健脾等药。代表方如五苓散、猪苓汤、防己黄芪汤、泽泻汤等。

五苓散《伤寒论》

【**组成**】猪苓去皮，十八铢（9g）　泽泻一两六铢（15g）　白术十八铢（9g）　茯苓十八铢（9g）　桂枝去皮，半两（6g）

【**方歌**】五苓散治太阳腑，白术泽泻二苓服；桂枝化气兼解表，小便通利水饮除。

【**用法**】捣为散，以白饮和服方寸匕，日三服，多饮暖水，汗出愈，如法将息（现代用法：散剂，每服6～10g；汤剂，水煎服，多饮热水，取微汗，用量按原方比例酌定）。

【**功用**】利水渗湿，温阳化气。

【**主治**】膀胱气化不利之蓄水证。小便不利，头痛微热，烦渴欲饮，甚则水入即吐；或脐下动悸，吐涎沫而头目眩晕；或短气而咳；或水肿、泄泻。舌苔白，脉浮或浮数。

【**方解**】本方主治证乃水湿内盛，膀胱气化不利所致。在《伤寒论》中原治蓄水证，乃由太阳表邪不解，循经传腑，导致膀胱气化不利，而成太阳经腑同病。太阳表邪未解，故头痛微热；膀胱气化失司，故小便不利；水蓄不化，郁遏阳气，气不化津，津液不得上承于口，故渴欲饮水；其人本有水蓄下焦，饮入之水不得输布而上逆，致水入即吐，故此又称"水逆证"；水湿内盛，泛溢肌肤，则为水肿；水湿之邪，下注大肠，则为泄泻；水湿稽留肠胃，升降失常，清浊相干，则为霍乱吐泻；水饮停于下焦，水气内动，则脐下动悸；水饮上犯，阻遏清阳，则吐涎沫而头眩；水饮凌肺，肺气不利，则短气而咳。治宜利水渗湿为主，兼以温阳化气之法。方中重用泽泻为君，以其甘淡，直达肾与膀胱，利水渗湿。臣以茯苓、猪苓之淡渗，增强其利水渗湿之力。佐以白术健脾以运化水湿。《素问·灵兰秘典论》谓："膀胱者，州都之官，津液藏焉，气化则能出矣。"膀胱的气化有赖于阳气的蒸腾，故方中又佐以桂枝温阳化气以助利水，解表散邪以祛表邪。《伤寒论》示人服后当饮暖水，以助发汗，使表邪从汗而解。诸药相伍，甘淡渗利为主，佐以温阳化气，使水湿之邪从小便而去。

【**运用**】

1.**辨证要点**　本方为利水化气之剂，为治疗水湿痰饮内停之要方。临床应用以小便不利，水肿或泄泻，舌苔白，脉浮或缓为辨证要点。

2. 加减变化 若水肿兼有表证者，可加麻黄、苏叶以解表宣肺，或与越婢汤合用；水湿壅盛者，可加大腹皮、桑叶以行气利水，或与五皮散合用；泄泻偏于热者，须去桂枝，可加车前子、木通以利水清热；肾阳不足，腰痛脚弱者，桂枝易肉桂，或加附子以温肾壮阳。

3. 现代运用 本方常用于急慢性肾炎、水肿、肝硬化腹水、心源性水肿、急性胃肠炎、尿潴留、脑积水等属水湿或痰饮内停者。

4. 使用注意 本方渗利作用强，不宜久服。孕妇慎用。

【附方】

1. **茵陈五苓散**（《金匮要略》） 茵陈蒿末十分（4g） 五苓散五分（2g） 上二味和，先食，饮方寸匕（6g），日三服。功用：利湿退黄。主治：湿热黄疸，湿多热少，小便不利者。

2. **桂枝去桂加茯苓白术汤**（《伤寒论》） 芍药三两（9g） 甘草炙，二两（6g） 生姜三两（9g） 大枣擘，十二枚 白术 茯苓各三两（各9g） 上六味，以水八升，煮取三升，去滓，温服一升。本云桂枝汤，今去桂枝，加茯苓、白术。功用：健脾利水，调和营卫。主治：脾虚津伤，水气内停证。小便不利，心下满微痛，翕翕发热，无汗，头项强痛。

茵陈五苓散即五苓散加入倍量之茵陈，具有利湿清热退黄作用，适用于黄疸病，属于湿多热少、小便不利者。

桂枝去桂加茯苓白术汤具有健脾利水、调和营卫之功，适用于脾虚津伤、水气内停之证。

猪苓汤《伤寒论》

【组成】猪苓去皮 茯苓 泽泻 阿胶 滑石碎，各一两（各9g）

【方歌】猪苓汤内用茯苓，泽泻滑石阿胶并；小便不利兼烦渴，利水养阴热亦平。

【用法】上五味，以水四升，先煮四味，取二升，去滓，内阿胶烊消，温服七合，日三服（现代用法：水煎服，阿胶分二次烊化）。

【功用】利水清热养阴。

【主治】水热互结证。小便不利，发热，口渴欲饮，或心烦不寐，或兼有咳嗽，呕恶，下利，舌红、苔白或微黄，脉细数。又治血淋，小便涩痛，点滴难出，小腹满痛者。

【方解】伤寒之邪传入于里，化而为热，与水相搏，遂成水热互结，热伤阴津之证。水热互结，气化不利，热灼阴津，津不上承，故小便不利、发热、口渴欲饮；阴虚生热，内扰心神，则心烦不寐；水气上逆于肺则为咳嗽，流于胃脘则为呕恶，注于大肠则为下利；舌红苔白或微黄，脉细数为里热阴虚之象。治宜利水清热养阴。方中以猪苓为君，取其归肾、膀胱经，专以淡渗利水。臣以泽泻、茯苓之甘淡，益猪苓利水渗湿之力，且泽泻性寒兼可泄热，茯苓尚可健脾以助运湿。佐以滑石之甘寒，利水、清热两彰其功；阿胶滋阴润燥，既益已伤之阴，又防诸渗利重伤阴血。五药合方，利水渗湿为主，清热养阴为辅，体现了利水而不伤阴、滋阴而不碍湿的配伍特点。水湿祛，邪热清，阴津复，诸症自除。血淋而小便不利者，亦可用本方利水通淋、清热止血。

猪苓汤与五苓散同为利水渗湿之常用方，方中皆有茯苓、猪苓、泽泻，皆可用以治疗水气停滞，小便不利证。五苓散证乃因水湿内盛，膀胱气化不利而致，故用泽泻、二苓配桂枝以通阳化气，伍白术以崇土制水，合成化气利水之剂，主治膀胱气化不利之蓄水证；猪苓汤证乃因邪气入里化热，水热互结，灼伤阴津而成里热阴虚，水气不利之证，故配伍滑石清热利湿，阿胶滋阴润燥，共成利水清热养阴之方，主治水热互结证。

【运用】

1. **辨证要点**　本方为治疗热淋、血淋、尿血之水热互结而兼阴虚证的常用方。临床应用以小便不利，发热，舌红，脉细数为辨证要点。

2. **加减变化**　若尿血者，可加白茅根、小蓟、大蓟以凉血止血；小便涩痛者，加栀子、车前子、萹蓄、瞿麦以清热利水通淋。

3. **现代运用**　本方适用于泌尿系感染、肾炎、膀胱炎、产后尿潴留等属水热互结兼阴伤者。

4. **使用注意**　因本方为渗利之剂，若内热盛，汗出多，阴津大亏而渴者忌用。《伤寒论》中指出："阳明病，汗出多而渴者，不可与猪苓汤，以汗多胃中燥，猪苓汤复利其小便故也。"

防己黄芪汤《金匮要略》

【组成】防己—两（12g）　黄芪去芦，一两一分（15g）　甘草炒，半两（6g）　白术七钱半（12g）

【方歌】防己黄芪金匮方，白术甘草枣生姜；汗出恶风兼身重，表虚湿盛服之康。

【用法】上锉麻豆大，每服五钱匕（15g），生姜四片，大枣一枚，水盏半，煎八分，去滓温服，良久再服。喘者，加麻黄半两；胃中不和者，加芍药三分；气上冲者，加桂枝三分；下有陈寒者，加细辛三分。服后当如虫行皮中，以腰以下如冰，后坐被上，又以一被绕腰以下，温令微汗，瘥（现代用法：作汤剂，加生姜、大枣，水煎服，用量按原方比例酌定）。

【功用】益气祛风，健脾利水。

【主治】表虚不固之风水或风湿证。汗出恶风，身重或肿，或肢节疼痛，小便不利，舌淡苔白，脉浮。

【方解】本方乃表虚卫气不固，风湿之邪伤于肌表，水湿郁于肌腠所致。肺虚则卫外不固，易伤于风邪；脾虚则水湿内停，风夹水湿羁留肌肉经络，则为风水或风湿。风性开泄，表虚不固，营阴外泄则汗出，卫外不密故恶风；湿性重浊，水湿郁于肌腠，则身体重着，或微有浮肿；内湿郁于肌肉、筋骨，则肢节疼痛，舌淡苔白，脉浮为风邪在表之象。风湿在表，当从汗解，表气不足，则又不可单行解表除湿，只宜益气固表与祛风行水并施。方中以防己、黄芪共为君药，防己祛风行水，黄芪益气固表，兼可利水，两者相合，祛风除湿而不伤正，益气固表而不恋邪，使风湿俱去，表虚得固。臣以白术补气健脾祛湿，既助防己祛湿行水之功，又增黄芪益气固表之力。佐入姜、枣调和营卫。甘草和中，兼可调和诸药，是为佐使之用。诸药相伍，祛风与除湿健脾并用，扶正与祛邪兼顾，使风湿俱去，诸症自除。

本方药后"如虫行皮中""腰以下如冰"者，是因水湿为阴邪，停于肌肤之间，得药之力鼓动而下行之势。药后要求"坐被上""以一被绕腰以下"，是保暖以助下焦温化之气，使药力得下焦阳气之助，则水湿俱去；但只可"温令微汗"，恐过汗重伤卫阳。

本方与麻黄加术汤均能治疗湿邪在表证。但本方既能固表又能祛风化湿，适用于表虚之风湿在表；而麻黄加术汤既能辛温散寒，又可发汗祛湿，适用于表实之寒湿在表。一用黄芪主表虚，一用麻黄主表实，是二方的主要鉴别点。

【运用】

1. **辨证要点** 本方是治疗表虚不固之风水或风湿证之常用方。临床应用以汗出恶风，小便不利，苔白脉浮为辨证要点。

2. **加减变化** 若兼喘者，加麻黄、苏叶以宣肺平喘；肝脾不和而腹痛者，加芍药以柔肝理脾；中阳不振而冲气上逆者，加桂枝以平冲降逆；水湿偏盛，腰膝肿者，加茯苓、泽泻以利水退肿；肝肾虚寒，腰膝冷痛者，加杜仲、肉桂以补肾温阳；风湿偏甚而肢节沉重疼痛者，加独活、秦艽、木瓜等以祛风除湿。

3. **现代运用** 本方适用于风湿性关节炎、心源性水肿、急慢性肾炎、肾病综合征、风心病、肺心病心衰、功能性水肿、肝硬化腹水、更年期综合征水肿、类风湿关节炎、单纯性肥胖症、高脂血症等属风水、风湿而兼表虚证者。

4. **使用注意** 若水湿壅盛肿甚者，非本方所宜。

【附方】

防己茯苓汤（《金匮要略》） 防己 黄芪 桂枝各三两（各9g） 茯苓六两（18g） 甘草二两（6g） 上五味，以水六升，煮取三升，分温三服。功用：益气通阳，化气利水。主治：气虚阳郁之皮水。四肢肿，聂聂动，小便不利，口不渴，不恶风，或腹如鼓。

本方与防己黄芪汤均为治疗水肿病的常用方剂，方中均有防己、黄芪，皆有益气通利之功。但本方重用茯苓，利水消肿之力较强，故用于浮肿较重之皮水病；而防己黄芪汤中配伍白术，适用于表虚不固之风水或风湿证。

泽泻汤《金匮要略》

【组成】泽泻五两（15g） 白术二两（6g）

【方歌】泽泻汤中有白术，心下支饮冒眩苦；恶心呕吐四肢重，健脾利水化饮殊。

【用法】上二味，以水二升，煮取一升，分温再服（现代用法：水煎服）。

【功用】健脾化饮，利水降逆。

【主治】脾虚饮逆眩冒证。头晕目眩，恶心呕吐，小便不利，或胸闷，或食少，不欲食，四肢困重，舌淡体胖苔白滑，脉迟或紧。

【方解】本方证乃因脾失健运，饮停心下，浊阴上逆，蒙蔽清阳所致。心下有支饮，为胃中有水饮。饮停于中，升降受阻，浊阴不得下行，清阳不得上达，浊阴上犯，故头晕目眩，恶心呕吐；脾虚湿困，则食少，不欲食，四肢困重；舌淡体胖苔滑，脉迟或紧皆为脾虚湿困之征。治宜健脾化饮，利水降逆。方中重用泽泻利水除饮，导浊阴下行为君药。臣以白术健脾制水，培土以断饮邪之源。二药合用，化饮除水，健脾制水，标本兼顾，使浊阴下走不再上冒清阳，新饮绝源而升降复常。浊阴以降，清阳上达，故眩冒诸症自愈。

【运用】

1. **辨证要点** 本方为治疗脾虚饮逆眩冒证之代表方。临床应用以头晕目眩，恶心呕吐，舌淡苔白滑为辨证要点。

2. **加减变化** 咳嗽痰多者，加半夏、陈皮以燥湿化痰；痰热者，加黄芩、龙胆草以清热祛痰；胸闷气喘者，可加枳实、生姜以消痰散水；小便不利者，加茯苓、猪苓利水渗湿；气虚者，加党参、黄芪以补气；阴虚者，加生地黄、石斛、麦冬以滋阴；外感风寒者，加辛夷花、防风、苍耳子以祛风散寒；外感风热者，加桑叶、菊花以疏散风热。

3. **现代运用** 本方适用于梅尼埃病、突发性耳聋、椎动脉型颈椎病、神经官能症、慢性支气管炎等属脾虚饮邪上逆者。

【附方】

1. **茯苓泽泻汤**《金匮要略》 茯苓半斤（24g） 泽泻四两（12g） 桂枝二两（6g） 白术三两（9g） 生姜四两（12g） 上五味，以水一升，煮取三升，内泽泻，再煮取二升半，温服八合，日三服。功用：健脾利水，化气散饮。主治：饮阻气逆之胃反证。反复呕吐，渴欲饮水，愈吐愈饮，愈饮愈吐，或兼见心下悸，头眩等。

2. **葵子茯苓散**《金匮要略》 葵子一斤（48g） 茯苓三两（9g） 上二味，杵为散。饮服方寸匕，日三服，小便利则愈。功用：利水通窍。主治：妊娠水肿，身重，小便不利，洒淅恶寒，起即头眩，或但足跗浮肿，苔白润，脉滑。

第三节　温化寒湿

温化寒湿剂，适用于阳虚不能化水或湿从寒化所致的痰饮、水肿、痹证、脚气等证。常用温阳药如干姜、桂枝、附子与利湿药如茯苓、泽泻等为主组方。由于本证病机常涉及阳虚内寒、脾虚不运、饮停气阻及清浊混杂等，故本类方剂亦常配伍温阳祛寒、健脾益气、理气行滞及分清化浊之品，如干姜、生姜、白术、甘草、木香、陈皮、厚朴、萆薢、菖蒲等。代表方如苓桂术甘汤、真武汤。

苓桂术甘汤《金匮要略》

【组成】茯苓四两（12g） 桂枝去皮，三两（9g） 白术二两（6g） 甘草炙，二两（6g）

【方歌】苓桂术甘化饮剂，温阳化饮又健脾；饮邪上逆胸胁满，水饮下行悸眩去。

【用法】上四味，以水六升，煮取三升，去滓，分温三服（现代用法：水煎温服）。

【功用】温阳化饮，健脾利湿。

【主治】中阳不足之痰饮。胸胁支满，目眩心悸，短气而咳，舌苔白滑，脉弦滑或沉紧。

【方解】本方所治痰饮乃中阳不足，脾失健运，气化不利，水饮内停所致。盖脾主中州，职司气化，为气机升降之枢纽，若脾阳不足，健运失职，则湿滞而为痰为饮。而痰饮随气升降，无处不到，停于胸胁，则见胸胁支满；阻滞中焦，清阳不升，则见头晕目眩；上凌心肺，则致心悸、短气而咳；舌苔白滑，脉沉滑或沉紧皆为痰饮内停之征。仲景云："病痰饮者，当以温药和之。"（《金匮要略·痰饮咳嗽病脉证并治》）故治当温阳化饮，健脾利水。本方重用甘淡之茯苓为君，健脾利水，渗湿化饮，既能消除已聚之痰饮，又善平饮邪之上逆。桂枝为臣，功能温阳化气，平冲降逆。苓、桂相合，为温阳化气、利水平冲之常用组合。白术为佐，功能健脾燥湿，苓、术相须，为健脾祛湿的常用组合，在此体现了治生痰之源以治本之意；桂、术同用，也是温阳健脾的常用组合。炙甘草用于本方，其用有三：一可合桂枝以辛甘化阳，以助温补中阳之力；二可合白术益气健脾，培土以制水；三可调和诸药，功兼佐使之用。四药合用，温阳健脾以助化饮，淡渗利湿以平冲逆，使中阳得健，痰饮得化，津液得布，则诸症自愈。全方温而不燥，利而不峻，标本兼顾，配伍严谨，为治疗痰饮病之和剂。

此方服后，当小便增多，是饮从小便而去之征，故原方用法之后有"小便当利"之说。此亦即《金匮要略》"夫短气有微饮者，当从小便去之"之意。

本方与五苓散均为温阳化饮之常用方，组成中同有茯苓、桂枝、白术。五苓散以泽泻为君，臣以茯苓、猪苓，直达下焦，利水渗湿为主，主治饮停下焦之头眩、脐下悸，或吐涎沫等症；苓桂术甘汤以茯苓为君，臣以桂枝温阳化饮为主，四药皆入中焦脾胃，主治饮停中焦之胸胁支满、目眩、心下悸等症。

【运用】

1.**辨证要点** 本方为治疗中阳不足之痰饮病的代表方。临床应用以胸胁支满，目眩心悸，舌苔白滑为辨证要点。

2.**加减变化** 如痰多脉滑的，可与二陈汤配合使用；如头眩较重的，可加泽泻；若头面有烘热之象的，可加白薇；若血压偏高的，可加红花、茜草、益母草、牛膝；若脉见结代，则减去白术而加五味子；若湿痰作咳，则减去白术而加薏米；若见惊悸不安的，可加龙骨、牡蛎；若脾虚而神疲乏力者，加黄芪、党参以益气健脾；若心下痞或腹中有水声者，可加枳实、生姜以消痰散水。

3.**现代运用** 本方适用于慢性支气管炎、支气管哮喘、心律失常、心源性水肿、慢性肾小球肾炎水肿、梅尼埃病、神经官能症等属水饮停于中焦者。

4.**使用注意** 本方药性温燥，若饮邪化热，咳痰黏稠者，非本方所宜。

【附方】

1.**甘草干姜茯苓白术汤**（又名肾着汤）（《金匮要略》） 甘草 白术各二两（各6g） 干姜 茯苓各四两（各12g） 上四味，以水五升，煮取三升，分温三服（现代用法：水煎服）。功用：温脾胜湿。主治：寒湿下侵之肾着。身重腰下冷痛，腰重如带五千钱，饮食如故，口不渴，小便自利，舌淡苔白，脉沉迟或沉缓。

2.**茯苓桂枝甘草大枣汤**（《伤寒论》） 茯苓半斤（24g） 桂枝去皮,四两（12g） 甘草炙,二两（6g） 大枣擘,十五枚 上四味，以甘澜水一斗，先煮茯苓，减二升，内诸药，煮取三升，去滓，温服一升，日三服（作甘澜水法：取水二斗，置大盆内，以杓扬之，水上有珠子五六千颗相逐，取用之）。功用：温通心阳，化气行水。主治：心阳不足，痰饮内停之欲作奔豚证。伤寒发汗后，其人脐下悸，欲作奔豚，小便不利者。

3. 茯苓甘草汤（《伤寒论》）　茯苓二两（6g）　桂枝去皮，二两（6g）　生姜三两（9g）　甘草一两（3g）　上四味，以水四升，煮取二升，去滓。分温三服。功用：温胃阳，散水饮。主治：胃阳不足，水停中焦证。心下悸，口不渴，四肢不温，或小便不利，舌苔白滑，脉弦。

4. 木防己汤（《金匮要略》）　木防己三两（9g）　石膏鸡子大，十二枚（48g）　桂枝二两（6g）　人参四两（12g）　上四味，以水六升，煮取二升。分温再服。功用：温阳化饮，清热益气。主治：膈间阳郁热饮证。咳嗽喘满，心下痞胀坚硬，面色黧黑晦暗，短气，乏力，舌红，苔黄而腻，脉沉紧。甚者小便不利，其形如肿。

5. 木防己去石膏加茯苓芒硝汤（《金匮要略》）　木防己　桂枝各二两（各6g）　人参四两（12g）　芒硝三合（8g）　茯苓四两（12g）　上五味，以水六升，煮取二升，去滓，内芒硝，再微煎，分温再服，微利则愈。功用：温阳破饮，益气利水。主治：膈间阳郁饮结重证。胸满闷而痛，胸中滞塞不通，气喘，短气，身倦，心下坚满或疼痛，小便不利，面色黧黑，舌淡体胖，苔黄白相兼，脉沉弦。

6. 桂枝去芍药加麻黄细辛附子汤（《金匮要略》）　桂枝三两（9g）　生姜三两（9g）　甘草二两（6g）　大枣十二枚　麻黄二两（6g）　细辛二两（6g）　附子炮，一枚（9g）　上七味，以水七升，煮麻黄，去上沫，内诸药，煮取二升，分温三服，当汗出，如虫行皮中，即愈。功用：温通阳气，散寒化饮。主治：阳虚饮结寒凝证。气分，心下坚，大如盘，边如旋杯，水饮所作。

苓桂术甘汤、甘草干姜茯苓白术汤、茯苓桂枝甘草大枣汤、茯苓甘草汤均体现温阳化湿治法，但各有侧重。苓桂术甘汤用茯苓为君，桂枝为臣，以渗湿化饮为主，温复中阳为辅，主治中阳不足，饮停心下之痰饮病，症见胸胁支满、目眩心悸等；甘草干姜茯苓白术汤用干姜为君，茯苓为臣，以温阳散寒为主，祛湿为辅，主治寒湿下侵所致之肾着病，症见腰重冷痛等；茯苓桂枝甘草大枣汤用桂枝为君，茯苓为臣，药量增加，以温通心阳、平冲降逆为主，利水渗湿为辅，主治心阳不足，痰饮内停之欲作奔豚证；茯苓甘草汤用茯苓为君，桂枝为臣，以温胃阳为主，散水饮为辅，主治胃阳不足，水停中焦证。

木防己汤与木防己去石膏加茯苓芒硝汤均可治疗膈间饮证，但木防己汤主膈间阳郁热饮证，证以胸闷而满、气喘、短气、心烦、舌红、苔黄为特点，治在温阳化饮、清热益气；而木防己去石膏加茯苓芒硝汤主膈间阳郁饮结重证，证以胸满而疼痛、气喘、神倦、舌淡而胖、苔白黄相兼为特点，治在温阳破饮、益气利水。

桂枝去芍药加麻黄细辛附子汤与苓桂术甘汤均能温阳化饮。但苓桂术甘汤主治中阳不足之痰饮，证以水气冲胸达头为要点；桂枝去芍药加麻黄细辛附子汤主治病机是饮结寒凝阳虚，饮结遇寒则凝，复加阳虚不宜不温，以成有形之物，病证以心下坚、大如盘而恶寒为辨证要点，治宜温通阳气、散寒化饮。

真武汤《伤寒论》

【组成】茯苓三两（9g） 芍药三两（9g） 白术二两（6g） 生姜切，三两（9g） 附子炮，去皮，破八片，一枚（9g）

【方歌】真武汤壮肾中阳，茯苓术芍附生姜；少阴腹痛有水气，悸眩瞤惕保安康。

【用法】以水八升，煮取三升，去滓，温服七合，日三服（现代用法：水煎温服）。

【功用】温阳利水。

【主治】阳虚水泛证。畏寒肢厥，小便不利，心下悸动不宁，头目眩晕，身体筋肉瞤动，站立不稳，四肢沉重疼痛，浮肿，腰以下为甚，或腹痛、泄泻，或咳喘呕逆，舌质淡胖，边有齿痕，舌苔白滑，脉沉细。

【方解】本方证乃脾肾阳虚，水湿泛溢所致。盖水之制在脾，水之主在肾，脾阳虚则湿难运化，肾阳虚则水不化气而致水湿内停。肾中阳气虚衰，寒水内停，则小便不利；水湿泛溢于四肢，则沉重疼痛，或肢体浮肿；水湿流于肠间，则腹痛下利；上逆肺胃，则或咳或呕；水气凌心，则心悸；水湿中阻，清阳不升，则头眩。若由太阳病发汗太过，耗阴伤阳，阳失温煦，加之水渍筋肉，则身体筋肉瞤动、站立不稳。其证因于阳虚水泛，故治疗当以温阳利水为基本治法。本方以附子为君药，本品辛甘性热，用之温肾助阳，以化气行水，兼暖脾土，以温运水湿。臣以茯苓利水渗湿，使水邪从小便去；白术健脾燥湿。佐以生姜之温散，既助附子温阳散寒，又合苓、术宣散水湿。白芍亦为佐药，其义有四：一者利小便以行水气，《本经》言其能"利小便"，《名医别录》亦谓之"去水气，利膀胱"；二者柔肝缓急以止腹痛；三者敛阴舒筋以解筋肉瞤动；四者可防止附子燥热伤阴，以利于久服缓治。如此组方，温脾肾以助阳气，利小便以祛水邪。

本方配伍特点：主以温阳，兼行利水、散水、燥湿；以辛热、渗利、苦燥配以酸收，刚柔通涩相济，温阳利水燥湿不伤阴。

真武汤与附子汤相比，药物只差一味，均主治肾阳虚衰兼水湿泛滥之证。附子汤重用术、附，并伍以人参，重在温补脾阳而祛寒湿，主治寒湿所致的痹证；真武汤附、术半量，更佐生姜，重在温补肾阳而散水气，主治脾肾阳虚，水湿内停之证。

【运用】

1. **辨证要点** 本方为治疗脾肾阳虚，水饮内停之常用方。临床应用以小便不利，肢体沉重或浮肿，舌质淡胖，苔白脉沉为辨证要点。

2. **加减变化** 若水寒射肺而咳者，加干姜、细辛、五味子以温肺化饮，敛肺止咳；阴盛阳衰而下利甚者，去芍药之阴柔，加干姜以助温里散寒；水寒犯胃而呕者，去附子，加重生姜用量以和胃降逆，可更加吴茱萸、半夏以助温胃止呕。

3. **现代运用** 本方常用于治疗慢性肾小球肾炎、肾病综合征、尿毒症、心源性水肿、甲状腺功能低下、慢性支气管炎、慢性肠炎、肠结核等属脾肾阳虚，水湿内停者。

4. **使用注意** 湿热内停所致之浮肿，小便不利者禁忌用。

小 结

祛湿剂共选正方 7 首，按其功用分为清热祛湿、利水渗湿、温化寒湿三类。

1.清热祛湿 茵陈蒿汤清热、利湿、退黄，为治湿热黄疸之第一要方。

2.利水渗湿 猪苓汤与五苓散同为利水之剂，方中皆有茯苓、猪苓、泽泻，用治水气停滞小便不利证。五苓散用泽泻、二苓配桂枝以通阳化气，伍白术以崇土制水，合成化气利水之剂，主治膀胱气化不利之蓄水证。猪苓汤以二苓、泽泻配滑石以清热通淋，加阿胶以滋阴润燥，合成清热滋阴利水之剂，主治水热互结之小便不利。防己黄芪汤益气祛风、健脾利水，主治表虚不固之风水或风湿证。泽泻汤健脾化饮、利水降逆，主治因脾失健运，饮停心下，浊阴上逆，蒙蔽清阳之脾虚饮逆眩冒证，症见头晕目眩、恶心呕吐、小便不利等。

3.温化寒湿 苓桂术甘汤温阳化饮、健脾利湿，主治中阳不足之痰饮证，为仲景"病痰饮者，当以温药和之"法的代表方。真武汤能温暖脾肾、助阳行水，主治阳虚水肿。但其偏于温肾，温阳利水，兼能敛阴缓急，主治阳虚停水，兼有腹痛或阳随阴伤之身瞤动。

第二十九章　祛痰剂

凡以祛痰药为主组成，具有祛除痰饮等作用，用以治疗各种痰病的方剂，统称为祛痰剂。祛痰剂属于八法中的"消法"。

痰饮的形成与外邪犯肺和脏腑失调有关。如外邪犯肺，则肺气失宣；或郁结生热，或化燥伤阴等，均可凝结而生痰。脏腑功能失调，水液代谢失职，津液运行停滞，均可凝结为痰。由于肺、脾、肾三脏与水液代谢密切相关，故痰饮之形成多因肺、脾、肾病变所引起，故有"肺为贮痰之器，脾为生痰之源"之说。

痰饮的范围很广，临床表现多样，"在肺则咳，在胃则呕，在头则眩，在心则悸，在背则冷，在胁则胀，其变不可胜穷也。"（《医方集解》）常见的病证有咳嗽、喘促、头痛、眩晕、胸痹、呕吐、中风、痰厥、癫狂、惊痫，以及痰核、瘰疬等。

痰饮既是某些疾病的病理产物，又是某些疾病的致病因素。前者是因病而生痰，后者是因痰而生病。可见痰证范围甚广，许多疾病常因痰而生，故有"百病皆由痰作祟"之说。根据痰证的性质及兼证的不同，可分为湿痰、热痰、燥痰、寒痰、风痰等五种。因此本章祛痰剂相应的分为燥湿化痰、清热化痰、润燥化痰、温化寒痰、化痰息风等五类。

由于痰随气而升降，气壅则痰聚，气顺则痰消，故祛痰剂中常配伍理气之品，以助化痰。即"善治痰者，不治痰而治气，气顺则一身之津液亦随气而顺矣"（《证治准绳》）。又因痰饮常为湿聚而成，故祛痰剂中又常配伍祛湿之品，使湿去则痰消。此外，治疗痰病时，不仅要治痰，还要治其生痰之本，使痰无由生。即所谓："善治痰者，惟能使之不生，方使补天之手。"（《景岳全书》）至于痰阻经络、肌腠而为瘰疬、痰核等，又需结合疏通经络、软坚散结等法治之，方可奏效。

应用祛痰剂时，首先应辨别痰病的性质，分清寒热燥湿之不同；同时应注意病情，辨清标本缓急。有咯血倾向或痰黏难咳者，不宜使用燥热之剂，以免引起咯血；表邪未解或痰多者，慎用滋润之品，以防壅滞留邪，病久不愈。

本章主要涉及仲景的清热化痰、温化寒痰、化痰止呕三类方剂。

第一节　清热化痰

清热化痰剂，适用于热痰证。热痰证多由邪热内盛，灼津为痰，或痰郁生热化火，痰浊与火热互结而成。症见咳嗽痰黄，黏稠难咳，舌红苔黄腻，脉滑数；以及由痰热所致的胸痛、眩晕、惊悸、癫狂、瘰疬等。本类方剂多以清热化痰药如胆南星、栝楼实、贝母等为主，配伍清热、理气之品如枳实、陈皮及黄芩、黄连等组成方剂。代表方如小陷胸汤。

小陷胸汤《伤寒论》

【组成】黄连一两（6g） 半夏洗，半升（12g） 栝楼实大者，一枚（20g）

【方歌】小陷胸汤连夏楼，宽胸开结涤痰优；心下热痰痞满痛，舌苔黄腻服之休。

【用法】上三味，以水六升，先煮栝楼实，取三升，去滓，内诸药，煮取二升，去滓，分温三服（现代用法：先煮栝楼实，后纳他药，水煎温服）。

【功用】清热涤痰，宽胸散结。

【主治】痰热互结证。心下痞闷，按之则痛，或咳痰黄稠，心胸烦热，舌红苔黄腻，脉滑数。

【方解】本方原治伤寒表证误下，致邪热内陷，与痰浊结于心下之小结胸病。本证病轻邪浅，仅在心下，未及全腹，且硬满程度较轻，特点为按之则痛，不按不痛，与大结胸之从心下之硬满而痛不可近者有轻重之别，故名小结胸病。痰热互结心下，气郁不通，故心下痞闷，按之则痛；痰热壅肺，则咳痰黄稠；痰热上扰心胸，则心胸烦热；舌苔黄腻，脉滑数为痰热内蕴之征。治宜清热涤痰，宽胸散结。方中栝楼实甘寒，清热涤痰，宽胸散结，且润燥滑肠，可开痰火下行之路而畅气机，用时先煮，意在"以缓治上"，而通胸膈之痹，为方中之君药。臣以黄连苦寒泄热除痞，半夏辛温化痰散结。两者合用，一苦一辛，体现辛开苦降之法；与栝楼实相伍，润燥相得，是为清热化痰、散结开痞之常用组合。三药相伍，涤痰清热、开畅气机、宽胸散结，使郁结得开、痰火下行，则结胸自除。

本方与大陷胸汤皆主治热实结胸，但病因、病位、病情、病势不尽相同，故方有大、小陷胸之分。大陷胸汤证为水热互结心下，涉及胸腹，病情较重，病势较急，可见心下痛，按之石硬，甚则从心下至少腹硬满而痛不可近，脉象沉紧，故用大黄、芒硝与甘遂配伍，泄热逐水破结；本方证为痰热互结心下，病位局限，病情相对较轻，病势较缓，仅见心下痞闷，按之始痛，脉象浮滑，故用栝楼实与黄连、半夏相伍，清热涤痰散结。

【运用】

1. 辨证要点　本方为治疗痰热结胸的常用方。临床应用以心下痞闷，按之则痛，舌红苔黄腻，脉滑数为辨证要点。

2. 加减变化　若心下痞闷甚者，可加枳实、厚朴以行气除痞；心胸闷痛者，加柴胡、桔梗、郁金、赤芍等以行气活血止痛；咳痰黄稠难咳者，可减半夏用量，加胆南星、贝母、知母以清润化痰；燥热结滞见大便秘结者，加莱菔子、元明粉以润肠通便；痰热扰心者，加竹叶、灯心以清心安神。

3. 现代运用　本方常用于急慢性胃炎、心绞痛、胸膜炎、肺心病、急性支气管炎、胸膜粘连等属痰热互结心下或胸膈者。

4. 使用注意　寒痰、湿痰及中虚痞满者，非本方所宜。

【附方】

皂荚丸（《金匮要略》）　皂荚刮去皮，酥炙，八两（24g）　上一味，末之，蜜丸梧子大，以枣膏和汤，服三丸，日三夜一服。功用：祛痰利肺，止咳平喘。主治：痰浊壅肺之咳喘证。咳逆上气，时时吐浊，但坐不得眠，舌苔腻，脉滑。

第二节　温化寒痰

温化寒痰剂，适用于寒痰证。寒痰证多由阳虚生寒，水湿不运，寒与痰浊凝滞所致；或外受寒邪，津液凝结而成。症见咳嗽喜唾，吐痰清稀，胸闷脘痞，气喘哮鸣，畏寒肢冷，舌淡苔白滑，脉弦滑或弦紧等。本类方剂多用温化寒痰药如干姜、细辛、白芥子、苏子、半夏等为主，配伍温里祛寒之品组成。代表方如苓甘五味姜辛汤。

苓甘五味姜辛汤《金匮要略》

【组成】茯苓四两（12g）　甘草三两（9g）　干姜三两（9g）　细辛三两（5g）　五味子半升（5g）

【方歌】苓甘五味姜辛汤，温阳化饮常用方；半夏杏仁均可入，寒痰冷饮保安康。

【用法】上五味，以水八升，煮取三升，去滓，温服半升，日三服（现代用法：水煎温服）。

【功用】温肺化饮。

【主治】寒痰或寒饮证。咳嗽痰多，清稀色白，或喜唾涎沫，胸满不舒，舌苔白滑，脉弦滑或沉迟。

【方解】本方证多因脾阳不足，寒从中生，聚湿成饮，寒饮犯肺所致，此即"形寒寒饮则伤肺"（《灵枢·邪气脏腑病形》）之义。寒痰证，以咳嗽色白清稀为特点，稀者为饮，稠者为痰，痰与饮异名而同类。寒饮停肺，宣降失和，故咳嗽痰多，清稀色白；饮阻气机，故胸满不舒；饮邪犯胃，则喜唾涎沫；舌苔白滑，脉弦滑或沉迟为寒痰水饮之征。"病痰饮者，当以温药和之"，故治当温肺化饮。方以干姜为君，既温肺散寒以化饮，又温运脾阳以化湿。臣以细辛，取其辛散之性，温肺散寒，助干姜温肺散寒化饮之力；复以茯苓健脾渗湿，化饮利水，一以导水饮之邪从小便而去，一以杜绝生饮之源，合干姜温化渗利，健脾助运。为防干姜、细辛耗伤肺气，又佐以五味子敛肺止咳，与干姜、细辛相伍，一温一散一敛，使散不伤正，敛不留邪，且能调节肺司开阖之职，为仲景用以温肺化饮的常用组合。使以甘草和中调药。综观全方，具有温散并行、开阖相济、肺脾同治、标本兼顾的配伍特点，堪称温化寒饮之良剂。

本方是由小青龙汤去麻黄、桂枝、芍药、半夏，加茯苓而成。原治支饮服小青龙汤后，咳虽减，但其人冲气上逆，出现气从小腹上冲胸咽之状，继投桂苓五味甘草汤，服已，冲气虽平，而反更咳，胸满者，属小青龙汤之变法。因证无表寒，冲气已平，故不用麻黄、桂枝解表散寒；寒饮尚存，故仍用干姜、细辛温肺散寒化饮；因饮邪较重，故配茯苓健脾渗湿，以杜生痰之源。

【运用】

1. **辨证要点**　本方为治寒痰或寒饮证之常用方。临床应用以咳嗽痰多，清稀色白，舌苔白滑为辨证要点。

2. **加减变化**　若初起兼表寒者，加麻黄、桂枝以发汗解表；痰多欲呕者，加半夏以温化寒痰，降逆止呕；肺中痰阻见咳喘较重者，加紫菀、苏子、杏仁以止咳平喘；脾虚食少者，可加人参、白术、陈皮等以益气健脾；若肾阳不足见气上冲逆者，加桂枝、沉香以平冲降逆。

3. **现代运用**　本方常用于慢性支气管炎、肺气肿等属寒饮内停者。

4. **使用注意**　凡肺燥有热、阴虚咳嗽、痰中带血者，非本方所宜。

【附方】

1. 桂苓五味甘草汤（《金匮要略》）　茯苓四两（12g）　桂枝去皮，四两（12g）　甘草炙，三两（9g）　五味子半升（12g）　上四味，以水八升，煮取三升，去滓，分三温服。功用：温肺化饮，平冲降逆。主治：寒饮郁肺气冲证。多唾口干，手足逆冷，气冲少腹上冲胸咽，手足麻木不仁，小便不利，时有头目眩晕，其面翕热如饮酒醉状，寸脉沉、尺脉数。

2. 桂苓五味甘草去桂加干姜细辛半夏汤（《金匮要略》）　茯苓四两（12g）　甘草三两（9g）　细辛二两（6g）　干姜二两（6g）　五味子　半夏各半升（各9g）　上六味，以水八升，煮取三升，去滓，温服半升，日三服。功用：温肺化饮，平冲降逆。主治：寒饮郁肺气攻证。咳嗽，痰清晰色白，胸满而滞塞，气上冲胸，头昏目眩，呕吐，口渴，渴不欲饮，舌淡，苔白，脉迟或紧。

3. 苓甘五味加姜辛半夏杏仁汤（《金匮要略》）　茯苓四两（12g）　甘草三两（9g）　五味子半升（9g）　干姜三两（9g）　细辛三两（9g）　半夏半升（9g）　杏仁去皮尖，半升（6g）　上七味，以水一斗，煮取三升，去滓，温服半开，日三服。功用：温肺化饮，宣肺利气。主治：寒饮郁肺气乱证。形体肿胀，咳嗽，痰色白，气喘，胸满，头目眩晕，或饮食不振，或呕吐，舌淡，苔白而腻，脉浮或紧或迟。

4. 苓甘五味加姜辛半杏大黄汤（《金匮要略》）　茯苓四两（12g）　甘草三两（9g）　五味子半升（9g）　干姜三两（9g）　细辛三两（9g）　半夏半升（9g）　杏仁半升（9g）　大黄三两（9g）　上八味，以水一斗，煮取三升，去滓，温服半升，日三服。功用：温肺化饮，兼清胃热。主治：寒饮郁肺夹胃热证。咳嗽，咯痰稀或不爽，色白或黄白相兼，胸满，头目眩晕，面部通红如醉状，大便干，苔白或黄白相兼，脉浮或沉或兼数。

桂苓五味甘草汤与苓甘五味姜辛汤均可治疗肺有寒饮证。但桂苓五味甘草汤主治寒饮郁肺，肺气失降，下焦之气不得肺气之降而上冲，故治在温肺化饮，下气平冲；而苓甘五味姜辛汤主治寒饮郁肺，肺气宣发功能失职而气逆乱于胸中以呈胸满证，故治在温肺化饮，宣气制逆。可见，桂苓五味甘草汤功重在降，苓甘五味姜辛汤功在宣矣。

桂苓五味甘草去桂加姜辛夏汤与桂苓五味甘草汤均可治疗气上冲证。但桂苓五味甘草汤所主冲气证乃肺降不及，气从少腹上冲胸咽，故方中以桂枝平冲降逆；而桂苓五味甘草去桂加姜辛夏汤所主冲气证，乃肺饮上攻致胸中逆气上冲于头即冒证，故方中以半夏化饮降冲气。可见，同为气冲证，一者气从少腹上冲胸咽，一者气从胸中上攻于头。

桂苓五味甘草去桂加姜辛夏汤与苓甘五味姜辛汤均可治疗气逆胸中证。但桂苓五味甘草去桂加姜辛夏汤是由苓甘五味姜辛汤加半夏而成，其不仅可以治疗寒饮郁肺气逆胸中证，亦可治疗寒饮郁肺气攻于头证，此乃二方之别。

苓甘五味加姜辛半夏杏仁汤是由桂苓五味甘草去桂加姜辛夏汤再加杏仁而成。其既可治疗苓甘五味姜辛汤之寒饮郁肺气逆证，又可治疗桂苓五味甘草去桂加姜辛夏汤之寒饮郁肺气攻证，更可治疗寒饮郁肺气乱之形肿证。形肿者乃寒饮之邪扰乱肺气，肺气失宣失降，饮邪乘之而外溢肌肤。

苓甘五味加姜辛半杏大黄汤是由苓甘五味加姜辛半夏杏仁汤再加大黄而成。但苓甘五味加姜辛半杏大黄汤所主病机甚为复杂，所治病证也甚为广泛，其既可治寒饮郁肺夹气上冲证夹热者，又可治寒饮郁肺气逆证夹热者；既可治寒饮郁肺气攻证夹热者，又可治寒饮郁肺气乱证夹热者，更可治寒饮郁肺胃热而翕热者。

第三节　化痰止呕

化痰止呕剂，适用于痰饮所致呕吐的病证。呕吐的原因很多，不论外感内伤，虚实寒热，均可损及于胃，使胃失和降，气逆于上而致病。本节主要讨论胃中停饮，胃气上逆所致的呕吐。症见呕吐清水痰涎，心下痞满，眩晕，心悸，口渴或不渴，舌苔白滑，脉弦等。临证多用化痰降逆、和胃止呕药如半夏、生姜等为主组成方剂。代表方如小半夏汤。

小半夏汤《金匮要略》

【组成】半夏一升（20g）　生姜半斤（12g）
【方歌】小半夏汤有生姜，化痰降逆基础方。
【用法】以水七升，煮取一升半，分温再服。
【功用】化痰散饮，和胃降逆。
【主治】痰饮呕逆证。呕吐痰涎，口渴或不渴，或干呕呃逆，谷不得下，小便自利，舌苔白滑。
【方解】本方证因痰饮停于心下，胃气失于和降所致。痰饮停于胃，胃失和降则呕吐，呕多必津伤致渴，渴者为饮随津去，故为欲解；若呕反不渴，是支饮仍在心下之故。治宜化痰散饮，和胃降逆。方中半夏辛温，燥湿化痰涤饮，又降逆和中止呕，是为君药。生姜辛温，为呕家之圣药，降逆止呕，又温胃散饮，且制半夏之毒，是臣药又兼佐使之用。二药相配，使痰祛饮化，逆降胃和而呕吐自止。

仲景创立该方，对于后世痰饮呕吐或胃气上逆证的治疗具有重要的指导意义，已成为化痰止呕或和胃降逆止呕的常用配伍组合。

【运用】
1.辨证要点　本方为治疗痰饮呕吐之基础方，被后世誉为"治呕之祖方"。临床应用以呕吐不渴，苔白滑为辨证要点。

2. **加减变化**　如兼有呕哕或痰多者，加法半夏；咳嗽甚者，加苦杏仁、紫菀、款冬花；气滞胃脘胀者，加陈皮、枳壳、春砂仁；脾虚食少者，加党参、白术；若喘嗽时时发作，不能平卧者，应加入麻黄、胆南星。

3. **现代运用**　本方常用于胃炎、胃癌、胰腺炎、胆囊炎、内耳眩晕症及放疗化疗后所致的胃肠反应等属痰饮呕吐者。

【附方】

1. **小半夏加茯苓汤**（《金匮要略》）　半夏一升（24g）　生姜半斤（24g）　茯苓三两（9g）　上三味，以水七升，煮取一升五合，分温再服。功用：蠲饮降逆，宁心镇悸。主治：痰饮呕吐兼眩悸证。呕吐清水痰涎，心下痞满，眩晕心悸，口渴或不渴或先渴后呕，苔白滑，脉弦。

2. **半夏干姜散**（《金匮要略》）　半夏　干姜等分　上二味，杵为散，取方寸匕，浆水一升半，煮取七合，顿服之。功用：温中散寒，化饮降逆。主治：中阳不足，寒饮内盛呕逆证。干呕，或呕吐，吐逆，吐涎沫，畏寒肢冷，舌淡苔白，脉沉迟。

3. **生姜半夏汤**（《金匮要略》）　半夏半升（12g）　生姜汁一升（60mL）　上二味，以水三升，煮半夏，取二升，内生姜汁，煮取一升半，小冷，分四服，日三夜一服。止，停后服。功用：辛散寒饮，宣通阳气。主治：寒饮搏结胸胃证。胸中烦闷，似喘不喘，似呕不呕，似哕不哕，心中烦乱不安，舌苔白腻或白滑，脉弦滑。

4. **半夏麻黄丸**（《金匮要略》）　半夏　麻黄等分　上二味，末之，炼蜜和丸小豆大，饮服三丸，日三服。功用：蠲饮通阳，降逆定悸。主治：饮邪凌心证。心下悸动不宁，或伴咳喘痰稀，心下痞塞，头目昏眩，恶心呕吐，舌质淡苔白滑或腻，脉缓滑。

5. **干姜人参半夏丸**（《金匮要略》）　干姜　人参各一两（各3g）　半夏二两（6g）　上三味，末之，以生姜汁糊丸，如梧桐子大，饮服十丸，日三服。功用：温中益气，蠲饮降逆。主治：脾胃虚寒，寒饮中阻之妊娠恶阻。呕吐剧烈，或干呕频频不止，恶心，饮食不振，头晕，倦怠嗜卧，四肢不温而乏力，舌淡苔白，脉弦滑无力。

小半夏加茯苓汤、半夏干姜散与生姜半夏汤均是由小半夏汤加减变化而来。小半夏加茯苓汤与小半夏汤均治因饮邪导致的呕吐，但小半夏汤为饮停心下，饮阻气逆致呕；小半夏加茯苓汤证乃为饮停膈间，外邪偶触，胃气上逆致呕。半夏干姜散，即小半夏汤以生姜易干姜而成，因干姜与生姜功用不同，故其主治有别。半夏干姜散以干姜温阳，守而不走，治疗中阳不足，寒饮呕逆之证；小半夏汤以生姜散寒，走而不守，主治饮盛抑阳之呕吐。生姜半夏汤与小半夏汤，药味组成相同，但剂量不同，其作用也就不同。小半夏汤重用半夏降逆化饮；生姜半夏汤重用生姜且取汁，在于散饮去结。

半夏麻黄丸蠲饮通阳、降逆定悸，适用于饮邪凌心证；干姜人参半夏丸温中益气，蠲饮降逆，适用于脾胃虚寒，寒饮中阻之妊娠恶阻。

小　结

祛痰剂为各种痰证而设。本章共选正方 3 首，按其功用分为清热化痰、温化寒痰、化痰止呕三类。

1. **清热化痰**　本类方剂主治热痰证。小陷胸汤能清热化痰、宽胸散结，主治痰热互结胸脘的小结胸病。

2. **温化寒痰**　本类方剂主治寒痰，代表方是苓甘五味姜辛汤。本方为温阳化饮的主要方剂，主治寒饮内停、咳嗽痰多、清稀色白之证。

3. **化痰止呕**　适用于痰饮所致呕吐的病证，代表方是小半夏汤。该方具有化痰散饮、和胃降逆之功，主治痰饮停于心下，胃气失于和降所致的痰饮呕吐证。

第三十章　治疡剂

凡具有散结消痈、解毒排脓、生肌敛疮等作用，用以治疗痈疽疮疡病证的一类方剂，统称为治疡剂。治疡剂属于"八法"中的"消法"。

痈疡之生，或因内伤七情，郁滞化火，或因贪食辛热炙煿食物，生湿蕴热，或因外感六淫，侵入肌肉、经络、筋骨、血脉，或因阳虚寒凝，营血虚滞，痰浊壅阻，导致气血凝涩，经脉阻滞，营卫不和，变生痈疡。但诸因之中，尤以湿热、火毒为多见。故《灵枢·痈疽》云："营气稽留于经脉之中，则血泣而不行，不行则卫气从之而不通，壅遏而不得行，故热。大热不止，热胜则肉腐，肉腐则为脓……故命曰痈。"导致痈疡的主要病机是由热毒或阴寒之邪凝滞，营卫失调，气血凝滞，经脉阻塞，肉腐血败而成。

痈疡病证，依据其发病部位有内、外痈疡之分。外痈指邪壅肌表，而生于躯干、四肢等体表部位的痈疡，如疮疡、疔毒、疖肿等；内痈指邪结脏腑，而生于体内脏腑之痈，如肺痈、肠痈等。痈疡的辨证治疗，体表痈疡当首辨其阴阳属性，属阳证者多因湿热瘀毒壅遏，气血凝滞而成，以局部红肿热痛、根脚收缩为特征；属阴证者多为痰湿寒邪凝滞经脉所致，以患处漫肿无根、皮色不变、酸痛无热为特征。

体表痈疡的内治法，一般依据其病证的发展过程，分期论治，针对初起、成脓、溃后三个不同阶段，相应地采用消、托、补三法。

消法：一般用于痈疡初期，可使毒散肿消，制止成脓。其中由于痈疡初期的证候各不相同，因此消法包括解表、通里、清热、温通、祛痰、行气、活血行瘀等各个方面，使痈疡"消散于无形"。

托法：一般用于痈疡中期，正虚毒盛，不能托毒外出，见疮形平塌，根脚散漫，脓成难溃难腐者。通过运用补益气血和透脓的方法，扶助正气，托毒外出，防止毒邪内陷。

补法：一般用于痈疡后期，毒气已去，而正气虚弱，见痈疡脓水清稀，或疮口经久不愈，面色无华，舌淡苔少等。通过补法，以补益正气、生肌敛疮，使疮口早日愈合。

内痈重在辨别证候的寒热虚实，治疗以逐瘀排脓、散结消肿为基本大法。热毒者，兼以清热泻火解毒；寒湿者，兼以温利寒湿；正虚者，兼以扶正补虚。

治疡剂根据方剂功用的不同，可分为散结消痈、托里透脓和补虚敛疮三类。应用本类方剂时，对于体表痈疡当依据其阴阳属性而选用相应的方剂。在运用消、托、补三法时，尚需注意以下事项：首先，痈疡脓已成者，不宜固执内消一法，应配合外箍围药以清热消散或切开排脓，以免有损气血，使痈疡难溃、难收。其次，痈疡中期，毒盛而真气未衰者，可应用透脓之法，促其早日脓出毒泄，以免脓毒旁窜深溃；若毒邪炽盛，又须侧重清热解毒之法以增强祛邪之力；若脓成难溃，则须配伍攻透之品以透脓溃坚。再次，痈疡后期，疮痈虽溃，毒邪未尽之时，切勿过早运用补法，以免留邪为患。阳证疮疡，热毒犹盛时，忌用温补，以免助热碍邪，而犯"实实"之戒。即在痈疡余毒未尽之际，纯补太早，终非所宜，还应兼顾清解余毒，以免因补留邪。

本章主要涉及仲景之散结消痈、托里透脓两类方剂。

第一节　散结消痈

散结消痈剂，适用于痈疡初起尚未成脓，邪气盛实之证。本类病证表现复杂，其邪发部位有在表、在里之别，病证性质又有阴、阳、寒、热之异。临证时，阳证痈疡常见局部红肿热痛，发热，口渴，或便秘溲赤，舌红苔黄，脉滑数有力等；阴证痈疡常见漫肿硬结，不红不热，隐隐作痛，神疲恶寒，苔白脉缓等。痈疡初起，病因病机各异，或属热毒壅聚，或属寒邪凝结，并可兼夹表邪、里实、痰浊、湿毒、气滞、血瘀等，故本类方剂常以清热解毒或温里散寒之药为主组成，随证配伍解表散邪、攻里败毒、祛湿化痰、行气通络、活血散瘀等药。代表方如大黄牡丹汤、薏苡附子败酱散。

大黄牡丹汤《金匮要略》

【组成】大黄四两（12g）　牡丹皮一两（3g）　桃仁五十个（9g）　冬瓜仁半升（30g）　芒硝三合（9g）

【方歌】金匮大黄牡丹桃，冬瓜仁中加芒硝；肠痈初起少腹痛，脓成未溃服之消。

【用法】以水六升，煮取一升，去滓，内芒硝，再煎沸，顿服之（现代用法：水煎服）。

【功用】泄热破瘀，散结消肿。

【主治】肠痈初起，湿热瘀滞证。右少腹疼痛拒按，按之其痛如淋，甚则局部肿痞，或右足屈而不伸，伸则痛剧，小便自调，或时时发热，自汗恶寒，舌苔薄腻而黄，脉滑数。

【方解】本方所治之肠痈，多由肠中湿热郁蒸，气血凝聚所致。湿热与气血互结成痈，不通则痛，故右少腹疼痛拒按，甚成肿痞；按之其痛如淋，而小便自调，无淋沥不畅之感，则知其非淋证；喜屈右足而不伸，伸则痛剧，是为缩脚肠痈；或时时发热，自汗恶寒，是肠痈已成，气血郁滞，营卫失和使然；舌苔黄腻，脉滑数为湿热内蕴之征。《成方便读》说："病既在内，与外痈之治，又自不同。然肠中既结聚不散，为肿为毒，非用下法，不能解散。"故治法宜泄热祛湿，破瘀消痈。方中大黄苦寒攻下，泄热逐瘀，荡涤肠中湿热瘀结之毒；牡丹皮苦辛微寒，能清热凉血，活血散瘀。两药合用，泄热破瘀，共为君药。芒硝咸寒，泄热导滞，软坚散结，助大黄荡涤实热，使之速下；桃仁活血破瘀，合牡丹皮散瘀消肿，共为臣药。冬瓜仁甘寒滑利，清肠利湿，引湿热从小便而去，并能排脓消痈，为治内痈要药，是为佐药。综观全方，合泻下、清利、破瘀于一方，湿热得清、瘀滞得散、肠腑得通，则痈消而痛止，为治湿热瘀滞肠痈的有效方剂。

《金匮要略》云:"脉洪大者,脓已成,不可下也。"但在本方的用法中又说:"有脓当下,如无脓当下血。"后世医家对此认识不一,现在一般认为肠痈初起,证属湿热血瘀之实证者,脓未成或脓成未溃,均可用之。

【运用】

1. **辨证要点** 本方为治疗湿热血瘀肠痈的常用方。临床应用以右下腹疼痛拒按,舌苔黄腻,脉滑数为辨证要点。

2. **加减变化** 若热毒较重者,加蒲公英、金银花、紫花地丁、败酱草以加强清热解毒之力;血瘀较重者,加赤芍、乳香、没药以活血祛瘀。

3. **现代运用** 本方常用于急性单纯性阑尾炎、肠梗阻、急性胆道感染、胆道蛔虫、胰腺炎、急性盆腔炎、输卵管结扎后感染等属湿热瘀滞者。

4. **使用注意** 凡肠痈溃后及老人、孕妇、产后或体质过于虚弱者均应慎用或忌用。

薏苡附子败酱散《金匮要略》

【组成】 薏苡仁十分(30g) 附子二分(6g) 败酱草五分(15g)

【方歌】 薏苡附子败酱散,温化排脓力不缓;肠痈脓成宜急投,脓泻肿消腹自软。

【用法】 原方三味杵为散,取方寸匕,以水二升,煎减半,顿服(现代用法:水煎服)。

【功用】 排脓消肿,温阳化湿。

【主治】 **肠痈脓成,毒结阳伤证。** 身无热,肌肤甲错,腹皮急,按之濡软,如肿胀,脉数。

【方解】 本方所治之肠痈,乃因湿热郁蒸,或寒湿瘀血互结,腐败成脓所致。邪聚不散,损及阳气,热毒壅郁,血败肉腐,脓成日久,营血必受其累,肌肤失于濡养,故肌肤甲错;痈脓结于肠间,腑气不通,故见腹皮急,如肿胀;肠中无燥屎,故按之濡软,无硬结之感;肠痈日久,耗气伤阳,虚衰之体不能化生水谷,日久气损及阳,故身无热;肠间脓汁不化,热毒犹存,邪正相搏,故脉数。本证病机乃痈结于肠间日久,邪虽衰,但热毒尚存;阳气受损,但尚不太甚。故治宜温阳化湿,排脓消肿。方中薏苡仁甘淡寒,功能清热利湿、排脓消肿,故重用为君药。败酱草辛苦微寒,泄热解毒,散结排脓,其善治热毒肠痈,为臣药。少佐附子辛热,其用意有二:一是温助阳气;二是以其辛热以行郁滞之气,既有利于消肿排脓,又有助于腑气运转,为佐药。三药合用,共奏温阳化湿、排脓消肿之功。

本方与大黄牡丹汤均有散结消痈之功,均治肠痈证。其区别在于:大黄牡丹汤组方配伍集苦寒泻下、清热除湿、消瘀散结三法于一方,旨在寒下热结湿滞,化肠中之瘀结,适用于湿热瘀滞搏结肠中之肠痈初起,邪正俱实者;薏苡附子败酱散组方配伍以清热解毒、排脓消肿与辛热助阳并用,旨在清热排脓消痈而不伤阳气,辛热温阳而不助热毒,用于肠痈日久,痈脓内蓄肠中,热毒尚存而阳气亦伤,邪滞正伤者。

【运用】

1. **辨证要点** 本方为治疗肠痈脓成,热毒尚存,阳气亦伤之证的基础方。临床应用以肠痈，日久少腹肿胀濡软，脉数为辨证要点。

2. **现代运用** 本方常用于慢性阑尾炎、阑尾周围脓肿属肠中湿热毒邪蕴结，兼有阳气不足者；也可用于治疗腹壁、腹腔、盆腔内的多种慢性化脓性疾病，如慢性盆腔炎、慢性附件炎、卵巢囊肿、精囊炎等属湿热毒邪蕴结，兼有阳气不足者。

3. **使用注意** 凡肠痈未成脓者不宜使用。

第二节 托里透脓

托里透脓剂，适用于疮疡中期，邪盛毒深而正气不足，或正虚邪陷，以致脓成难溃难腐，脓毒难泄之证。症见疮痈肿胀，灼热剧痛，难于成脓，或溃后脓水稀少等。常以透脓溃坚药如皂角刺、白芷等为主组成方剂。本证多因正气不足，不能托毒外出而致，故本类方剂又常配伍补益气血之品如黄芪、当归、白芍等。代表方如排脓散。

排脓散《金匮要略》

【组成】枳实十六枚（16g） 芍药六分（18g） 桔梗二分（6g）

【方歌】排脓散中鸡子先，枳实芍药桔梗添；解毒排脓调气血，热盛成脓服之痊。

【用法】上三味，杵为散，取鸡子黄一枚，以药散与鸡子黄相等，揉和令相得，饮和服之，日一服。

【功用】解毒排脓，调理气血。

【主治】**胃痈或肠痈热盛成脓期**。胸胁闷胀疼痛，口舌干燥，吐脓血，或大便带脓血，舌红苔黄，脉数等。

【方解】本方证乃由气郁血滞，热盛肉腐成脓所致。气郁血滞，热盛肉腐，病变部位在胃，则可见胸胁闷胀疼痛，口舌干燥，吐脓血等症；病变部位在肠，肠道积滞，则大便带脓血。故治宜解毒排脓，调理气血。方中枳实苦寒清热，理气调血，消痈排脓；芍药和营除血痹。二药合用，可化瘀行滞、排脓去腐，治肠道积滞、大便带脓血、肠内痈脓；鸡子黄为有情之品，滋养阴血，和血散瘀，且能补土止泻，以防枳实之破滞；桔梗宣达气机，解毒排脓，为排脓之要药。诸药合用，共奏解毒排脓、调理气血之功。

【运用】

1. **辨证要点** 本方适用于肠痈或胃痈热盛成脓期。临床应用以胸胁闷胀疼痛，口舌干燥，吐脓血，舌红苔黄，脉数为辨证要点。

2. **加减变化** 热毒较甚者，可加金银花、蒲公英、紫花地丁、败酱草等以清热解毒；脓液较多者，可加赤小豆、浙贝母、薏苡仁、桃仁、制乳香、制没药等以逐瘀利湿排脓。

3. **现代运用** 本方常用于急慢性阑尾炎、阑尾周围脓肿、肺脓疡、胃脓疡及手术后脓液引流不尽等属热盛成脓期。

【附方】

排脓汤（《金匮要略》） 甘草二两（6g） 桔梗三两（9g） 生姜一两（3g） 大枣十枚 上

四味，以水三升，煮取一升。温服五合。日再服。功用：益气扶正，托痈排脓，解毒和营。主治：肺痈成脓期。咽喉肿痛，咳嗽胸痛，吐脓血腥臭，振寒发热，脉滑数等。

排脓散与排脓汤，一散一汤，均名"排脓"，均治痈脓证，但药物组成并不相同，相同者只桔梗一味，可见桔梗为排脓要药。由于枳实、芍药偏治胃肠气分血分病变，故排脓散以治肠痈或胃痈为主；排脓汤为桔梗汤加姜枣组成，故以治肺痈为主。

小　结

治疡剂主要适用于治疗痈疽疮疡。本章方剂共选正方3首，按其功效不同分为散结消痈、托里透脓两类。

1. **散结消痈**　大黄牡丹汤能治疗脏腑痈疡，有破血排脓作用。该方以大黄、芒硝配伍牡丹皮泄热破瘀，用治湿热毒郁、血瘀气滞之肠痈。薏苡附子败酱散与大黄牡丹汤均能消肿排脓，用治肠痈之证。前者消肿排脓之中兼能清热利湿，又用附子既温助阳气又行腹中郁滞之气，重在消肿排脓，用治肠痈日久，热毒尚存，阳气已伤者；而大黄牡丹汤以泄热破瘀为主，用治肠痈初起属于湿热瘀滞者。

2. **托里透脓**　排脓散解毒排脓、调理气血，主治胃痈或肠痈热盛成脓期。

第三十一章　其他方剂

第一节　固涩剂

凡以固涩药物为主组成，具有收敛固涩作用，用以治疗气、血、精、津液耗散滑脱之证的方剂，统称为固涩剂。固涩剂属于"十剂"中的涩剂。

气、血、精、津液是人体不可缺少的营养物质。《灵枢·本脏》曰："人之血气精神者，所以奉生而周于性命者也。"故一旦气、血、精、津液耗散滑脱，轻者可导致机体正气受损而亏虚，重者可危及生命。此时宜遵循《素问·至真要大论》"散者收之"之法，应用固涩剂以制止，体现了"急则治标"的治则。

气、血、精、津液耗散滑脱之证，由于病因与病位的不同，临床可表现为自汗盗汗、久咳不已、久泻不止、遗精滑泄、小便失禁、崩漏带下等。

固涩剂是为正气内虚，耗散滑脱之证而设。在运用时，还应根据患者气、血、精、津液耗伤程度的不同，配伍相应的补益药，使之标本兼顾。固涩剂为正虚无邪者设，故凡外邪未尽者，不宜过早使用，以免有"闭门留寇"之弊，转生他变。凡由实邪所致的热病多汗、火扰遗泄、热痢初起、食滞泄泻、实热崩带等，均非本类方剂之所宜；若是元气大虚，亡阳欲脱所致的大汗淋漓、小便失禁或崩中不止，又非急用大剂参附之类回阳固脱不可，非单纯固涩所能治疗。

本节方剂主要针对正气亏虚，大肠滑脱不禁者而设，并非包括所有固涩剂。

桃花汤《伤寒论》

【组成】赤石脂一斤，一半全用，一半筛末（25g）　干姜一两（6g）　粳米一斤（25g）

【方歌】桃花汤中赤石脂，干姜粳米共用之；虚寒下痢便脓血，温涩止痢最宜施。

【用法】上三味，以水七升，煮米令熟，去滓，温服七合，内赤石脂末方寸匕，日三服。若一服愈，余勿服。

【功用】温中涩肠止痢。

【主治】虚寒痢。下痢不止，便脓血，色暗不鲜，日久不愈，腹痛喜温喜按，舌淡苔白，脉迟弱或微细。

【方解】本方证乃脾阳不足，肠失固摄所致。下利便脓血，一般属热者多，今言少阴病下利便脓血，乃由少阴阳衰，阴寒之邪在里，寒湿阻滞，肠络受伤，变为脓血，滑利下脱。此时必现一派虚寒之象，如血色暗而不鲜，其气不臭，腹痛喜温喜按等。治宜温中涩肠止痢。方中重用赤石脂温涩固脱以止泻痢,《神农本草经》谓其"主泻痢,肠澼脓血",尤妙在以赤石脂一半筛末冲服,令其留于肠中,则收涩之力更强,故以其为君药。臣以干姜大辛大热,温中散寒,与赤石脂合用,则有温中涩肠、止血止痢之效。粳米甘平,养胃和中,助赤石脂、干姜以固肠胃,谓佐使药。三药合用,共奏温中涩肠止痢之效。

方中赤石脂之色红赤,煎成汤后色如桃花,故有"桃花汤"之名。

【运用】

1. **辨证要点** 本方偏于温中涩肠而止泻痢,主治虚寒血痢证。以久痢便脓血,色暗不鲜,腹痛喜温喜按,舌淡苔白,脉迟弱为证治要点。对少阴阳虚,久泻滑脱不禁者,虽无脓血,亦可用之。

2. **加减变化** 阳虚阴寒盛者,可加人参、附子、炙甘草以补虚散寒;若气血失和而见腹痛、下痢脓血者,可加当归、白芍、木香以养血柔肝,理气止痛。

3. **现代运用** 本方常用于慢性细菌性痢疾、慢性阿米巴痢疾、慢性结肠炎、胃及十二指肠溃疡出血、功能性子宫出血等属阳虚阴盛,下焦不固者。

4. **应用注意** 若热痢便脓血、里急后重、肛门灼热者,切忌应用。

【附方】

1. **赤石脂禹余粮汤**(《伤寒论》) 赤石脂碎,一斤(48g) 禹余粮碎,一斤(48g) 上二味,以水六升,煮取二升,去滓,分温三服。功用:涩肠固脱止利。主治:大肠滑脱证。心下痞硬,利下不止,滑脱不禁,小便短少,或小便不利,舌淡苔薄,脉沉迟。

2. **诃梨勒散**(《金匮要略》) 诃梨勒煨,十枚(10g) 上一味,为散,粥饮和,顿服。功用:敛肺涩肠,止利固脱。主治:虚寒性肠滑气利证。下利泄泻,滑脱不禁,大便随矢气而出,或肛门重坠,或脱肛,或久咳,舌淡苔白,脉弱。

第二节 治燥剂

凡以轻宣辛散或甘凉滋润的药物为主组成,具有轻宣外燥或滋阴润燥等作用,用以治疗燥证的方剂,统称治燥剂。

燥证有内燥和外燥之分。外燥是感受秋令燥邪所致的病证,因秋令气候有偏寒、偏热之异,故感邪后所表现的证候又有凉燥与温燥之分。内燥是属于脏腑津亏液耗所致的病证,发病部位有上燥、中燥、下燥之分,累及脏腑有肺、胃、肾、大肠之别。一般而言,燥在上者,多责之于肺;燥在中者,多责之于胃;燥在下者,多责之于肾。在治疗上,外燥宜清宣,内燥宜滋润,故治燥剂分为清宣外燥和滋阴润燥两类。

治疗燥证,首先要分清外燥和内燥,外燥中尚须分清是凉燥还是温燥。然而人体内外、脏腑之间相互联系,故临床上所见燥证亦多内外相兼、上下互见,治法亦须随证而施、灵活权变。如外感温燥,不仅有发热、头痛等表证,而且兼有咽干鼻燥、咳嗽少痰等上燥证,治疗时当以清宣燥热与凉润肺金并用;而咽喉燥痛、干咳少痰或痰中带血等上燥证,每与肾阴不足、虚火上炎相关,治宜养阴润肺、金水并调。因此,必须根据具体病情，灵活运用。

燥邪最易火化，继则伤津耗气。故治燥剂除以清宣或滋润药物为主外，常需酌情配伍清热泻火或益气生津之品。辛香苦燥和苦寒泻火之品均宜慎用。治燥剂多为濡润之品组成，易于妨碍气机，助湿生痰，故脾虚欠运、痰湿内盛、胸阳不振者慎用。

本节主要涉及仲景的滋阴润燥剂。此类方剂适用于脏腑津伤液耗所致的内燥证。内燥证或由汗、吐、下重伤津液，或由久病精血大虚，或由感受温邪化燥伤阴所致。症见干咳少痰，咽干鼻燥，口中燥渴，干呕食少，消渴，便秘。治宜甘寒滋润以补损耗之阴液，常用沙参、麦冬、生地黄、熟地黄、玄参等药为主组方，必要时可根据燥热程度酌配甘寒清热泻火之品，燥热耗气而兼气虚者酌配益气药物。代表方为麦门冬汤。

麦门冬汤《金匮要略》

【组成】麦冬七升（42g） 半夏一升（6g） 人参三两（9g） 甘草二两（3g） 粳米三合（3g） 大枣十二枚（4枚）

【方歌】麦门冬汤用人参，枣草粳米半夏存；肺痿咳逆因虚火，益胃生津此方珍。

【用法】上六味，以水一斗二升，煮取六升，温服一升，日三夜一服（现代用法：水煎服）。

【功用】清养肺胃，降逆下气。

【主治】

1. 虚热肺痿。咳嗽气喘，咽喉不利，咯痰不爽，或咳唾涎沫，口干咽燥，手足心热，舌红少苔，脉虚数。

2. 胃阴不足证。呕吐，纳少，呃逆，口渴咽干，舌红少苔，脉虚数。

【方解】本方所治虚热肺痿乃肺胃阴虚，气火上逆所致。病虽在肺，其源在胃，盖土为金母，胃主津液，胃津不足，则肺之阴津亦亏，终成肺胃阴虚之证。肺虚而肃降失职，则咳逆上气；肺伤而不布津，加之虚火灼津，则脾津不能上归于肺而聚生浊唾涎沫，随肺气上逆而咳出，且咳唾涎沫愈甚，则肺津损伤愈重，日久不止，终致肺痿。咽喉为肺胃之门户，肺胃阴伤，津不上承，则口干咽燥；虚热内盛，故手足心热；胃阴不足，失和气逆则呕吐；舌红少苔，脉虚数为阴虚内热之佐证。治宜清养肺胃，降逆下气。方中重用麦冬为君，甘寒清润，既养肺胃之阴，又清肺胃虚热。人参益气生津为臣。佐以甘草、粳米、大枣益气养胃，合人参益胃生津，胃津充足，自能上归于肺，此正"培土生金"之法。肺胃阴虚，虚火上炎，不仅气机逆上，而且进一步灼津为涎，故又佐以半夏降逆下气，化其痰涎，虽属温燥之品，但用量很轻，与大剂麦冬配伍，则其燥性减而降逆之用存，且能开胃行津以润肺，又使麦冬滋而不腻，相反相成。甘草并能润肺利咽，调和诸药，兼作使药。

本方配伍特点有二：一是体现"培土生金"法；二是于大量甘润剂中少佐辛燥之品（麦冬与半夏用量之比为7∶1，润燥相济，以润为主，主从有序，润燥得宜，滋而不腻，燥不伤津）。

【运用】

1. **辨证要点**　本方为治疗肺胃阴虚，气机上逆所致咳嗽或呕吐之常用方。临床应用以咳唾涎沫，短气喘促，或口干呕逆，舌干红少苔，脉虚数为辨证要点。

2. **加减变化**　若津伤甚者，可加沙参、玉竹以养阴液；若阴虚胃痛，脘腹灼热者，可加石斛、白芍以增加养阴益胃止痛之功。

3. **现代运用**　本方常用于慢性支气管炎、支气管扩张、慢性咽喉炎、百日咳、硅沉着病、肺结核等属肺胃阴虚，气火上逆者；亦治胃及十二指肠溃疡、慢性萎缩性胃炎、妊娠呕吐等属胃阴不足，气逆呕吐者。

4. **使用注意**　虚寒之肺痿、寒痰壅肺之咳逆、脾胃虚寒之呕吐，非本方所宜。

第三节　消食剂

凡以消食药为主组成，具有消食健脾或化积导滞等作用，治疗食积停滞的方剂，统称消食剂。消食剂属于"八法"中的"消法"。

消法应用范围比较广泛。程钟龄说："消者，去其壅也，脏腑、经络、肌肉之间，本无此物，而忽有之，必为消散，乃得其平。"（《医学心悟·卷一》）因此，凡因气、血、痰、湿、食、虫等壅滞而成的积滞痞块，均可用之。本节主要论述食积内停的治法与方剂，其他可分别参阅理气、理血、祛湿、化痰、驱虫等章节。

食积之病多由饮食不节，暴饮暴食，或脾虚饮食难消所致。因此，消食剂分为消食化滞和健脾消食两类。

食积内停，易使气机阻滞，气机阻滞又可导致积滞不化。故消食剂中又常配伍理气之品，使气行而积消。其他尚有兼寒或化热之异，处方用药亦应有温清之别。此外，消食剂虽较泻下剂缓和，但毕竟属于攻伐之剂，故不宜久服，纯虚无实者禁用。

本节仅涉及仲景之健脾消食剂。此类方剂适用于脾胃虚弱，食积内停之证。症见脘腹痞满，不思饮食，面黄体瘦，倦怠乏力，大便溏薄等。常选用消食药如山楂、神曲、麦芽等配伍益气健脾药如人参、白术、山药等为主组方。代表方如枳术汤等。

枳术汤《金匮要略》

【组成】 枳实七枚（12g）　白术二两（6g）

【方歌】 枳术汤治心下坚，边如旋盘症可见；行气消痞效果佳，气滞水停心下蠲。

【用法】 上二味，以水五升，煮取三升，分温三服，腹中软即当散也。

【功用】 行气散结，健脾化饮。

【主治】 脾虚气滞饮停证。心下坚，大如盘，边如旋盘，或胃脘疼痛，小便不利，舌淡红，苔腻，脉沉。

【方解】 本方证乃脾虚气滞，水湿痞结心下为主要病机的病证。方中枳实量大于白术一倍，行气散结除饮，白术量小于枳实量一倍，健脾燥湿利水，用于因实而致的脾虚。两药一消一补，攻补兼施，互相为用，而消大于补为其特点。

仲景治"气分"心下坚大如盘证，出其两方。一方治阴气凝结于心下，用桂枝去芍药加麻辛附子汤；一方治水饮癖结于心下，用枳术汤。再从两方药味组成看，前者可兼有手足逆冷，或身冷、恶寒，或肢痹不仁等；后者则为病在中焦。

【运用】

1. **辨证要点**　本方为治脾虚气滞水停证之常用方。临床应用以胃脘痞满，或按之坚硬如盘，或小便不利为辨证要点。

2. **加减变化**　若少气者，加黄芪以益气健脾；若腹痛者，加白芍、木香以行气止痛；若脾湿者，加薏苡仁、白扁豆以利湿健脾。

3. **现代运用**　本方现代可用于治疗胃下垂、慢性胃炎、胃扩张、胃潴留、胃十二指肠溃疡、胃石症、心源性水肿、术后便秘腹胀、消化不良、胃肠功能紊乱、慢性肝炎、子宫下垂、胃癌等属脾虚气滞水停者。

【附方】

厚朴生姜半夏甘草人参汤（《伤寒论》）　厚朴炙，去皮，半斤（24g）　生姜切，半斤（24g）　半夏洗，半升（12g）　甘草炙，二两（6g）　人参一两（3g）　上五味，以水一斗，煮取三升，去滓。温服一升，日三服。功用：温运健脾，行气除满。主治：脾虚气滞证。腹部胀满，午后为甚，食入增剧，食消则减，舌淡苔白腻，脉虚弱。

枳术汤和厚朴生姜半夏甘草人参汤均系消补兼施之剂。枳术汤中枳实量大于白术，其消大于补，为行气散结、健脾化饮之剂；厚朴生姜半夏甘草人参汤行气除满之力较甚，兼能温运健脾，其消重于补，为行气健脾除满之剂。

第四节　驱虫剂

凡以安蛔、驱虫药物为主组成，具有驱虫或杀虫等作用，用于治疗人体寄生虫病的方剂，统称驱虫剂。

人体的寄生虫病种类很多，故治法也有不同，本节方剂主要用于驱杀寄生在人体消化道内的蛔虫、蛲虫、绦虫、钩虫等。其成因多由饮食不洁，虫卵随饮食入口而引起。消化道寄生虫病的临床表现多为脐腹疼痛，时发时止，痛而能食；面色萎黄，或青或白，或生白斑，或见赤丝；或夜寐齘齿，或胃脘嘈杂，呕吐清水，舌苔剥离，脉象乍大乍小等。如耳鼻作痒，嗜食异物，下嘴唇内侧有红白疹点，白睛上有青灰色斑块，为蛔虫之证；如蛔虫钻入胆道，又会出现呕吐蛔虫，右上腹钻顶样疼痛，阵发阵止，手足逆冷等蛔厥症状。若迁延日久，可呈现肌肉消瘦、不思饮食、精神萎靡、毛发枯槁、肚腹胀大、青筋暴露等，而成疳积之证。

驱虫剂常用药物有乌梅、川椒、苦楝皮、雷丸、鹤虱、槟榔、使君子、南瓜子等。具体运用时，还应根据病情的寒热虚实，适当加以清热、温里、消导、泻下、补益药等。代表方如乌梅丸。

运用驱虫剂应注意以下事项：① 服药以空腹为宜，并应忌食油腻食物。② 有些驱虫药有毒，运用时要注意剂量。用量过大，易引起中毒；用量不足，则难生效。③ 有些驱虫药具有攻伐作用，对年老体弱、孕妇等宜慎用。④ 服驱虫剂之后，见有脾胃虚弱者，宜适当调补脾胃，以善其后。⑤ 注意结合西医学诊断，鉴别寄生虫。可先做粪便检查，发现虫卵，再结合辨证使用驱虫剂，以达安全、准确的目的。

乌梅丸《伤寒论》

【组成】乌梅三百枚（480g）　细辛六两（180g）　干姜十两（300g）　黄连十六两（480g）　当归四两（120g）　附子炮去皮，六两（180g）　蜀椒炒香，四两（120g）　桂枝去皮，六两（180g）　人参六两（180g）　黄柏六两（180g）

【方歌】乌梅丸用细辛桂，黄连黄柏及当归；人参椒姜加附子，清上温下又安蛔。

【用法】上十味，异捣筛，合治之。以苦酒渍乌梅一宿，去核，蒸之五斗米下，饭熟，捣成泥，和药令相得，内臼中，与蜜杵二千下，丸如梧桐子大，每服十丸，食前以饮送下，日三服，稍加至二十丸。禁生冷、滑物、臭食等（现代用法：乌梅用50%醋浸一宿，去核捣烂，和入余药捣匀，烘干或晒干，研末，加蜜制丸，每服9g，日服2～3次，空腹温开水送下；亦可作汤剂，水煎服，用量按原方比例酌减）。

【功用】温脏安蛔。

【主治】脏寒蛔厥证。脘腹阵痛，烦闷呕吐，时发时止，得食则吐，甚则吐蛔，手足厥冷；或久泻久痢。

【方解】蛔厥之证，是因患者素有蛔虫，复由肠道虚寒，蛔虫上扰所致。蛔虫本喜温而恶寒，故有"遇寒则动，得温则安"之说。蛔虫寄生于肠中，其性喜钻窜上扰。若肠道虚寒，则不利于蛔虫生存而扰动不安，故脘腹阵痛，烦闷呕吐，甚则吐蛔；由于蛔虫起伏无时，虫动则发，虫伏则止，故腹痛与呕吐时发时止；痛甚气机逆乱，阴阳之气不相顺接，则四肢厥冷，发为蛔厥。本证既有虚寒的一面，又有虫扰气逆化热的一面，针对寒热错杂、蛔虫上扰的病机，治宜寒热并调、温脏安蛔之法。柯琴说"蛔得酸则静，得辛则伏，得苦则下"。方中重用味酸之乌梅，取其酸能安蛔，使蛔静则痛止，为君药。蛔动因于肠寒，蜀椒、细辛辛温，辛可伏蛔，温可祛寒，共为臣药。黄连、黄柏性味苦寒，苦能下蛔，寒能清解因蛔虫上扰，气机逆乱所生之热；附子、桂枝、干姜皆为辛热之品，既可增强温脏祛寒之功，亦有辛可制蛔之力；当归、人参补养气血，且合桂枝以养血通脉，以解四肢厥冷，均为佐药。以蜜为丸，甘缓和中，为使药。

本方配伍特点有二：一是酸苦辛并进，使"蛔得酸则静，得辛则伏，得苦则下"；二是寒热并用，邪正兼顾。

关于久泻久痢，多呈脾胃虚寒，肠滑失禁，气血不足而湿热积滞未去之寒热虚实错杂证候，本方集酸收涩肠、温阳补虚、清热燥湿诸法于一方，切中病机，故每可奏效。

【运用】

1.辨证要点　本方为治疗脏寒蛔厥证的常用方。临床应用以腹痛时作，烦闷呕吐，常自吐蛔，手足厥冷为辨证要点。

2.加减变化　本方以安蛔为主，杀虫之力较弱，临床运用时可酌加使君子、苦楝根皮、榧子、槟榔等以增强驱虫作用。若热重者，可去附子、干姜；寒重者，可减黄连、黄柏；口苦，心下疼热甚者，重用乌梅、黄连，并加川楝子、白芍；无虚者，可去人参、当归；呕吐者，可加吴茱萸、半夏；大便不通者，可加大黄、槟榔。

3. 现代运用　本方常用于治疗胆道蛔虫症、肠蛔虫病、蛔虫性肠梗阻、慢性菌痢及慢性胃肠炎、结肠炎等证属寒热错杂，气血虚弱者。

4. 注意事项　本方以安蛔为主，杀虫之力较弱，若加用杀虫药时，切忌不可过量，以免中毒。若蛔虫腹痛证属湿热为患者，不可使用。

【附方】

甘草粉蜜汤（《金匮要略》）　甘草二两（6g）　粉一两（3g）　蜜四两（12g）　上三味，以水三升，先煮甘草，取二升，去滓，内粉、蜜，搅令和，煎如薄粥。温服一升，瘥即止。功用：缓急安中，杀虫止痛。主治：蛔虫病。脘腹疼痛，发作有时，痛甚则吐涎，脉紧。

第五节　涌吐剂

凡以涌吐药为主组成，具有涌吐痰涎、宿食、毒物等作用，用以治疗痰厥、食积、误食毒物的方剂，统称为涌吐剂。涌吐剂属于"八法"中的"吐法"。

涌吐剂的作用，主要是使停蓄在咽喉、胸膈、胃脘的痰涎、宿食、毒物从口中吐出，常用于治疗中风、癫狂、喉痹之痰涎壅塞，宿食停滞胃脘，毒物尚留胃中，以及干霍乱吐泻不得等，病在上、中焦，病情急迫而又急需吐出之证。《素问·阴阳应象大论》曰"其高者，引而越之"，即是对其立法依据的高度概括。

中风、癫狂、喉痹之痰涎壅盛，阻塞咽喉，呼吸急促，痰声如锯等，使用本类方剂通关豁痰，令痰涎排除，可使病情趋于好转。宿食停滞胃脘，胸闷脘胀，时时欲吐不能者，可用涌吐剂以除宿食；误食毒物，为时不久，毒物尚留胃中者，用吐法吐出毒物是一种简便易行的急救方法；干霍乱吐泻不得乃中焦气机窒塞、上下不通所致，用涌吐剂涌吐，令气机开通，则窒塞可通。

涌吐剂的组方常以瓜蒂、藜芦、食盐等味苦寒酸咸的药物为主，一般用药精当，不过数味，甚至使用单方。其常用配伍有：① 苦味药配酸味之品，如瓜蒂配赤小豆，取其"酸苦涌泄"；② 配伍轻清宣泄之品，如配淡豆豉以宣散胸中郁结；③ 配辛温豁痰之品，如配皂角以开关通关。代表方如瓜蒂散等。

使用涌吐剂有以下注意事项：① 涌吐剂作用迅猛，易伤胃气，应中病即止，年老体弱、孕妇、产后均应慎用。② 若服后呕吐不止者，可服姜汁少许，或服用冷粥、冷开水以止之；倘吐仍不止，则应根据所服吐药的不同而进行解救。如服瓜蒂散而吐不止者，可服麝香 0.03 ～ 0.06g，或丁香末 0.3 ～ 0.6g 解之；若服三圣散而吐不止者，可用葱白煎汤解之。③ 若吐后气逆不止，宜予和胃降逆之剂以止之。④ 若药后不吐者，则应助其涌吐，常以翎毛或手指探喉，亦可多饮开水，以助其吐。⑤ 服药得吐后，须令患者避风，以防吐后体虚而患外感。同时要注意调理脾胃，食以稀粥自养，切勿骤进油腻和不易消化之食物，以免重伤胃气。

瓜蒂散《伤寒论》

【组成】瓜蒂熬黄,一分（1g）　赤小豆一分（1g）

【方歌】瓜蒂散中赤小豆,豆豉汁调酸苦凑;逐邪涌吐功最捷,胸脘痰食服之瘥。

【用法】上二味,各别捣筛,为散已,合治之,取一钱匕（2g）,以香豉一合（8g）,用热汤七合,煮作稀糜,去滓,取汁合散,温,顿服之。不吐者,少少加,得快吐乃止（现代用法:将二药研细末和匀,每服 1 ～ 3g,用豆豉 9g 煎汤送服。不吐者,用洁净翎毛探喉取吐）。

【功用】涌吐痰涎宿食。

【主治】痰涎宿食,壅滞胸脘证。胸中痞硬,懊恼不安,欲吐不出,气上冲咽喉不得息,寸脉微浮者。

【方解】本方所治乃痰涎壅滞胸中,或宿食停积上脘之证。痰涎、宿食填塞,气机被遏,故胸中痞硬、懊恼不安、欲吐不出、气上冲咽喉不得息;寸脉微浮为邪气在上之征象。治当因势利导,遵《素问·至真要大论》"其高者,因而越之"的理论,采用涌吐痰食治疗。方中瓜蒂味苦,善于涌吐痰涎宿食,为君药。赤小豆味酸平,能祛湿除烦满,为臣药。君臣配伍,相须相益,酸苦涌泄,增强催吐之力。以豆豉煎汤调服,取其轻清宣泄之性,宣解胸中邪气,利于涌吐,又可安中护胃,使在快吐之中兼顾护胃气。三药合用,涌吐痰涎宿食,宣越胸中邪气,使壅滞胸脘之痰食得以涌吐排除,诸症自解。

本方去豆豉,《外台秘要》引《延年秘录》:"用治急黄,心下坚硬。渴欲得水吃,气息粗喘,眼黄等。"《温病条辨》以本方去豆豉加山栀子,亦名瓜蒂散,治太阴温病,得之二三日,心烦不安,痰涎壅盛,胸中痞塞欲吐者。这些方法是对瓜蒂散运用的发展,可资临床借鉴。

【运用】

1. 辨证要点　本方为涌吐法之首要方剂。临床应用以胸脘痞硬,懊恼不安,气上冲咽喉不得息,或误食毒物仍在胃中为辨证要点。

2. 加减变化　痰湿重者,加白矾以涌吐痰湿;痰涎壅塞者,酌加菖蒲、郁金、半夏以开窍化痰;风痰盛者,加防风、藜芦以涌吐风痰。

3. 现代运用　本方常用于暴饮暴食之胃扩张、误食毒物、精神分裂症、精神抑郁症等属于痰食壅滞胸脘证者。

4. 注意事项　诸亡血虚家不可用瓜蒂散;服瓜蒂散吐不止者,可服麝香 0.03 ～ 0.06g 解之;因方中瓜蒂苦寒有毒,易于伤气败胃,非形气俱实者慎用;若食已离胃入肠,痰涎不在胸膈者,均须禁用。

小　结

固涩剂为正虚不固,气虚津液滑脱散失之证而设。赤石脂禹余粮汤,方中此二药甘温而涩，直趋下焦，功专收涩，主治下焦滑脱不禁证，属于治标之法。桃花汤亦用赤石脂涩肠止泻以治标，并用干姜、粳米温中补虚以固本，主治脾肾虚寒之肠滑下痢。诃梨勒散敛肺涩肠，上下同治，除治气虚下利者外，尚可治肺气亏虚之久咳、遗尿等。

治燥剂为治疗燥证而设。麦门冬汤润肺益胃，降逆下气，主治虚热肺痿，乃培土生金，虚则补其母之法；亦治胃阴不足，胃气上逆之证。

消食剂枳术汤和厚朴生姜半夏甘草人参汤均系消补兼施之剂。枳术汤中枳实量大于白术，其消大于补，为行气散结、健脾化饮之剂；厚朴生姜半夏甘草人参汤行气除满之力较甚，兼能温运健脾，其消重于补，为行气健脾除满之剂。

驱虫剂乌梅丸长于温脏补虚、清热安蛔，不仅主治寒热错杂之蛔厥证，又可治疗虚实相兼、寒热错杂之久痢、久泻，以腹痛时作时止、烦闷呕吐、手足厥逆为辨证要点。

涌吐剂主要为有形之邪停蓄咽喉胸脘，气机闭阻之病证而设。瓜蒂散涌吐痰涎宿食，专治痰涎、宿食壅滞胸脘证。

附录一　药名拼音索引

附录二 方名拼音索引

主要参考书目

［1］王肯堂.证治准绳.北京：人民卫生出版社，2014.

［2］陶弘景.名医别录.北京：中国中医药出版社，2013.

［3］曹颖甫.经方实验录.北京：中国中医药出版社，2012.

［4］灵枢经.北京：人民卫生出版社，2012.

［5］神农本草经.上海：第二军医大学出版社，2012.

［6］吴鞠通.温病条辨.北京：中国医药科技出版社，2011.

［7］吴谦.医宗金鉴.北京：中国医药科技出版社，2011.

［8］难经.北京：科学技术文献出版社，2010.

［9］武之望.济阴纲目.北京：中国中医药出版社，2009.

［10］程国彭.医学心悟.北京：中国中医药出版社，2009.

［11］柯琴.伤寒来苏集.北京：中国中医药出版社，2008.

［12］太平惠民和剂局方.北京：人民卫生出版社，2007.

［13］李彣.金匮要略广注.北京：中国中医药出版社，2007.

［14］成无已.伤寒明理论.北京：中国中医药出版社，2007.

［15］吴仪洛.成方切用.北京：人民卫生出版社，2007.

［16］汪昂.医方集解.北京：人民卫生出版社，2006.

［17］陈自明.妇人大全良方.北京：人民卫生出版社，2006.

［18］张仲景.伤寒论.北京：人民卫生出版社，2005.

［19］王衮.博济方.上海：上海科学技术出版社，2003.

［20］张秉成.成方便读.北京：中国中医药出版社，2002.

［21］张介宾.类经.北京：中国中医药出版社，1997.

［22］张介宾.景岳全书.北京：中国中医药出版社，1994.

［23］周扬俊.温热暑疫全书.上海：上海中医学院出版社，1993.

［24］黄帝内经素问.北京：人民卫生出版社，1956.

［25］王焘.外台秘要.北京：人民卫生出版社，1955.

［26］张仲景.金匮要略.北京：人民卫生出版社，2005.

［27］李冀．方剂学专论．北京：人民卫生出版社，2017.

［28］陈蔚文．中药学．北京：中国中医药出版社，2008.

［29］黄元御．黄元御解伤寒．北京：中国医药科技出版社，2012.

［30］胡希恕．胡希恕金匮要略讲座．北京：中国中医药出版社，2017.

［31］刘渡舟．刘渡舟伤寒论讲稿．北京：人民卫生出版社，2008.

［32］郝万山．郝万山伤寒论讲稿．北京：人民卫生出版社，2008.

［33］高学敏．中药学．北京：中国中医药出版社，2006.

［34］任艳玲．《神农本草经》理论与实践．北京：中国中医药出版社，2015.

［35］张冰．临床中药学．北京：中国中医药出版社，2012.

［36］杜守颖，崔瑛．中成药学．北京：人民卫生出版社，2016.

［37］周祯祥，唐德才．临床中药学．北京：中国中医药出版社，2016.

［38］李学林，崔瑛，曹俊岭．实用临床中药学．北京：人民卫生出版社，2013.

［39］李培生．伤寒论讲义．上海：上海科学技术出版社，1985.

［40］李克光．金匮要略讲义．上海：上海科学技术出版社，2004.

［41］彭怀仁．中医方剂大辞典．北京：人民卫生出版社，1995.

［42］周祯祥．本草药征．北京：人民卫生出版社，2018.

［43］周祯祥，李晶晶．张仲景药物学．北京：中国医药科技出版社，2018.

［44］邓中甲．方剂学讲稿．北京，人民卫生出版社，2011.

［45］张娟，赵含森，张俊龙．实用中药配伍应用大全．太原：山西科学技术出版社，1998.

［46］梁嵚五，周桂芳．中药配伍应用．呼和浩特：内蒙古人民出版社，1979.

［47］王文安．中国中草药配伍大全．呼和浩特：内蒙古人民出版社，1993.

［48］苏庆英．中医临床常用对药配伍．北京：人民卫生出版社，1978.